PROF. DR. STEPHAN MIEHLKE | BIRGIT FROHN

FASZINATION DARM

Funktionen verstehen, Probleme erkennen, Beschwerden behandeln

7 **Vorwort**

1

9 Es zwickt und rumort – Infos rund um die Verdauung

10 **Verkannte Volkskrankheiten: »Ich hab's mit dem Bauch«**
11 Wachsende Bedeutung
13 Große Vielfalt
14 »Stell dich nicht so an«
15 Risikofaktor Verdauungsstörungen

16 **Eine spannende Expedition in unsere Körpermitte**
17 Magen: Steuermann auf der Kommandobrücke
21 Dünndarm: Pingeliger Feinarbeiter
23 Dickdarm: Gemütlicher Resteverwerter
25 *Exkurs: Schauen Sie mal wieder rein – Darmspiegelung*

28 **Unsere Nahrung: unterwegs durch Kurven und Schlingen**
29 Wo alles beginnt
29 Flott durch die Speiseröhre
30 Jetzt geht's zur Sache
31 Nichts klappt, wenn Magensäure fehlt
31 Die Energietankstelle unseres Körpers
31 Zu guter Letzt: Recycling und Entsorgung

2

33 Im Dienst der Gesundheit – Billionen von Darmbakterien

34 **Das Mikrobiom: Ein gewaltiges Ökosystem in unserem Bauch**
35 Der Superorganismus in uns
36 Woher kommen denn die Mikroorganismen?
37 Eine selbstbestimmte Truppe
38 Was sich alles tummelt …
39 Feinde der Darmflora

42 **Die oberste Abwehrzentrale sitzt im Darm**
43 Die Schutztruppen unseres Körpers
45 Darmflora: Partner des Immunsystems
48 Prä- und Probiotika
49 Gute und schlechte Darmbakterien

50 **Darmflora und Krankheiten – besteht ein Zusammenhang?**
51 Die Indizien mehren sich
51 Diabetes
52 Übergewicht und Adipositas
52 Prognose nach Herzinfarkt
53 Chronisch entzündliche Darmerkrankungen
53 Multiple Sklerose

3

55 Bauchhirn an Kopfhirn – Kommandos aus der Körpermitte

56 **Aus dem Bauch heraus: Im wahrsten Sinn des Wortes**
57 Unser zweites Gehirn: Das enterische Nervensystem
58 Die Aufgaben des ENS

60 **Kommunikation über Nervenbahnen und Botenstoffe**
61 Der Vagusnerv: Das rote Telefon
61 Botenstoffe: Die Kuriere
62 Gute Laune aus dem Darm

4

67 Die Verdauung unterstützen – im Team mit Magen und Darm

68 **Darmgesundheit fängt auf dem Teller an: Bissen für Bissen**
69 Was unserem Darm am besten schmeckt
70 Die Mischung macht's
71 Medizin auf dem Teller
73 Olivenöl – flüssiges Gold für den Bauch
74 Fett ist nicht gleich Fett
76 Omega-3-Fettsäuren: Joker für die Gesundheit
77 Ballaststoffe – alles andere als unnütz
79 Weitere Mitstreiter für die Gesundheit
80 Servieren Sie sich Darmgesundheit
82 Auch das Wie und Wann entscheidet
84 Was ist mit der FODMAP-Diät?
85 Fasten: Auszeit für Magen und Darm

88 **Bewegung und Stressabbau auch Ihrem Darm zuliebe**
89 Halten Sie Ihren Darm auf Trab
89 Dauerstress – schädlich in jeder Hinsicht
90 Stress schlägt auf den Magen
91 So werden Sie Stressresistenter

92 **Übergewicht: Eine schwerwiegende Epidemie**
93 Weltweite Zeitbombe
94 Auch Magen und Darm können mitmischen
95 Operativ gegen die Leibesfülle
96 Besser Birne
98 *Exkurs: Abschied von Kippe und Nikotin*

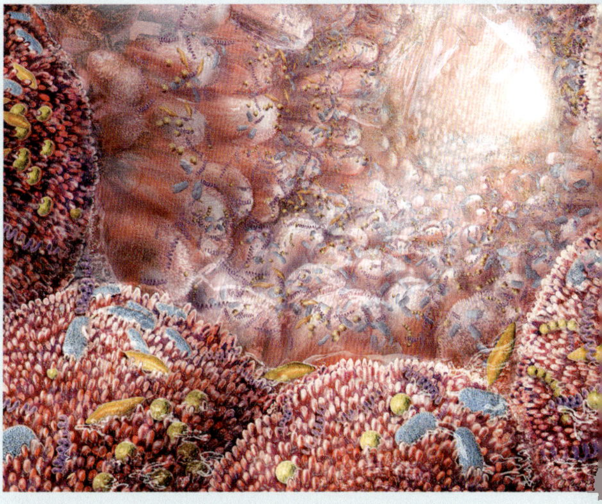

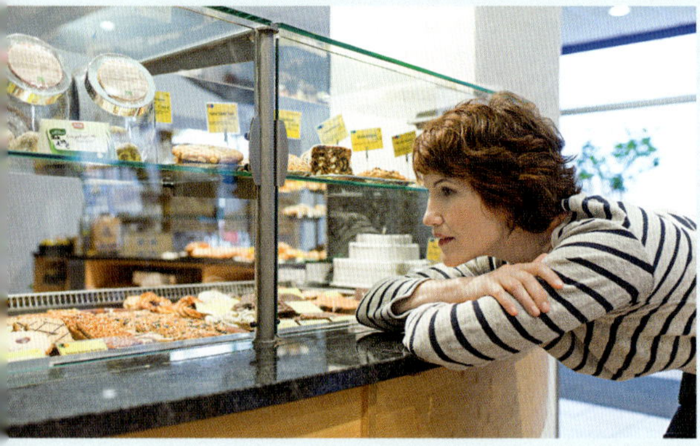

5

101 Liegt voll im Trend – »Ich vertrage das nicht!«

102 **Die Gretchenfrage: Habe ich wirklich eine Unverträglichkeit?**
103 Unverträglichkeit ist nicht Allergie
104 Laktoseunverträglichkeit
107 Glutenunverträglichkeit
108 Nicht glauben, sondern wissen
109 Konsequent meiden
111 Pflanzliche »Milch«-Alternativen

112 **Unsicher und verängstigt durch clevere Panikmache**
113 Wir können es uns (offenbar) leisten
114 Hype ums Essen: Ein Wohlstandphänomen
114 Fragezeichen auf dem Teller
115 Ich esse, also bin ich
116 Was nicht ist, könnte ja noch werden
117 Schluss mit der Gerüchteküche

6

119 Kein gutes Bauchgefühl? – die medizinische Behandlung

120 **Manche kennen Sie vielleicht auch: Häufige Beschwerden**
121 Zehn typische Begleiter
121 Wie oft müssen müssen?
122 Üble Winde aus dem Darm
123 Was sind Leitsymptome?
123 Symptome erlauben keine Diagnose!
125 Möglichst bald zum Facharzt

126 **Blick hinter die Kulissen: Die wichtigsten Untersuchungen**
127 Das Endoskop – ein vielseitig begabter Schlauch
128 Magenspiegelung – Gastroskopie
129 Dünndarm im Fokus – Kapselendoskopie
129 Darmspiegelung – Koloskopie
129 Stuhluntersuchungen
131 Voll im Bild mit dem Ultraschall
132 *Exkurs: Was heißt eigentlich Schulmedizin?*

134 **»Zu Risiken und Nebenwirkungen lesen Sie ...«**
135 Keine Angst vor dem Beipackzettel
138 Gefahr auf dem Teller
139 Akribische Detektivarbeit in den Genen
140 In anderen Umständen? – Rat holen!
140 Kinder und Senioren – zwei Fälle für sich
141 Sicher gelagert, sicher wirksam
144 *Exkurs: Wissenswertes über Phytopharmaka*

146 **Erkrankungen von Speiseröhre bis Dickdarm**
147 Reflux – Säureattacke in der Speiseröhre
152 Speiseröhrenasthma: Eosinophile Ösophagitis
155 Oberbauchbeschwerden – Gastritis oder nicht?
160 *Exkurs: Der unerwünschte Mitbewohner – Helicobacter pylori*
165 Das NSAR-Problem
165 Magen- und Zwölffingerdarmgeschwür: Ulkus
168 Zöliakie – das Chamäleon im Darmtrakt
171 Chronisch entzündliche Darmerkrankungen
174 *Exkurs: Und wie geht es Ihrer Psyche?*
177 Morbus Crohn – überall im Magen-Darm-Trakt
180 Colitis ulcerosa – SOS im Dickdarm
184 Mikroskopische Colitis – Vergrößerung nötig
187 Reizdarm – gut bekannt
200 Divertikel – alte Säcke im Dickdarm

202 **Service**
202 Bücher & Adressen
204 Register
208 Die Autoren & Impressum

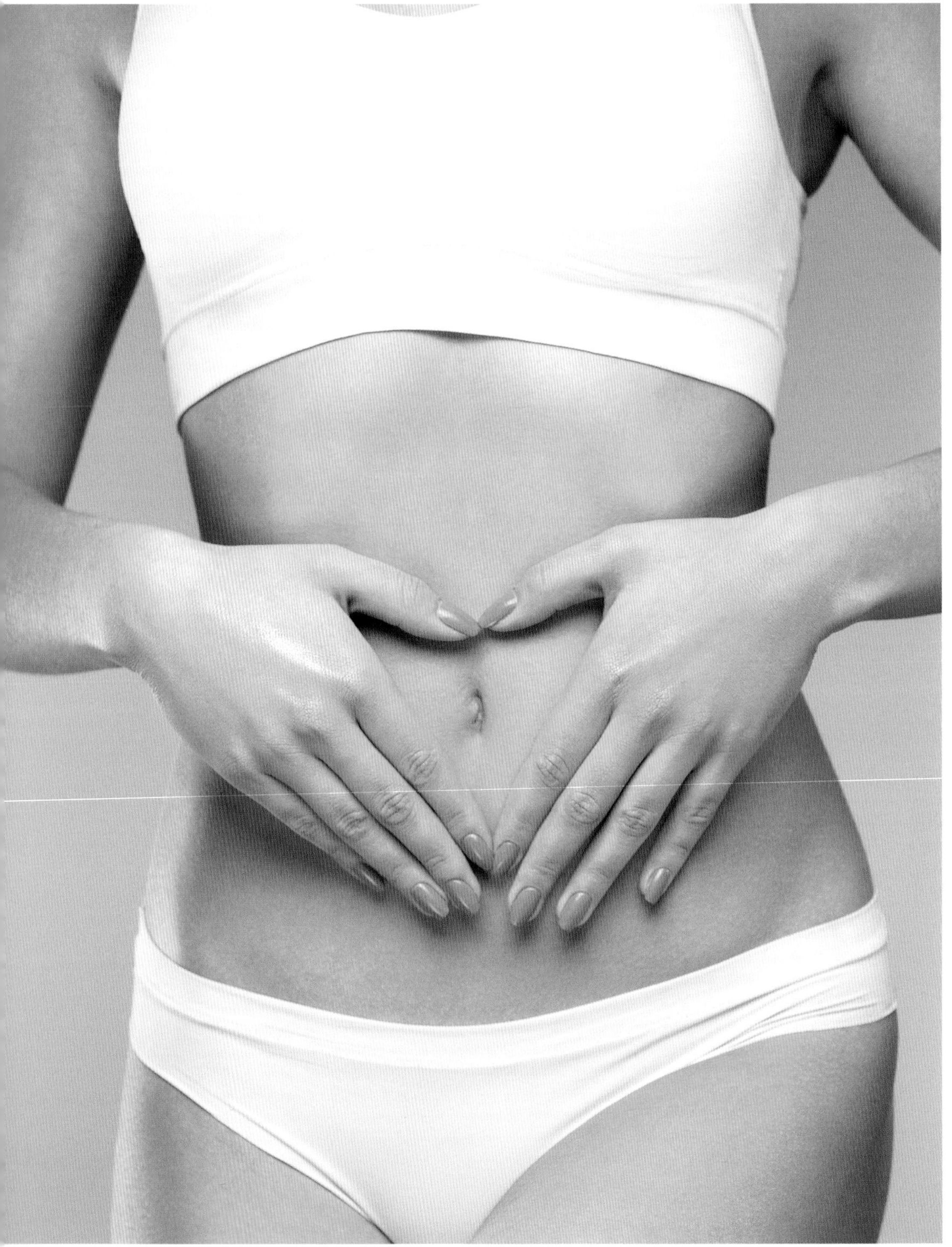

EIN WORT ZUVOR

Reizdarm, Colitis ulcerosa und Morbus Crohn, Mikrobiom, Bauchhirn – nur einige der Begriffe, die der breiten Öffentlichkeit immer häufiger präsentiert werden. Ob im Fernsehen, in den Printmedien oder im Internet.

Was ist geschehen? Ganz einfach: Unser Bauch wurde (endlich) entdeckt. Genauer gesagt die tollen Akteure, die da in der Mitte unseres Körpers zugange sind, und die interessanten Prozesse, die sich hier abspielen. So rücken auf einmal Probleme mit der Verdauung in den Fokus. Blähungen, Sodbrennen? Verstopfung, Durchfall? Klar, hat ja jeder einmal …

KEIN THEMA?

Was früher wirklich kein Thema war, landet inzwischen regelmäßig in den Schlagzeilen. So widmen sich Boulevardzeitungen mit Millionenauflage heute etwa der Frage, wie denn eine darmgesunde Ernährung aussieht. Auch angesehene Nachrichtenmagazine befassen sich zunehmend mit Sachverhalten, die das Innenleben unseres Verdauungstraktes betreffen. Was da zwackt und kneift, wird also allmählich salonfähig …

Die Medien – und damit wir Autoren – kümmern sich jedoch nicht nur um die Probleme, die im Magen-Darm-Trakt lauern können. Was uns alle darüber hinaus brennend interessiert, ist, was es denn mit diesem Mikrobiom, der Darmflora, auf sich hat. Klar, denn es ist total irre, was wir da in unserem Bauch beherbergen. Das gilt auch für das enterische Nervensystem, das man salopp auch Bauchhirn nennt.

Wovon an dieser Stelle noch gar nicht die Rede war, sind die Unverträglichkeiten von bestimmten Stoffen in unseren Nahrungsmitteln. Von solchen »Bösewichten« wie Laktose oder Gluten. Auch das ist heute ein enorm wichtiges Thema. Allerdings hat es gar keine so große Bedeutung. Denn diese Intoleranzen betreffen zum Glück nur eine Minderheit der Bevölkerung. Auch wenn die Lebensmittelindustrie und so manche Medien etwas anderes glauben machen wollen.

WARUM ALSO …

Warum haben wir uns entschlossen, ein Buch zu diesem Thema zu veröffentlichen? Weil wir verstanden haben, wie groß das Interesse an unserem Bauch – an unserem Darm und unserem Magen – ist. Und weil wir so manche falschen Informationen, die inzwischen zu unserem Verdauungssystem und zu Nahrungsmittelunverträglichkeiten kursieren, berichtigen möchten: indem wir auf der Grundlage der neuesten wissenschaftlichen Forschungen »Klartext« reden. Natürlich zeigen wir Ihnen mit unserem Buch auch auf, wie viele Möglichkeiten Sie haben, Ihren Darm und Ihren Magen gesund zu halten. Und wie Sie, wenn die beiden einmal krank werden und Ihnen Beschwerden bereiten, richtig vorgehen.

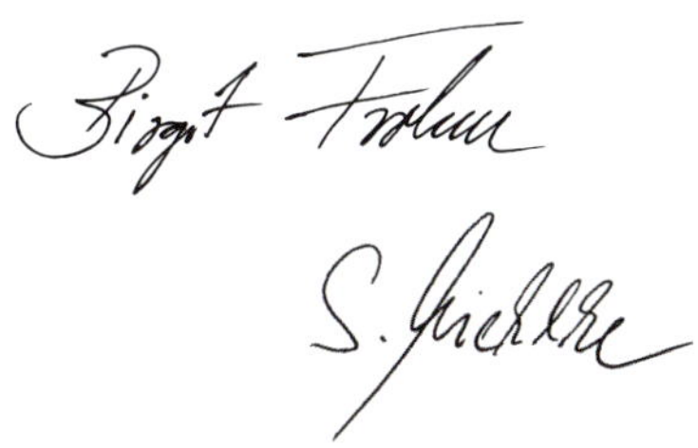

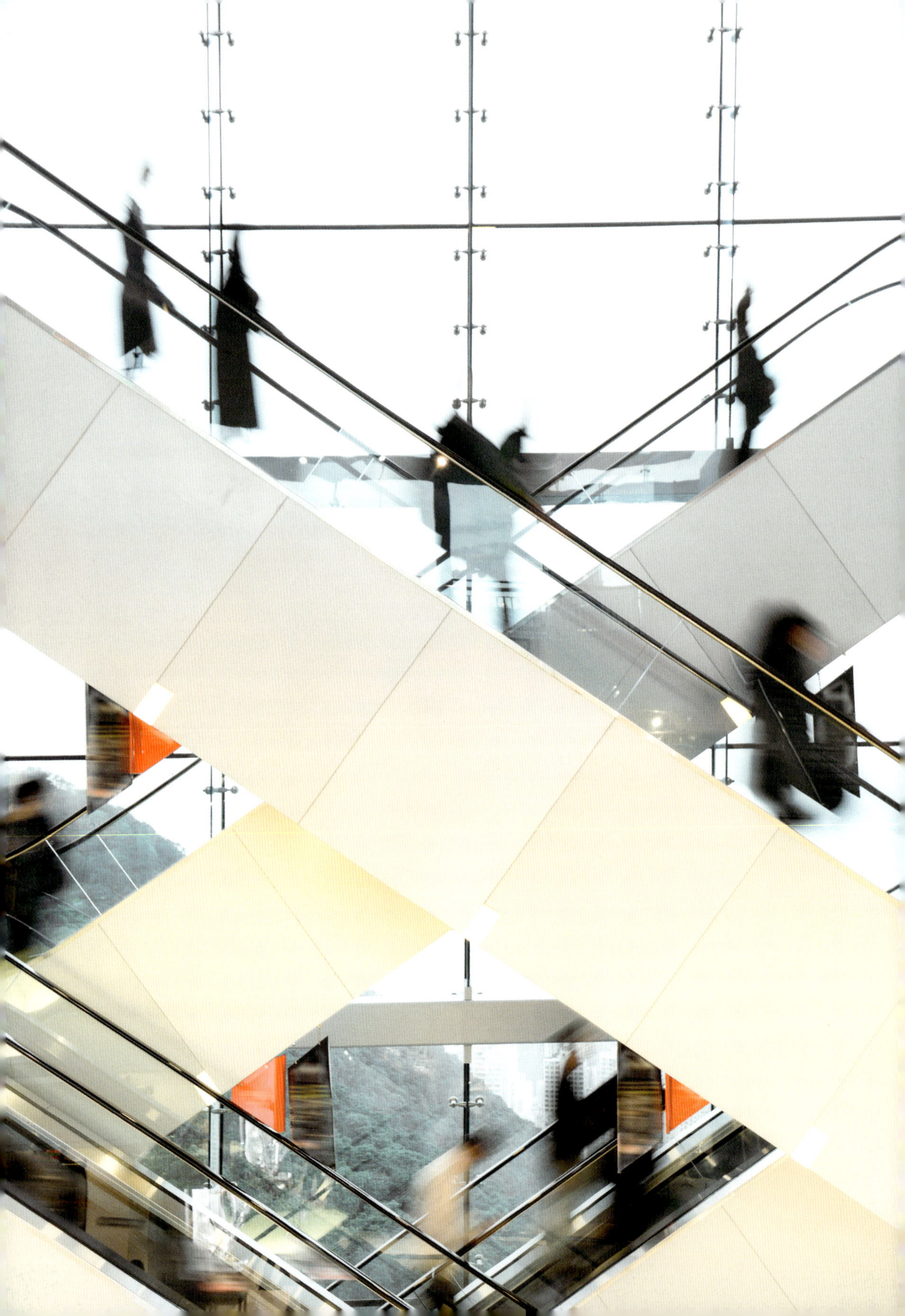

1

ES ZWICKT UND RUMORT – INFOS RUND UM DIE VERDAUUNG

Immer mehr Menschen haben Probleme mit Darm und Magen. So rücken diese Organe verstärkt in den Fokus des Interesses.

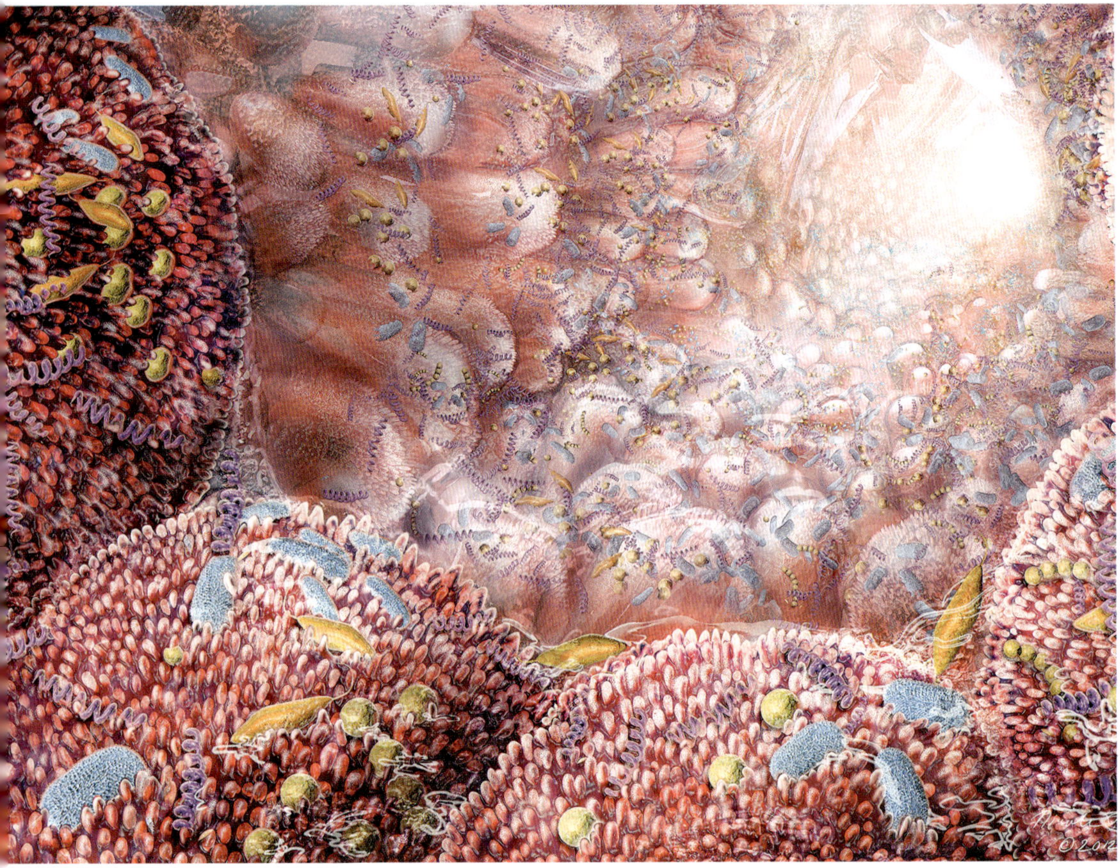

VERKANNTE VOLKSKRANKHEITEN: »ICH HAB'S MIT DEM BAUCH«

Waren in den letzten Jahrzehnten Rückenbeschwerden das Volksleiden schlechthin, schicken sich inzwischen Probleme im Darmtrakt und im Magen dazu an: 25 Prozent der Bevölkerung in den Industrieländern sind bereits davon betroffen, Tendenz weiter steigend.

Dafür, dass der Bauch zum Problembären wird, gibt es viele Gründe, die oft schwer zu entlarven sind. Das wäre aber wichtig, denn unbehandelte Beschwerden mit der Verdauung sind gesundheitlicher Sprengstoff. Mit dessen Entschärfung hapert es allerdings noch. Weil, was uns plagt, oft verharmlost wird. Und vor allem weil alles mit dem Bauch eher peinlich ist; zumal wenn es hier zwackt und rumort. Das wird lieber unter den Teppich gekehrt. Was umso schlimmer ist, wenn dort möglicherweise schwerwiegende Erkrankungen mit verschwinden.

Es gibt also mehr als genug Anlass für dieses Buch über unseren Bauch: über seine vielen wichtigen Jobs, darüber, was ihm zu schaffen machen kann und was dagegen zu tun ist. Eine Thematik, die lange unterschätzt wurde. Inzwischen rückt sie jedoch immer mehr in den Fokus des Interesses – bei den medizinischen Laien und in den Medien ebenso wie bei den Ärzten und in der Forschung. Das ist gut so und höchste Zeit.

WACHSENDE BEDEUTUNG

Dafür, dass es höchste Zeit ist, sich genauer mit unserem Verdauungssystem zu befassen, sprechen nicht nur die vielen neuen und beeindruckenden Befunde aus der Wissenschaft, sondern auch ein Blick auf die Statistiken: Diese sind, wie Sie gleich lesen werden, ebenfalls bemerkenswert.

> Erkrankungen der Verdauungsorgane sind nach den Herz-Kreislauf-Störungen die mit Abstand häufigsten Krankheiten der Deutschen.

> Rund 18 Millionen Bundesbürger haben mehr oder weniger oft Beschwerden durch Reflux (Seite 147), etwa neun Millionen bundesweit leiden unter der Reflux-Krankheit, vom Reizdarmsyndrom (Seite 187) sind zwölf Millionen betroffen.

> 13 Prozent der Bevölkerung haben regelmäßig Blähungen, elf Prozent regelmäßig Bauchschmerzen.

> Bei sechs Millionen Deutschen wird jedes Jahr eine Endoskopie, etwa im Rahmen der Darmkrebsvorsorge, gemacht (Seite 25).

> Jährlich werden rund zwei Millionen Bundesbürger, die an einer Erkrankung des Verdauungssystems leiden, im Krankenhaus behandelt. Dies erfordert mehr als elf Millionen Belegungstage – doppelt so viele wie bei den Erkrankungen der Lunge oder den psychischen Leiden und dreimal so viele wie bei den Infektionskrankheiten.

> Krebserkrankungen der Verdauungsorgane sind häufiger als die der Lunge und treten mehr als doppelt so häufig auf wie der Brustkrebs bei Frauen.

> Mehr als 37.000 Bundesbürger sterben jedes Jahr an Krankheiten der Verdauungsorgane – weit mehr als beispielsweise an Krankheiten durch Infektionen oder an Diabetes.

Falls also auch Ihr Bauch Probleme bereitet, stehen Sie mit Ihren Beschwerden also keineswegs alleine da.

ZUR KASSE BITTE!

Angesichts der großen Zahl der Betroffenen ist es auch nicht verwunderlich, dass Beschwerden mit der Verdauung eine immens hohe gesundheitsökonomische Belastung darstellen. Auf ihr Konto – im wahrsten Sinn des Wortes – gehen bundesweit jährlich viele Milliarden an Euro. Das hat das Statistische Bundesamt ausgerechnet: Die direkten Kosten, also die Ausgaben für Arztbesuche und Krankenhausaufenthalte, Medikamente und Diagnostik, belaufen sich auf sage und schreibe 34,8 (!) Milliarden Euro.

In ähnlich hohen Sphären bewegen sich die indirekten Kosten – das sind jene, die durch den Ausfall der Betroffenen und ihre verminderte Leistungsfähigkeit im Job sowie durch Frühverrentung entstehen. Kein Wunder, schließlich sind Krankheiten der Verdauungsorgane den Statistikern zufolge verantwortlich für fast zehn Millionen Tage Arbeitsunfähigkeit im Jahr. Die Krankheitsfolgen betreffen also nicht nur die Patienten, sondern die ganze Gesellschaft.

ZAHLEN & FAKTEN ZU MAGEN-DARM-KRANKHEITEN

Ca. 2 Mio
Patienten werden jährlich im Krankenhaus wegen Erkrankungen des Verdauungssystems behandelt – die zweithäufigste Krankheitsursache in Deutschland.

13%
der Bevölkerung leiden regelmäßig unter Blähungen,
11%
unter Bauchschmerzen.

Ca. 18 Mio
Deutsche haben Beschwerden durch Reflux,
ca. 12 Mio
aufgrund eines Reizdarmsyndroms, bei
ca. 6 Mio
wird jedes Jahr eine Endoskopie gemacht.

Krebserkrankungen
im Verdauungstrakt sind doppelt so häufig wie Brustkrebs bei Frauen.

22%

9%

In 15 Jahren
wird die Zahl der Magen-Darm-Erkrankungen um 22 Prozent höher sein, die Zahl der Patienten, die deshalb behandelt werden müssen, um 9 Prozent. Der erfreuliche Grund: Wir werden im Durchschnitt älter.

Ca. 35 Milliarden Euro
jährlich betragen die direkten Kosten durch Magen-Darm-Krankheiten – die indirekten, etwa durch Arbeitsausfall und Frühverrentung, noch gar nicht mitgerechnet.

Über 37.000
Bundesbürger sterben jedes Jahr an Krankheiten der Verdauungsorgane.

AUSSICHTEN FÜR DIE KOMMENDEN 15 JAHRE

Bekanntlich leben wir heute länger. Wegen dieser demografischen Entwicklung wird die Zahl der insgesamt zu behandelnden Patienten steigen: bis zum Jahr 2032 voraussichtlich um neun Prozent. Verdauungsbeschwerden werden sogar um 22 Prozent zunehmen. Wieder ein Argument für die große Relevanz all dessen, was rund um unseren Bauch wichtig ist. Diesen Blick in die Glaskugel hat übrigens die Deutsche Gesellschaft für Gastroenterologie, Verdauungs- und Stoffwechselkrankheiten (DGVS) geworfen.

VERGESSEN UND IGNORIERT

Allen Zahlen und Statistiken zum Trotz: Erkrankungen im Bereich der Verdauungsorgane werden dennoch nicht als Volkskrankheiten wahrgenommen. Bislang zumindest noch nicht. Angesichts der Zunahme dieser Beschwerden, ihrer gesundheitlichen Risiken und der hohen Kosten, die sie verursachen, wird sich das ändern.
In der Gesundheits- und Forschungspolitik rangieren Verdauungsbeschwerden derzeit noch recht weit unten – wie Experten, etwa von der DGVS, beklagen. Unter ihnen kursiert nicht umsonst der Begriff der vergessenen oder ignorierten Volkskrankheiten. Um sie soll es in diesem Buch gehen. Nicht zuletzt, damit sie aus ihrem Mauerblümchendasein herausgeholt werden.

GROSSE VIELFALT

Der Verdauungstrakt ist äußerst komplex. Dagegen ist zum Beispiel unser Herz vergleichsweise simpel: ein Muskel mit einer Funktion, nämlich pumpen. Im Bauch ist alles erheblich komplizierter. Da gibt es verschiedene Organe, die alle jeweils wieder ganz verschiedene Aufgaben und entsprechend unterschiedliche Störungen haben. So kommt es auch, dass kein anderes Fachgebiet ein so breites Spektrum von Erkrankungen behandelt wie die Gastroenterologie. Diese sehr weit gefächerte Palette lässt sich oftmals auch nicht auf ein einzelnes Organ oder auf eine einzelne Krankheit reduzieren – was das Ganze auch nicht gerade einfacher macht.
Diese Komplexität ist unter anderem der Grund, weshalb sich das Buch in Ihren Händen auf den Magen-Darm-Trakt beschränkt. Leber, Gallenblase und Bauchspeicheldrüse – alles ebenso Bauchorgane – wurden bewusst ausgeklammert. Das wäre noch einmal genug Stoff für ein weiteres Buch ...

GASTRO WAS ...?

Die Deutsche Gesellschaft für Gastroenterologie, Verdauungs- und Stoffwechselkrankheiten (DGSV) wollte einmal testen, was Otto Normalverbraucher unter Gastroenterologie versteht: ob er damit etwas anfangen kann und weiß, worum es sich handelt. Eine kleine Umfrage dazu auf dem Berliner Alexanderplatz

Die Gastroenterologie gehört international wie auch hier in Deutschland zu den aktivsten medizinischen Wissenschaftsgebieten.

erbrachte desillusionierende Ergebnisse. Denn viele der Passanten verbanden den Begriff Gastroenterologie vornehmlich mit Gastronomie, also mit dem Gaststättengewerbe.
Andere wiederum waren der Ansicht, dies habe mit der Verarbeitung von Lebensmitteln zu tun. Auf die Idee »Ach ja, das ist was mit den Beschwerden im Bauch« kamen die wenigsten. Ganz offensichtlich bedarf es in Sachen Bauch noch einiges an Aufklärungsarbeit in der deutschen Bevölkerung.

»STELL DICH NICHT SO AN«

Was Erkrankungen der Verdauung anrichten können, wird enorm unterschätzt: Nach wie vor werden sie gerne als banale Störungen der Befindlichkeit abgetan. Eine gefährliche Fehleinschätzung. So ist inzwischen erwiesen, dass Verdauungsbeschwerden den Weg für teils schwere Folgeerkrankungen ebnen können. Doch das ist nicht das einzige Problem: Die Betroffenen stehen zudem unter einem enormen Leidensdruck. Denn ihre Beschwerden setzen ihre Lebensqualität wie auch ihre Lebensfreude oftmals massiv herab. Mehr dazu lesen Sie später auf Seite 174.

IRGENDWIE PEINLICH

Aber: »Na ja, viele Blähungen sind doch nicht so schlimm ...«, »Das Magendrücken ist ja wohl nicht der Rede wert ...« – Beschwerden mit der Verdauung werden in der Regel nicht so recht ernst genommen. Einer der Gründe dafür ist: Sie sind einfach nicht salonfähig.
Wer kürzlich ein neues Hüftgelenk bekommen hat, ja, das lässt sich auf jeder Party erzählen. Ebenso werden Sie viele Zuhörer angesichts Ihrer bevorstehenden Zahnwurzelbehandlung finden. Auch Probleme mit dem Rücken sind ein gerne gehörtes Thema. Die Liste dieser Beispiele ließe sich noch endlos erweitern. Schlafstörungen, Erkältung, Herzrasen, Wadenkrämpfe – für jeden ist hier etwas dabei. Dass Sie demnächst einen Termin zur Darmspiegelung haben, behalten Sie jedoch besser für sich. Das gilt auch für das starke Sodbrennen und Aufstoßen, das Sie seit Wochen plagt. Von »so was« will keiner etwas hören. Mal ganz zu schweigen von schwerem Stuhlgang oder häufigen Durchfällen …

HOHER PSYCHISCHER DRUCK

Fazit: Wer mit seiner Verdauung zu tun hat, steht im Abseits. Was ihm zu schaffen macht, mitunter schwer, wird bagatellisiert. Da heißt es gut aufzupassen, dass man nicht auch noch als Hypochonder abgestempelt wird. Damit wird die Last, die auf jenen ruht, die unter den »unaussprechlichen« vermeintlichen Wehwehchen leiden, noch schwerer: Mit ihren Problemen allein gelassen und belächelt, erhöht sich ihr psychischer Druck immer weiter.
Doch nicht nur deshalb muss jegliche Verdauungsstörung ernst genommen und auch behandelt werden.

!

Laut grummelt der Bauch im Meeting, hörbare und übel riechende Darmwinde, erfolglose Klositzungen – was keiner braucht, ist jedem bekannt. Reden wir endlich darüber: Probleme mit Magen und Darm dürfen nicht länger ein Tabuthema sein.

RISIKOFAKTOR VERDAUUNGSSTÖRUNGEN

Leider noch wenig bekannt, jedoch wissenschaftlich erwiesen: Eine funktionierende Verdauung ist eine entscheidende Voraussetzung für unsere Gesundheit insgesamt. Mit anderen Worten: Wie gut wir verdauen, ist die Basis für unser Wohlbefinden. Denn alles, was von außen aufgenommen wird, muss zuvor seine Eigenart vollständig verloren haben, muss quasi »neutralisiert« werden, bevor es seine Wirkung – Energie spenden und uns mit Nährstoffen versorgen – zeitigen kann. Dieser Umwandlungsprozess ist der Job unserer Verdauung. Gelingt es ihr nicht oder nur zum Teil, diese Aufgabe zu erfüllen, bilden sich Allergene oder Giftstoffe im Körper. Aus diesem Grund sind die Verdauungsvorgänge unter anderem auch so wichtig für das Immunsystem. Mehr dazu lesen Sie ab Seite 42.

WEGBEREITER FÜR FOLGEERKRANKUNGEN

Das alles erklärt, weshalb Probleme mit der Verdauung zu einer erheblichen Beeinträchtigung der allgemeinen Gesundheit und der Lebenserwartung führen können. Doch: Ebenso können Erkrankungen von Magen und Darm ihrerseits gefährlichen Prozessen im Körper Tür und Tor öffnen. Denn wie man inzwischen herausgefunden hat, haben Verdauungsstörungen das Potenzial, eine ganze Reihe an Folgekrankheiten nach sich zu ziehen. Sie ebnen beispielsweise den Weg zu erhöhten LDL-Cholesterin-Werten und anderen Fettstoffwechselstörungen sowie zur Volkskrankheit Diabetes. Weiterhin gehen Gelenkerkrankungen, etwa Arthrose, mit auf ihr Konto. Auch Krankheiten von Herz und Kreislauf, allen voran zu hohe Blutdruckwerte sowie Ablagerungen an den Wänden der Blutgefäße, die sogenannte Arterienverkalkung, können eine Folge von Verdauungsstörungen sein. Das Gleiche gilt für allergische Reaktionen auf bestimmte Nahrungsmittel.

Wie sich anhand dieser umfangreichen Palette deutlich erkennen lässt, bergen Probleme im Bauch so einige Risiken.

GUT ZU WISSEN

Was uns unser Körper mitteilt, das nehmen wir heute oft nicht mehr so richtig wahr. Allem wissenschaftlich-technischen Fortschritt und aller gesundheitlichen Aufklärung zum Trotz oder vielleicht auch gerade deshalb: Viele Menschen haben kaum noch ein Bewusstsein dafür, was ihnen ihr Körper mit seinen Reaktionen vermitteln möchte. Damit finden Warnsignale oft auch erst spät – manchmal leider zu spät – Gehör. Naturverbunden lebende Menschen hingegen – die australischen Aborigines etwa – haben noch ein sehr gutes Körpergefühl beziehungsweise ein fein ausgeprägtes Gespür für ihr körperliches, aber auch ihr psychisches Befinden. Treten hier Störungen auf, lassen sie sich meist beheben, bevor es ernster wird.

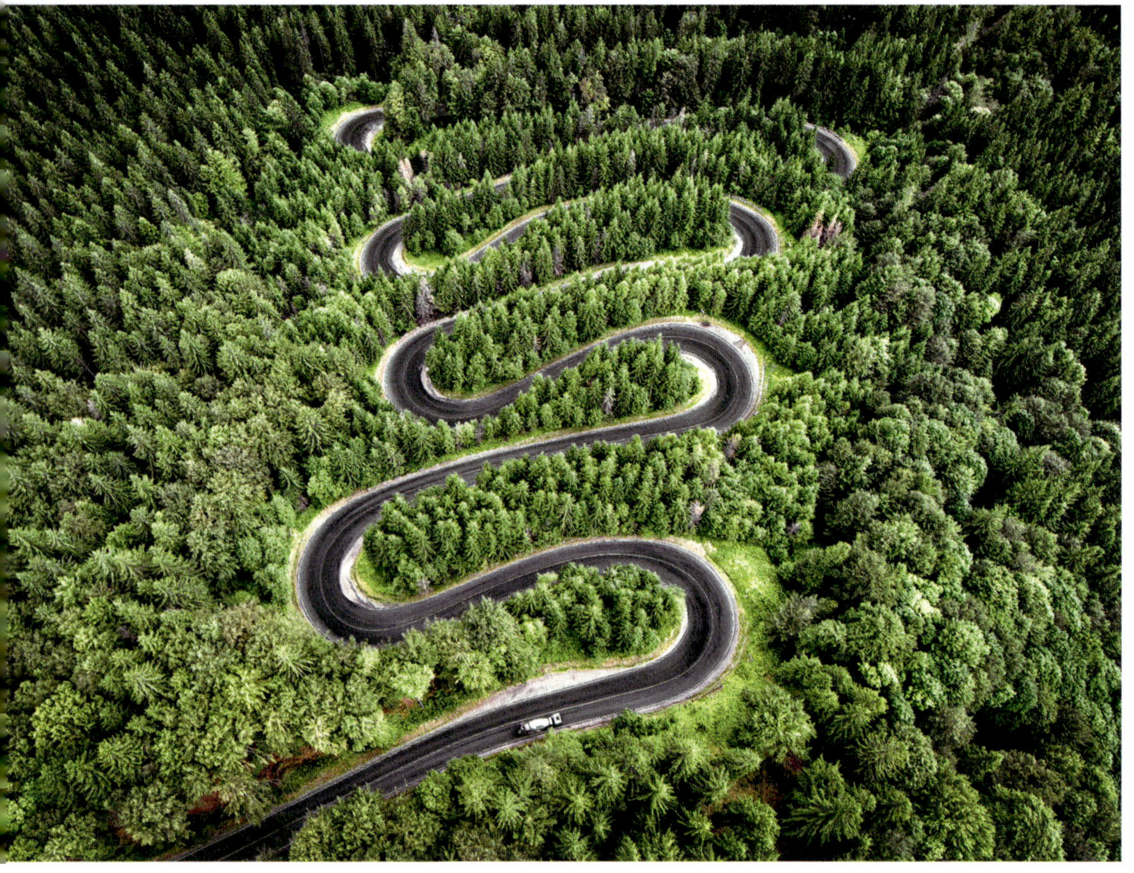

EINE SPANNENDE EXPEDITION IN UNSERE KÖRPERMITTE

Kennen Sie Ihren Bauch? Nicht so genau …? Dann geht es Ihnen wie vielen. Das Thema Bauch scheint schließlich nicht wirklich spannend und schon gar nicht attraktiv. Zudem stört er auch viel zu oft beim Zumachen von Hose oder Rock. Ist das schließlich geschafft, wölbt er sich auch noch frech vor. Bauch will man eigentlich nicht haben. Wozu sonst gibt es all die zahllosen »Bauch-weg-Diäten«?

Schade, dass unsere Körpermitte so geschmäht wird. Nicht dass wir uns falsch verstehen: Selbstverständlich soll diese Region nicht von ausufernden Fettpolstern belagert sein. Das macht sich nicht nur optisch ziemlich schlecht, sondern ist zudem super ungesund. Bauchfett hat sich nämlich in wissenschaftlichen Forschungen als erheblich schädlicher entpuppt als Fett an Hüften oder Oberschenkeln. Mehr darüber erfahren Sie ab Seite 96. In diesem

Buch geht es aber geht es um das, was hinter den Fettschichten sitzt: unsere Verdauungsorgane. Kommen Sie mit auf einen kleinen Rundgang durch den tollen Bauch.
Unsere Expedition macht nicht überall Station. Den Bauchorganen Leber, Milz, Gallenblase und Bauchspeicheldrüse statten wir keinen Besuch ab – obwohl auch diese eine wichtige Bedeutung für die Verdauung haben. Unser Fokus richtet sich auf die drei Akteure Magen, Dünn- und Dickdarm.

MAGEN: STEUERMANN AUF DER KOMMANDOBRÜCKE

Lange Zeit hielt man dieses Organ am Ende der Speiseröhre für einen ziemlich faulen Sack. Der – so die Annahme – diene einfach dazu, alles, was aus dieser Röhre vom Mund ankommt, zwischendurch aufzufangen und dann weiterzureichen. Weit gefehlt, wie heute erwiesen ist. Der Magen ist ein äußerst engagierter Vorarbeiter für die Kollegen Dünn- und Dickdarm. Denn er bereitet das, was wir essen und trinken, gründlich vor. Erst so kann der Darmtrakt dann etwas mit unserer Nahrung anfangen. Zudem steuert der Magen viele Vorgänge bei der Nahrungsverwertung. Entsprechend nimmt er eine zentrale Stellung in diesen Prozessen ein: Er steht gewissermaßen auf der Kommandobrücke der Verdauung.
Sehen wir mal nach, wo genau das ist. Aha: im linken Teil des Oberbauchs unterhalb des Zwerchfells, als Verbindung zwischen Speiseröhre und Dünndarm. Damit sitzt der Magen in enger Nachbarschaft zu Leber, Dickdarm, Bauchspeicheldrüse und Milz. Und weitaus höher als vermutet: Von etwas unterhalb der linken Brustwarze zieht er sich hinüber unter den letzten Rippenbogen auf der rechten Körperseite. Herz und Lungen sitzen also direkt über dem Magen. Übrigens ist das auch der Grund, weshalb tiefes Einatmen nach einem üppigen Essen schwerfällt. Auch Schmerzen im Brustbereich können daher kommen. Dann ist es zum Glück nicht das Herz, sondern schlichtweg zu viel gefuttert.
Da der Magen so weit oben liegt, deutet der medizinische Laie auch Beschwerden in diesem Körperbereich oft fehl: Was da drückt oder wehtut, muss nicht der Magen, sondern kann auch der Dünn- oder Dickdarm sein. Erwähnenswert ist auch die »Schieflage« dieses wichtigen Verdauungsorgans. Dass es so komisch von links oben nach rechts unten im Bauchraum liegt, hat seinen Ursprung im Mutterleib. Während wir uns hier entwickeln, wächst eine Magenwand schneller als die andere. Mit dem Ergebnis: Der Magen ist krumm gebogen, was ihm in seinem Inneren tiefe Falten beschert hat. Keineswegs ein Kunstfehler der Evolution: Schieflage und Falten haben durchaus einen wichtigen Sinn, wie sich gleich noch zeigen wird.

FEST VON FLÜSSIG CLEVER GETRENNT

An der kurzen Seite des Magens bilden seine Falten eine Rinne. Durch sie können alle Flüssigkeiten rasch vom Magen in den Dünndarm fließen. Die lange Seite hat dagegen stark gewundene Längsfalten und zusätzlich noch Querfalten. In diesem Relief von Vertiefungen in der Schleimhaut kann der Magen die festen Nahrungsbrocken gut festhalten. Die beiden unterschiedlich geformten Magenwände bilden mithin ein äußerst cleveres Trennsystem: Was flüssig ist, darf gleich weiter. Was fest ist, bleibt noch eine Weile da und wird erst einmal kräftig durchgeknetet.

UNSER VERDAUUNGSSYSTEM

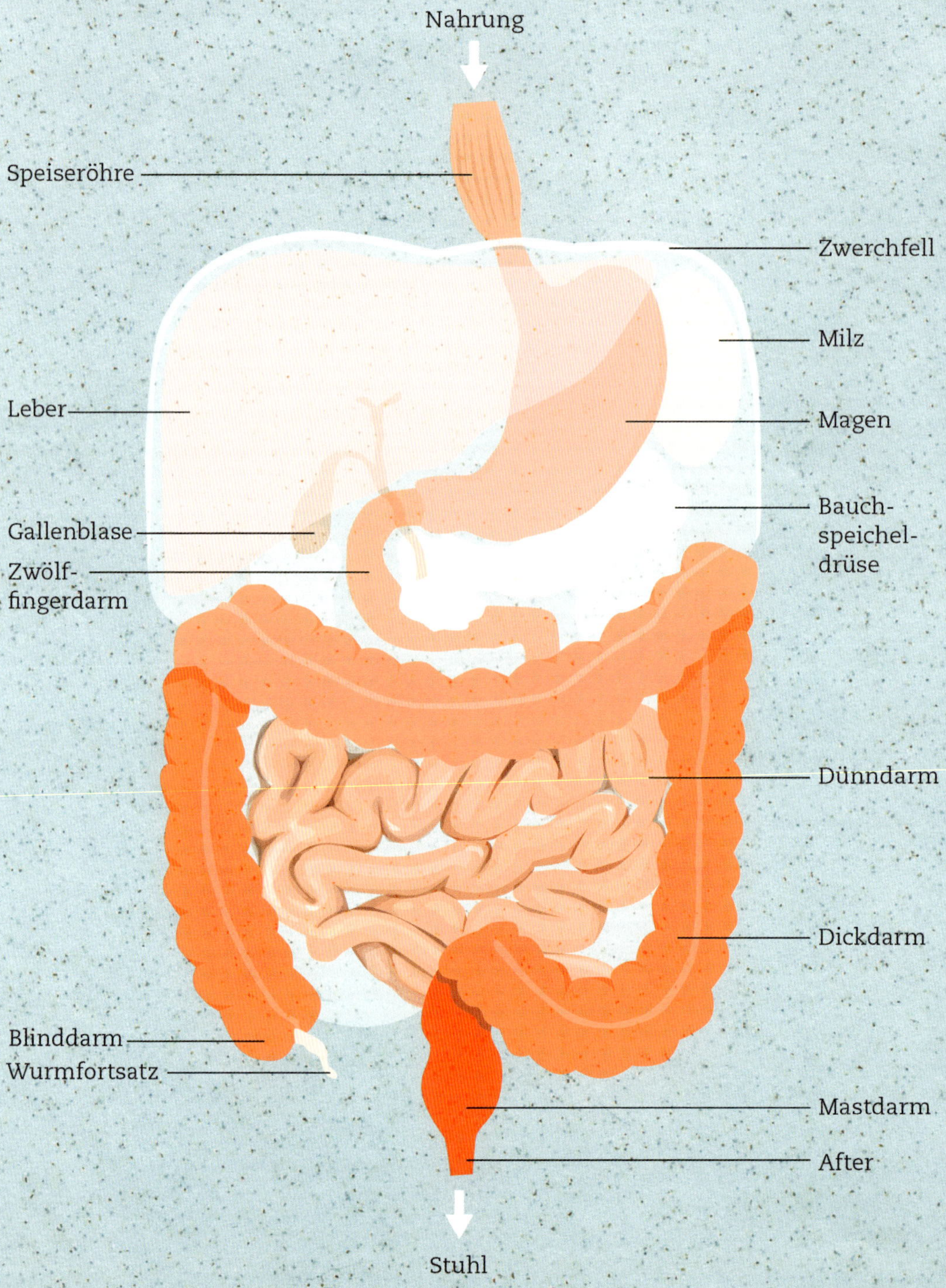

ORDENTLICH ACTION

Das Durchkneten erledigt der Magen mit seiner Bewegungsfreude. Wie, der bewegt sich? Ja klar, und wie. Dank der kräftigen Muskeln in den Magenwänden werden die einzelnen Bestandteile der Nahrung gut miteinander vermischt. Hierbei werden sie regelrecht durchgeschaukelt – hin und her im Inneren unseres Magens. Diese Schaukelpartie mit ihren wellenartigen Bewegungen heißt medizinisch Magenperistaltik. Ihr Sinn und Zweck ist es, den Mageninhalt zu zerkleinern und ihn mit Magensaft zu versetzen. Dieser enthält Stoffe, die unsere Nahrung in kleinste Teile zerlegen. Erst damit ist sie für uns wertvoll, weil so ihre Nährstoffe verfügbar werden.
Für diese sogenannte chemische Verdauung zeichnen kleine Drüsen in der Magenschleimhaut verantwortlich. Sie sitzen in den vielen Falten und Grübchen, die das Innere des Magens überziehen. Was diese Magendrüsen von sich geben, ist enorm wichtig dafür, dass es mit unserer Verdauung klappt.

MAGENSAFT: COCKTAIL AUS SCHLEIM, PEPSIN UND SALZSÄURE

In der faltigen Schleimhaut residieren die Magendrüsen, die aus unterschiedlichen Zellen bestehen: Haupt- und Nebenzellen sowie Belegzellen. Sie alle gemeinsam produzieren den Magensaft. Dabei handelt es sich um einen gut abgestimmten Cocktail – gemixt aus Schleim, Salzsäure und einem Enzym namens Pepsin. Zwei bis drei Liter davon stellen die Magendrüsen tagtäglich von der sauren Flüssigkeit her. Stets abhängig davon, wie viel und welche Art von Speisen und Getränken wir jeweils zu uns nehmen.
Der Schleim stammt aus den Nebenzellen im oberen Teil der Magendrüsen. Er legt sich in einer superdünnen Schicht – von gerade mal 180 Mikrometer, der dem Millionstel eines Meters entspricht – direkt auf die Magenwand auf. Hier sorgt er für eine Art Schmiereffekt: Dank ihm können die vom Schaukeln des Magens zerkleinerten Speiseteile leichter weitergleiten. Zudem dient die Schleimschicht als Schutzschild für den Magen: Sie bewahrt ihn davor, sich durch den Kontakt mit dem sauren Magensaft selbst zu verdauen. Dabei unterstützt sie Bikarbonat, das die Säure des Magensafts abschwächt.
Die Hauptzellen sondern Pepsinogen ab, aus dem die Magensäure dann das Enzym Pepsin bastelt. Dieses ist unerlässlich für uns zur Verarbeitung der Nahrung. Denn es ist unglaublich aktiv und spielt eine tragende Rolle auf der Bühne des Verdauungsgeschehens. Die wichtigste Aufgabe von Pepsin besteht darin, die Eiweiße im Nahrungsbrei zu spalten. Dazu müssen diese vergleichsweise großen Moleküle ordentlich zerschnippelt werden – am Ende sollen die Eiweiße nämlich in flüssiger Form, also gelöst, vorliegen (mehr dazu auf Seite 30).
Die Salzsäure wird von den Belegzellen gebildet. Deren Name kommt übrigens daher, dass sie die Hauptzellen teilweise überlappen, sie also »belegen«. Sie gehören zu den aktivsten Zellen in unserem Körper. Denn sie organisieren stets ausreichend Nachschub an Salzsäure. Hierzu müssen sie gegen ein gewaltiges Bollwerk ankämpfen: den pH-Wert. Dieser gibt an, wie sauer oder basisch eine Flüssigkeit ist. Er reicht von 0, sehr sauer, bis 14, sehr basisch. Definiert wird der pH-Wert über die Menge an positiv geladenen Wasserstoffionen in einer Flüssigkeit. Gesteuert wird er durch das Bikarbonatsystem. Wie ein Puffer reguliert dieses das Säure-Basen-Gleichgewicht durch Kohlendioxid und Bikarbonat.

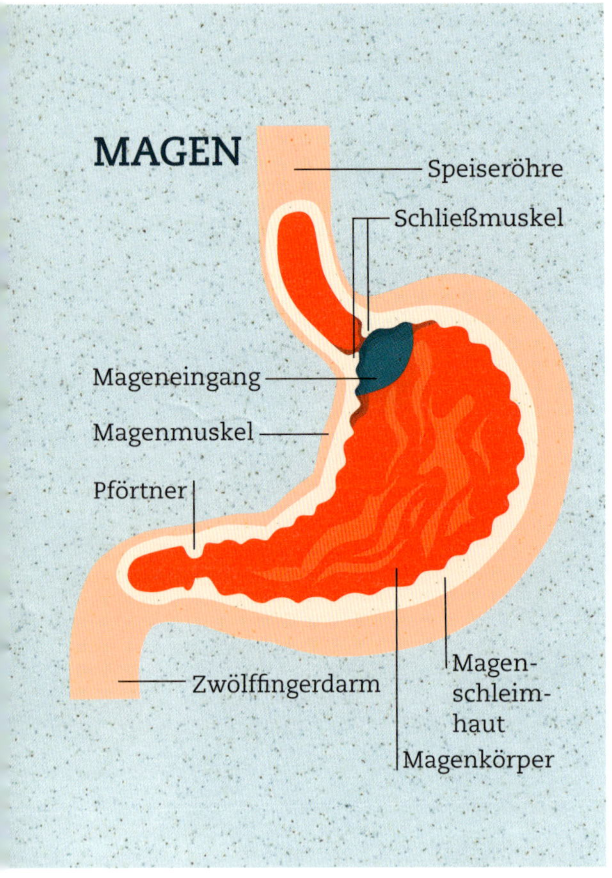

Der Nahrungsbrei aus der Speiseröhre wird im Magen zerkleinert und chemisch zerlegt, bevor er durch den Pförtner in den Dünndarm wandert.

Im Magensaft liegt der pH-Wert bei eins, innerhalb der Belegzellen jedoch bei sieben. Dieses große Gefälle muss überwunden werden, was diesen Winzlingen enorm viel Energie abverlangt. Den Impuls zu ihrer anstrengenden Arbeit erhalten sie von körpereigenen Hormonen wie zum Beispiel von Gastrin und von unserem Nervensystem.

TRANSPORT NUR MIT ERLAUBNIS

Durch die Vorarbeit mit seinem Saft hat der Magen die Nahrung in eine halbverdaute, dickliche Flüssigkeit verwandelt – den Speisebrei. Er wandert schubweise über den Magenpförtner zum Dünndarm weiter. Der ringförmige Schließmuskel am Ende des Magens macht seinem Namen alle Ehre. Denn er passt tatsächlich wie ein Pförtner genau darauf auf, wie viel durch ihn hindurchgelangen darf.
Dazu bekommt er Informationen von seinem Nachbarn, vom Dünndarm höchstpersönlich. Die Schleimhaut des Dünndarms erfasst, wie viel an Säure, Fetten und Eiweißen vorhanden ist. Das wird mittels Hormonen auf dem Blutweg an den Magenpförtner gemeldet. So »erfährt« dieser, welche Menge an Speisebrei der Dünndarm gerade aufnehmen kann. Dementsprechend dosiert er, was schubweise zur weiteren Verarbeitung kommt.
Die Entleerung des Magens in den Dünndarm geht also keineswegs planlos, sondern ausgeklügelt gesteuert vor sich. Einen Stau auf der Verdauungsbahn gilt es schließlich tunlichst zu vermeiden.

SCHUTZ FÜR VITAMIN B_{12}

Neben Salzsäure setzen die Belegzellen auch den sogenannten Intrinsic Factor frei. Dieses kleine Eiweißmolekül sorgt dafür, dass wir das wichtige B-Vitamin B_{12} aus der Nahrung aufnehmen können. Es ist nämlich sehr anfällig gegenüber Säuren. Deshalb bindet sich der Intrinsic Factor im Magen an das B-Vitamin. So entsteht ein Komplex, der es vor dem sauren Magensaft und einer vorzeitigen Verdauung schützt.

DÜNNDARM: PINGELIGER FEINARBEITER

Drei bis fünfeinhalb Meter lang schlängelt er sich im Anschluss an den Magen durch unseren Bauch: Im Dünndarm befinden wir uns am Hauptschauplatz der Verdauung. Von hier aus gelangt auch der Löwenanteil der Nährstoffe aus dem Speisebrei zur Versorgung unseres Körpers in den Blutkreislauf. Um seine essenziellen Aufgaben zu bewältigen, hat der Dünndarm aufeinanderfolgend drei verschiedene Abteilungen:

> Zwölffingerdarm (Duodenum),
> Leerdarm (Jejunum) und
> Krummdarm (Ileum).

DAS RAUMWUNDER

Als wichtigster Standort der chemischen Spaltung und Aufnahme der Nährstoffe muss der Dünndarm ausreichend Platz bereithalten. Dazu hat er sich etwas Schlaues einfallen lassen: Er faltet sich. Zunächst einmal in auch für unser Auge sichtbare Falten. Mit diesem Origami verlängert sich der Dünndarm auf beachtliche 18 Meter. Das aber, so findet er, genügt noch nicht. Deshalb arbeitet er zusätzlich mit Zotten (fingerförmigen Erhebungen), um seine Oberfläche zu vergrößern. Sie sitzen zigfach überall auf der Haut des Darms. Jetzt kommt der Clou: Die Zotten ihrerseits haben auch Zotten, noch kleinere. So wird der Dünndarm zum wahren Raumwunder. Mit hundert bis zweihundert Quadratmetern (!) hat er nun genug Platz für seinen Job.

VIEL ZU TUN

Von der Form zur Funktion: den Speisebrei fertig zerlegen und aufspalten und die daraus gewonnenen Nährstoffe rüber in das Blut schaffen. Dafür hat der Dünndarm viele Mitarbeiter angestellt. Gemeint sind die Zellen, die in seiner Schleimhaut unterschiedliche Aufgaben erfüllen.

> Die **Saumzellen** erledigen die Aufnahme der Nährstoffe in den Blutkreislauf und stellen das meiste Personal in der Schleimhaut des Dünndarms. Zum Auffischen der Nährstoffe verwenden die Saumzellen eine Art Bürste: winzige Fingerchen, die im Speisebrei angeln gehen.
> Die Nächsten in der Belegschaft sind die **Becherzellen**. Sie sondern Schleim ab, damit der Speisebrei leichter durch die zahllosen Windungen und Kurven des Dünndarms gleiten kann. Der Schleim sorgt auch dafür, dass sich der Stuhl später besser bindet.
> Aus den **Drüsenzellen** werden Hormone und Enzyme zur Verdauung in den Speisebrei abgegeben. Sie zerlegen Kohlenhydrate, Eiweiße und Fette sowie Vitamine, Mineralstoffe und Spurenelemente in ihre kleinsten Bestandteile. Wie erwähnt, befindet sich im Dünndarm die letzte Station der chemischen Aufspaltung der Nahrung.
> Die Vierten im Bunde sind die **Paneth-Zellen**. Sie sind so etwas wie die Polizei des Dünndarms. Ihre Waffen sind kleine Eiweiße, die sogenannten Defensine: Von den Paneth-Zellen abgesondert, wehren sie Bakterien, Viren und Pilze ab. Im Speisebrei tummelt sich ja nicht nur Gutes für uns. Die Schlagkraft gegen Bakterien erhöhen diese Zellen mit Lysozym, einem Enzym, das die Zellwand der Mikroorganismen angreift.

Angesichts ihres hohen Arbeitspensums haben die Zellen in der Schleimhaut des Dünndarms nur eine Lebensdauer von maximal einem Tag. Das erfordert eine hohe Teilungsrate des Gewebes – noch mehr Arbeit für den Dünndarm.

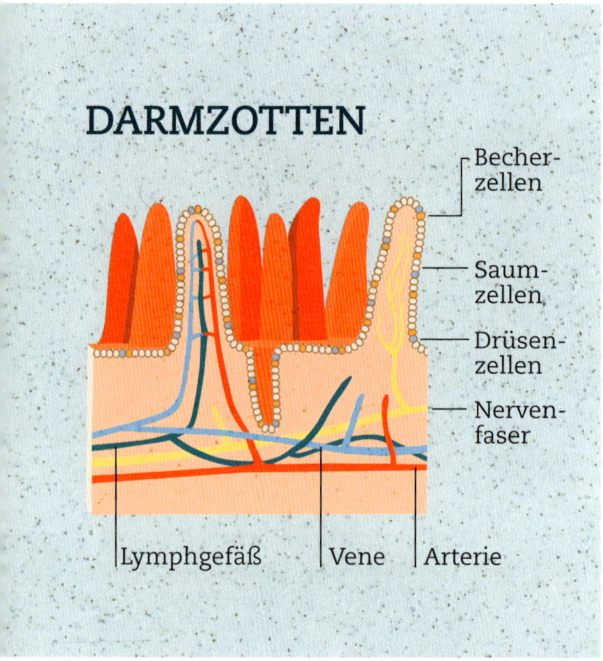

Durch die fingerförmigen Zotten vergrößert sich die Oberfläche des Dünndarms um ein Vielfaches.

Apropos: Wir hatten es noch gar nicht von der hohen Menge an Flüssigkeit, die er bewältigen muss. Neun Liter sind es durchschnittlich, die pro Tag in ihn hineingespült werden – nicht eben wenig. Der größte Teil davon rekrutiert sich aus Speichel, Magensaft, Galle und Sekreten aus der Bauchspeicheldrüse. Nur zwei Liter stammen aus den Getränken, die wir zu uns nehmen. Von alledem bleiben jeden Tag nur noch etwa eineinhalb Liter übrig. Den großen Rest schleust der Dünndarm fleißig über seine Wand in unseren Körper.

ER HAT EINEN PUTZFIMMEL

Sie haben richtig gelesen: Der Dünndarm ist versessen auf Sauberkeit. Kaum ist der Speisebrei in ihm weitergerutscht, fängt er dahinter an, sich zu putzen. Das macht er mit einer kräftigen Welle, dem motorischen Komplex. Der ist so eine Art Staubsauger und geht dem Speisebrei akribisch hinterher. Bereits nach einer Stunde ordentlicher Verdauungsleistung von seinem Chef macht er sich an die Arbeit: Er wischt und fegt, damit Neues im Dünndarm Platz hat. Wir können den Staubsauger mitunter sogar hören. Nämlich in Form eines Knurrens. Das meldet nicht, wie die meisten meinen, »Ich habe Hunger«, sondern bedeutet schlicht »Endlich kann ich putzen«.
Das Reinemachen braucht seine Zeit. Weshalb auch nicht ständig neuer »Schmutz« angeliefert werden sollte. Experten in Sachen Ernährung empfehlen, dass mindestens vier Stunden zwischen den Mahlzeiten und damit zwischen neuer Arbeit für den Dünndarm liegen sollten. Möglichst ganz ohne alles bitte – denn selbst ein kleiner Happen kurbelt die Schleimhautzellen erneut an.

PERISTALTIK: DER REGENWURM IN UNS

Mit Peristaltik bezeichnet die Medizin die Aktivität der glatten Muskeln von Hohlorganen. Außer im Verdauungstrakt gibt es diese auch im Harn- und Eileiter sowie in der Gebärmutter. Einerlei wo, das Muster der Bewegungen ist stets gleich: wellenförmiges Zusammenziehen und Entspannen von Längs- und Ringmuskeln. Insgesamt ähnelt das Ganze verblüffend genau der Bewegung eines Regenwurms. Aufgabe der Peristaltik ist es, den Inhalt des jeweiligen Hohlorgans vorwärtszubringen. Im Fall der Verdauung soll der Nahrungsbrei via Speiseröhre in den Magen, weiter in Dünn- und Dickdarm und schließlich zum After. Darüber hinaus dient die Peristaltik der Durchmischung des Speisebreis (siehe Seite 19). Wie fast immer überlässt unser Körper das alles nicht dem Zufall. Vielmehr werden

die Bewegungen fein gesteuert, und das auch noch völlig selbstständig. Soll heißen, weitläufige Nervennetze in der Wand des Verdauungstrakts koordinieren, wann und wie flott es vorwärtsgeht. Über all diesen Vorgängen wacht als Chef das vegetative Nervensystem. Dieses lässt sich vom Gehirn nicht reinreden – so können wir beispielsweise nicht willentlich beschließen, dass wir jetzt mal eben verdauen. Vom Nervensystem im Bauch, dem enterischen Nervensystem, lesen Sie im weiteren Verlauf noch mehr (siehe Seite 57 bis 59). Und auch das Hormon Gastrin darf bei der Peristaltik mitmischen.
Müssen wir uns gut konzentrieren oder körperlich aktiv sein, schalten die Darmbewegungen ein paar Gänge zurück. Auch Adrenalinschübe drosseln die Peristaltik. Klar, auf der Flucht wäre ein Gang zur Toilette auch höchst unpassend. Da der dem Menschen gefährlich werdende Säbelzahntiger ausgestorben ist, sorgen heute überwiegend Stress und Hektik für eine langsame Peristaltik. Was dieser besser gefällt und sie ankurbelt, sind Ruhe und Entspannung. Dann schiebt sie zufrieden unsere Nahrung weiter.

DICKDARM: GEMÜTLICHER RESTEVERWERTER

Was ihm der Dünndarm an unverdaulichen Nahrungsresten übrig lässt, nimmt der Dickdarm auf. Er ist etwas kürzer als sein Kollege, nämlich einen bis eineinhalb Meter lang. Er gliedert sich jedoch wie der Dünndarm in drei Abteilungen:

- den Blinddarm (Caecum) nebst dessen kleinem Wurmfortsatz (Appendix),
- den Grimmdarm (Colon) und
- den Mastdarm (Rektum).

GUT ZU WISSEN

Stoffwechsel, diesen Begriff kennen Sie sicherlich. Klar, er taucht ja auch immer häufiger auf – vor allem dort, wo es darum geht, etwas Gutes für die Gesundheit anzupreisen und den »Stoffwechsel zu aktivieren«. Ist ja auch gut und erstrebenswert. Denn ist unser Stoffwechsel voll fit, sind wir wohlauf. Doch was ist eigentlich der Grund dafür?
Da heißt es erst einmal zu fragen: Was genau bedeutet Stoffwechsel, außer dass er offenkundig etwas »Gesundes« ist? Nehmen wir uns mal ganz banal die beiden Ausgangswörter vor, nämlich Stoff und Wechsel. Geht es also darum, dass ein Stoff in einen anderen überführt wird? In der Tat, und nicht nur ein Stoff, sondern sehr viele. In diesem komplexen Räderwerk wechseln permanent zahllose Stoffe ihr Aussehen sowie ihre Struktur und damit ihre Wirkung. Daher kommt auch der Begriff Stoffwechsel.
Wer für dieses »Bäumchen-wechsel-Dich« sorgt, ist die Verdauung. Unser gesamtes Leben lang verändert sie Stoffe so, dass wir sie auch nutzen können. Denn erst dadurch kann die Nahrung uns ernähren und gesund halten. Verdauen heißt Stoffe wechseln.

Worin sich Dünn- und Dickdarm gewaltig unterscheiden, ist in ihrer Oberfläche. Während der eine mit hundert bis zweihundert Quadratmetern glänzt, hat der andere nur einen halben bis maximal einen Quadratmeter zu bieten. Schließlich besitzt der Dickdarm auch bei Weitem nicht so viele Falten und Ausstülpungen wie sein ihm vorarbeitender Kollege. Darüber hinaus ist er auch anders als Magen und Dünndarm wenig interessiert an Bewegung. Er geht es lieber ganz gemütlich an und werkelt in Ruhe vor sich hin: Selbst wenn ihm schon neuer Nachschub aus dem Dünndarm angeliefert wird, lässt er sich Zeit.

ER MACHT SEIN DING

Dass der Dickdarm so viel behäbiger als seine Partner arbeitet, hat gute Gründe. Er hat nämlich ganz andere Aufgaben als die beiden. Sein Ding ist es nämlich, den flüssigen Überbleibseln aus dem Dünndarm Wasser und Salze zu entziehen. Dadurch werden die unverdaulichen Nahrungsreste in eine festere Form überführt. Je nach deren Ursprung und von Mensch zu Mensch verschieden ist diese Form mal mehr, mal weniger stabil.

Täglich sind es rund eineinhalb Liter Wasser, die der Dickdarm wieder zurück in unseren Körper schleust. Dabei hilft ihm eine große Truppe an Saumzellen, die in seiner Schleimhaut sitzen. Diese Zellen haben einen Bürstensaum – daher auch ihr Name –, mit dem sie das Wasser aus den Nahrungsresten resorbieren. Die Saumzellen haben Nachbarn, die Becherzellen heißen. Deren Job ist es, Schleim zu bilden und in das Innere des Dickdarms abzugeben. Hier umgibt der Schleim die eingedickten Nahrungsreste und sorgt so dafür, dass diese besser weitergleiten. Und er bewahrt die empfindliche Darmwand vor Verletzungen.

ENDSTATION, ALLE AUSSTEIGEN

Dem Dickdarm stehen noch weitere Mitarbeiter zur Seite, nämlich Heerscharen verschiedener Bakterien. Die zahllosen Mikroorganismen sorgen fleißig mit für die Zersetzung der Nahrungsreste und unterstützen so ihren Wirt, der sie nährt. Dazu lässt es die Darmflora, wie diese Bakterien heißen, ordentlich brodeln: Gärung und Fäulnis ist ihr Metier. Klingt zunächst nicht so toll, ist es aber. Die Darmflora entpuppt sich nicht zuletzt durch viele Untersuchungen in jüngster Zeit als höchst faszinierend. Deshalb sehen wir uns später auch gesondert an, was es genau mit ihr auf sich hat (ab Seite 34).

Haben der Dickdarm und seine Helfer ihre Arbeit erledigt, heißt es für das Endprodukt schließlich aussteigen: Mittels wellenförmiger Bewegungen wird der Stuhl immer weiter Richtung Ausgang, also zum After, transportiert. An einem bestimmten Punkt, Ampulla recti genannt, findet dann eine Mengenkontrolle statt. Ist hier ausreichend Stuhl angekommen, löst die Ampulla den Stuhldrang aus. Was wir dann ausscheiden, besteht zu 75 Prozent aus Wasser. Den Rest machen feste Bestandteile aus, in denen sich unter anderem Fette, Zellulose und Gewebepartikel tummeln. Die braune Farbe des Stuhls geht übrigens auf Pigmente zurück, die Darmbakterien aus Gallenfarbstoffen bilden.

Nun haben wir uns eingehend mit den Organen Magen, Dünn- und Dickdarm beschäftigt. Bevor wir nun den Weg unserer Nahrung verfolgen und dazu eine interessante Reise durch unseren Bauch antreten, möchten wir noch einmal auf den Darm zurückkommen. Genauer gesagt darauf, wie wichtig es ist, für ihn Vorsorge zu treffen. Lesen Sie also bitte die folgenden Seiten aufmerksam durch.

SCHAUEN SIE MAL WIEDER REIN!

»Zeit ist Geld« , sagt das Sprichwort, doch Zeit ist auch und viel mehr noch Gesundheit. Denn je eher eine Krankheit erkannt wird, desto höher sind die Aussichten auf einen Behandlungserfolg. Bei vielen Erkrankungen sind die Therapiemöglichkeiten in einem frühen Stadium umfangreicher und wirksamer. Keine Zeit zu verlieren kann bei Krankheiten wie Darmkrebs sogar lebensrettend sein.

ALLE CHANCEN NUTZEN

Untersuchungen zur Früherkennung bringen Ihnen einen enormen zeitlichen und damit gesundheitlichen Vorsprung. So kann eine Vorsorgeuntersuchung wie die Darmspiegelung eine Krebserkrankung des Darms verhindern.

Dieses enorme Potenzial wird jedoch leider immer noch zu wenig ausgeschöpft, was mit daran liegt, dass Vorsorgeuntersuchungen erst ab einem bestimmten Alter stattfinden, auch wenn man keine Beschwerden hat. Doch wie wir alle wissen, können diese von heute auf morgen auftreten. Nutzen Sie deshalb die Chance, die Ihnen geboten wird, und gehen Sie regelmäßig zum Gesundheits-TÜV. Das ist gerade auch in Bezug auf Ihre Darmgesundheit enorm wichtig und wertvoll.

DER PAPIERSTREIFENTEST

Der Okkult-Bluttest, wie der Stuhl- oder Papierstreifentest medizinisch heißt, macht selbst kleinste Mengen Blut im Stuhl sichtbar. Dazu müssen Sie über drei Tage hinweg zu Hause eine kleine Stuhlprobe auf einen speziellen Teststreifen aus Papier aufbringen und diesen dann in Ihrer Arztpraxis abgeben. Im Labor werden die Streifen dann untersucht – finden sich dabei Blutbeimengungen, ist unbedingt eine weitere Abklärung mittels einer Darmspiegelung erforderlich.

Der Papierstreifentest ist einfach in der Durchführung, aber nicht sehr sicher. Denn Blutspuren im Stuhl können ganz verschiedene Ursachen haben – das ist der große Nachteil dieser Untersuchung. Ebenso wie die Tatsache, dass »Kein Blut im Stuhl« nicht definitiv sicher auch bedeutet »Kein Krebs«. Deshalb sollten Sie selbst bei einem unauffälligen Testergebnis auf Ihren Stuhlgang achten, nämlich auf Auffälligkeiten wie zum Beispiel neu aufgetretenen Durchfall oder Verstopfung.

DIE DARMSPIEGELUNG

Die Koloskopie oder Darmspiegelung ist nicht nur erheblich verlässlicher, was die Sicherheit der Ergebnisse angeht. Sie ermöglicht zugleich die Entnahme von Gewebeproben. Und, noch wichtiger: Polypen, die Krebsvorstufen, kann der Arzt dabei ebenso sofort entfernen. Das ist eine große Steilvorlage im Kampf gegen den Darmkrebs.

Schön und gut, sagen sich viele – lassen indessen dennoch keine Darmspiegelung bei sich machen. Zu groß ist die Sorge davor, dass die Untersuchung möglicherweise unangenehm oder schmerzhaft sein könnte. Auch die Scheu vor der Vorbereitung kann ein Grund sein.

UNANGENEHM? GAR NICHT

Schlauch in den Po und dann weiter in den Darm … O nein, dann lieber nicht. Zugegeben, diese Vorstellung ist nicht besonders prickelnd. Was Sie aber wissen müssen, ist: Sie bemerken das alles gar nicht. Denn Sie dämmern beziehungsweise schlafen während der Untersuchung ganz entspannt. Wenn Sie dann – meist sehr liebevoll vom Praxispersonal – geweckt werden, ist alles bereits vorbei.

Ihr Arzt wird Sie vor der Darmspiegelung fragen, ob Sie ein solches vorübergehendes Schläfchen halten möchten. Für das umgehende Einschlafen sorgt Propofol – ein sehr sicheres und gut verträgliches Narkosemittel. Es wird per Injektion mit einer Spritze verabreicht, und auch das tut nicht weh. Also: Einfach warm zugedeckt hinlegen und sich freuen, dass der Darm gründlich gecheckt wird. Dann gibt es auch schon den Kaffee zum Wachwerden.

Etwas eigener Einsatz ist allerdings auch gefragt, nämlich bei der Vorbereitung der Spiegelung. Hierzu muss der Darm nämlich ordentlich gereinigt werden. Das erfolgt mittels einer Spüllösung, die Sie am Tag vor der Untersuchung trinken. Sie sorgt für mehrere Darmentleerungen und macht besenrein, was später unter die Lupe genommen werden soll.

FREIE SICHT IM DARM

Den Darm richtig gut vor seiner Spiegelung zu reinigen ist enorm wichtig. Denn ist er nicht optimal vorbereitet – nämlich gut gespült –, lassen sich die Strukturen der Darmwand nicht verlässlich beurteilen. Darmpolypen wie Adenome, die zu bösartigen Krebsgeschwüren werden können, bleiben dann möglicherweise unentdeckt. Halten Sie sich also in Ihrem eigenen Interesse genau an die Hinweise Ihres Arztes zur Durchführung der Darmspülung und verzichten Sie vorübergehend auf feste Nahrung.

SO GEHT'S LEICHTER

Keine Frage, die Spüllösung zum Abführen ist alles andere als ein Genuss. Denn sie enthält viele Salze, ansonsten könnte sie ihren Job nicht erledigen. Um sie leichter runterzubekommen, helfen ein paar Tricks:

> Lösen Sie das Pulver mit Wasser wie in der Anleitung beschrieben in einem Gefäß auf und stellen Sie dieses für etwa eine halbe Stunde in den Kühlschrank. Eiskalt getrunken, tritt der Geschmack der Lösung in den Hintergrund, was sehr hilfreich ist.

> Parallel zur Spüllösung sollten Sie reichlich zusätzliche Flüssigkeit zu sich nehmen. Dazu empfehlen sich zum Beispiel klare Fruchtsäfte, die einen intensiven und süßen Geschmack haben. Wichtig ist jedoch, dass der Saft keine Fruchtstückchen, also kein Fruchtfleisch ent-

hält. Denn das könnte die Sicht im Darm später ebenfalls behindern.
Noch ein Tipp, wenn Sie die Spüllösung partout nicht runterkriegen: Mischen Sie sie mit Fruchtsaft zu einer Schorle, das überdeckt den unangenehmen Geschmack. Die abführende Wirkung der Lösung wird dadurch nicht beeinträchtigt.

ABLAUF DER UNTERSUCHUNG

Vor der Darmspiegelung legen Sie in einem Umkleideraum die Kleidung an Ihrem Unterkörper ab. Dafür ziehen Sie dann eine spezielle Untersuchungshose an, die – praktischerweise – hinten offen ist. Sobald Sie im Untersuchungsraum angekommen sind, bittet man Sie, sich in Seitenlage auf eine tischhohe Untersuchungsliege zu legen. Das ist ganz bequem und weich, keine Sorge. Damit Ihnen nicht an den Beinen kalt wird, werden Sie auch zugedeckt. Dann bekommen Sie die Injektion für Ihr Nickerchen. Kaum zehn Sekunden später sind Sie im Reich der Träume …
Der Arzt führt nun das Endoskop über den After langsam in den Dickdarm ein. Das Endoskop ist ein knapp eineinhalb Meter langer, flexibler Schlauch mit einem aufwendigen Innenleben: Es besteht aus Glasfaserkabeln für Licht und Optik, einem dünnen Kanal zum Spülen und Absaugen sowie aus einem dünnen Arbeitskanal, über den kleine Schlingen und Biopsiezangen durch das Endoskop zum Ort des Geschehens in den Darm geschoben werden können. Schritt für Schritt fährt der Arzt jeden einzelnen Abschnitt des Dickdarms ab. Dabei macht er viele Filmaufnahmen. Sie werden nachher beim Angucken erstaunt sein, wie nett es in Ihrem Darm aussieht: Rosa und samtig zeigt sich seine Schleimhaut innen. Finden sich Polypen, können diese mit der kleinen Schlinge am Endoskop sofort entfernt werden. Ebenso lassen sich auch Gewebeproben von verdächtigen Stellen entnehmen. Diese werden später unter dem Mikroskop untersucht.
Die Darmspiegelung selbst dauert etwa zwanzig Minuten. Das hängt auch davon ab, ob und wie viele Polypen dabei entfernt werden. Planen Sie dann noch etwa 45 Minuten Aufenthalt in der Praxis ein. Am Ende dieser Zeit werden Sie entspannt bei einer Tasse Kaffee wieder munter und vom Arzt über das Ergebnis der Untersuchung aufgeklärt. Dabei erhalten Sie dann auch Einblicke in Ihren Darm anhand der gemachten Filmaufnahmen.

DANACH SEHR WICHTIG!

Falls Sie Propofol bekommen haben, was fast jeder gerne in Anspruch nimmt, dürfen Sie an diesem Tag nicht mehr selbst am Straßenverkehr teilnehmen – weder mit dem Auto noch mit Motor- oder Fahrrad. Denn das Narkosemittel kann noch nachwirken und Ihre Reaktions- und Konzentrationsfähigkeit herabsetzen. Lassen Sie sich am besten nach der Untersuchung abholen oder nehmen Sie ein Taxi für Ihren Heimweg.
Planen Sie für diesen Tag auch keine großen geistigen und körperlichen Aktivitäten ein. Berufstätige erhalten selbstverständlich eine Krankschreibung.

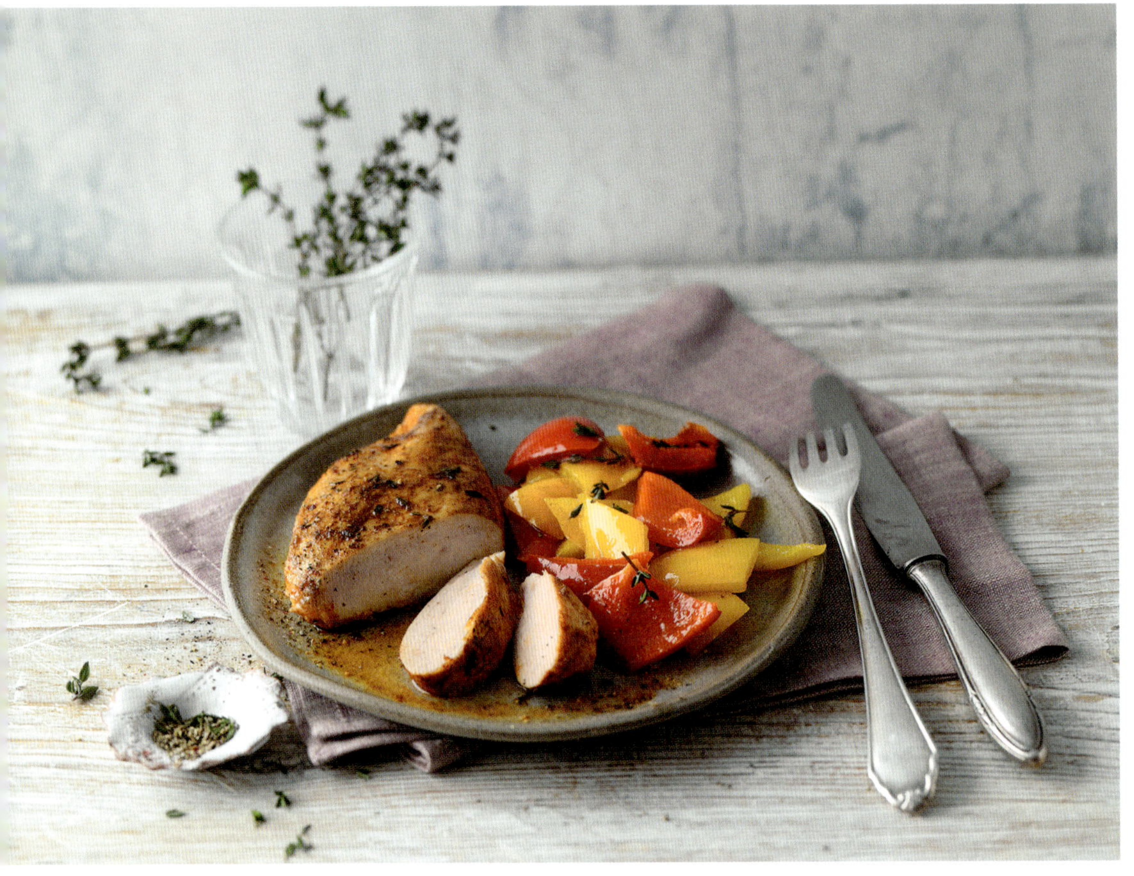

UNSERE NAHRUNG: UNTERWEGS DURCH KURVEN UND SCHLINGEN

Die Verdauung ist die Basis für einen gesunden Stoffwechsel und somit die Voraussetzung für Gesundheit und Wohlbefinden. Denn nur wenn im komplexen Verdauungsgeschehen alles reibungslos läuft, kann unser Körper mit allem versorgt werden, was er täglich benötigt. Doch was geschieht eigentlich bei unserer Verdauung? Das soll Ihnen nun dieser Ausflug durch die Kurven und Schlingen unseres Verdauungssystems erhellen. Dazu machen wir uns winzig klein und mit der Nahrung auf den Weg. Wie Sie erfahren werden, ist dieser recht lang. Und nicht nur das: Während der Reise durch den Verdauungstrakt laufen enorm viele und wichtige Prozesse im Nahrungsbrei ab. Eine satte Leistung, für die unser Verdauungsapparat rund um die Uhr im Einsatz ist.
Begeben wir uns also auf die spannende Reise durch unseren Körper.

WO ALLES BEGINNT

Der Startschuss zur Verdauung fällt bereits im Mund. Hier wird die Nahrung durch das Kauen mit den Zähnen mechanisch zerkleinert – so hat es der Magen nachher um einiges einfacher. Schlechtes Kauen ist deshalb auch ein häufiger Grund für Magenbeschwerden.
Für die Vorverdauung spielt neben dem Kauen der Speichel eine wichtige Rolle. Denn was zwischen unseren Zähnen für Desinfektion sorgt, enthält auch sehr agile Enzyme. Sie wehren zum einen wacker Krankheitserreger und anderes Unerwünschte aus all dem ab, was wir uns in den Mund schieben. Zum anderen versetzen diese Enzyme dem gekauten Vielerlei den ersten Kick: Sie leiten die chemische Verdauung ein, die dann im Dünndarm ihre Vollendung findet.

FLOTT DURCH DIE SPEISERÖHRE

Wenn wir schlucken – übrigens das Letzte, was wir bei der Verdauung willentlich tun –, reist das, was wir gegessen und getrunken haben, weiter in die Speiseröhre. Dabei handelt es sich um einen etwa 25 Zentimeter langen dehnbaren Muskelschlauch. Sein oberes Drittel arbeitet noch mit sogenannten quer gestreiften Muskeln. Sie unterliegen dem Kommando unseres zentralen Nervensystems. Deshalb nehmen wir die Passage im oberen Speiseröhrenabschnitt noch bewusst wahr. Danach übernehmen die glatten Muskeln, die für unseren gesamten Verdauungstrakt zuständig sind. Ab dann merken wir nicht mehr, ob oder dass sich gerade Nahrung durch unsere Speiseröhre bewegt.

ENZYME – ZÜNDFUNKEN DER VERDAUUNG

In unserem Körper laufen rund um die Uhr zahllose chemische Reaktionen ab. Was diese wichtigen Prozesse in Gang setzt, sind Enzyme: Wie ein Zündfunke entfachen diese Biokatalysatoren die jeweilige Reaktion und halten sie am Laufen. Enzyme bestehen fast immer aus Eiweißen und sind in allen Zellen unseres Körpers zu finden.
Die Verdauungsenzyme sind die wichtigsten Biokatalysatoren im Körper. Denn sie sorgen für den Abbau unserer Nahrung in ihre Grundbausteine – in Eiweiße, Fettsäuren und Kohlenhydrate. Basierend auf ihren Einsatzorten unterscheidet man fünf Gruppen. Die Laktasen zerlegen Milchzucker, die Laktase, zu Galaktose und Glukose. Die Peptidasen kümmern sich um den Abbau von Eiweißen in Aminosäuren. Glykosidasen sind für lange Zuckerketten aus Kohlenhydraten und Glykogen zuständig. Fette heißen fachlich Lipide und die Enzyme, die sie in Fettsäuren und Glycerin spalten, daher Lipasen. Die Fünften im Bunde sind die Nukleasen, die Nukleinsäuren zerlegen.

Hier macht diese auch nicht lange Station. Denn die Funktion des Muskelschlauchs besteht in erster Linie im Transport der Nahrung vom Mund zum Magen. Dafür, dass dabei nichts schiefgeht, sorgen zwei Ventile. Sie sitzen am oberen und unteren Ende der Speiseröhre und verhindern, dass Nahrung zurück Richtung Mund gelangt. Leider unterlaufen dabei mitunter Fehler. Die sogenannte Reflux-Krankheit ist eine der Folgen davon (siehe ab Seite 147).

JETZT GEHT'S ZUR SACHE

Kaum klopft es am Magenmund, dem Eingang in den Magen, an, geht es los: Die Muskeln der Magenwände starten ihre regen Aktivitäten. Schließlich muss die Nahrung nun ordentlich aufgemischt werden. Das dient nicht nur ihrer mechanischen Zerkleinerung. Mit dem gründlichen Durchschaukeln bezieht auch der Magensaft Stellung. Bis zu drei Liter davon stellen die Zellen der Magenschleimhaut täglich her. Das ist auch gut so, denn diese ganz besondere Flüssigkeit darf nicht versiegen. Wie schon erwähnt, schwimmen darin Salzsäure (siehe Seite 19), Verdauungsenzyme – allen voran Pepsin – und Schleim. Sehen wir uns jetzt an, was der Magensaft macht.

EIWEISSVERDAUUNG: ELEMENTARE HERKULESAUFGABE

Fette, Kohlenhydrate und Eiweiße sind die Hauptbestandteile unserer Nahrung. Sie werden von der chemischen Verdauung in ihre kleinsten Einheiten zerlegt. Bei den Eiweißen ist dies am schwierigsten. Die Aufspaltung in ihre Bausteine, die Aminosäuren, ist die größte Herausforderung für unser Verdauungssystem: Ein falscher Schritt kann weitreichende Folgen haben. Dass die Eiweißverdauung so bedeutsam für die Verdauung insgesamt ist, liegt daran, dass sie eine Kaskade von biochemischen und nervlichen Abläufen anschaltet. Um die Zerlegung in Aminosäuren zu bewältigen, braucht es Salzsäure und Enzyme, die Eiweiße spalten. Beides stellt der Magensaft zur Verfügung. Dabei gilt: Je mehr Säure zur Verfügung steht, desto besser und schneller erfolgt die Verdauung der Eiweiße. Denn das, was den Magensaft so sauer macht, sorgt für Pepsin. Jenes Enzym, das für die Aufspaltung von Eiweißen in Aminosäuren zuständig ist.
Seine wichtigen Aufträge kann das Pepsin allerdings nur dann erfüllen, wenn auch genug Säure vorhanden und daher der pH-Wert ausreichend niedrig ist (siehe auch Seite 19). Ideal

DER EIWEISSKNACKER

Die Vorstufe von Pepsin ist Pepsinogen, das von den Hauptzellen in der Magenschleimhaut (Seite 19) gebildet wird. Die Salzsäure im Magensaft ist für die Umwandlung in den Eiweißknacker zuständig. Der ist höchst aktiv: Pepsin spaltet die vergleichsweise großen Eiweißmoleküle auf und baut sie zu Aminosäuren ab. Diese kleinsten Einheiten der Eiweiße braucht unser Körper nicht nur als Energielieferanten, sondern auch zur Herstellung von Botenstoffen: Hormonen und Neurotransmittern, die für die Kommunikation im Körper sorgen.

ist ein pH-Wert zwischen 1,5 und 3,5. Ab einem pH-Wert von über 5 stellt das Pepsin seine Arbeit ein.

NICHTS KLAPPT, WENN MAGENSÄURE FEHLT

Mit Säure verbinden wir in der Regel etwas Negatives. Die Säure unseres Magens ist jedoch keineswegs schädlich. Ganz im Gegenteil: Sie spielt eine bedeutende Rolle im Verdauungsgeschehen. So ist sie unerlässlich zur Desinfektion des Speisebreis und zur Abtötung schädlicher Keime darin. Zudem schafft die Magensäure die Grundlage dafür, dass wir das essenzielle Vitamin B_{12} aus der Nahrung aufnehmen können. Und, mit am wichtigsten: Wenn nicht genug Magensäure vorhanden ist, funktioniert die Verdauung von Eiweiß nicht mehr richtig. Eine gestörte Eiweißverdauung ist jedoch ein Problem, denn dadurch können große Eiweißbruchstücke in den Dünndarm gelangen und dort Fäulnis und Gärung hervorrufen. Ein Mangel an Magensäure und eiweißspaltenden Enzymen kann also die Ursache für Verdauungsbeschwerden sein (siehe auch Seite 30).

Die Sache mit der Magensäure und der schwierigen Eiweißverdauung erklärt auch, warum etwa ein Schweinefilet sehr lange im Magen verweilt. Fünf bis sechs Stunden kann er damit beschäftigt sein. An Fetten hat er auch ordentlich zu »knabbern«. Was allerdings den positiven Effekt hat, dass uns eiweiß- und fetthaltige Nahrung länger satt hält. Kohlenhydrate, beispielsweise aus Teigwaren, befördert der Magen deutlich schneller weiter – nach maximal zwei Stunden wandern sie in den Dünndarm. Dafür haben wir dann auch wieder früher Hunger.

DIE ENERGIETANKSTELLE UNSERES KÖRPERS

Der Dünndarm schließt die chemische Verdauung ab. Unterstützung erhält er dabei von Verdauungssäften aus Bauchspeicheldrüse und Gallenblase. Sie neutralisieren die Säure, die der Nahrungsbrei aus dem Magen mitbringt, und liefern Enzyme, welche die Nahrung endgültig in ihre allerkleinsten Bestandteile zerlegen. Solcherart können sie nun in den Körper aufgenommen werden. Der Dünndarm ist mithin der Ort, an dem unser Körper seine Energiespeicher wieder auffüllt – gewissermaßen die Tankstelle, die ihn versorgt.

Dafür, dass der Nachschub störungsfrei abläuft, sorgt die riesige Oberfläche der Schleimhaut des Dünndarms (siehe Abbildung auf Seite 22). Sie gewährleistet, dass wir ausreichend Nährstoffe und damit Energie bekommen: Nachdem sie die Darmwand passiert haben, wandern die Nährstoffe mit dem Blut und der Lymphe zu ihren Einsatzorten.

ZU GUTER LETZT: RECYCLING UND ENTSORGUNG

Was als unverwertbar übrig bleibt, wird in den Dickdarm weiter gereicht. Damit nähert sich die Reise unserer Nahrung ihrem Ende. Zuvor wird jedoch noch alles Brauchbare recycelt, etwa Mikronährstoffe, jedoch vor allem Wasser, das dem Speisebrei entzogen wird. Auf diese Weise wird der unverdauliche Rest der Nahrung eingedickt. Die Darmflora des Dickdarms verarbeitet ihn sukzessive zu Stuhl, den wir dann ausscheiden.

Die Verdauung ist also abgeschlossen – war's das dann? Mitnichten. Im Folgenden widmen wir uns dem spannenden Mikrobiom.

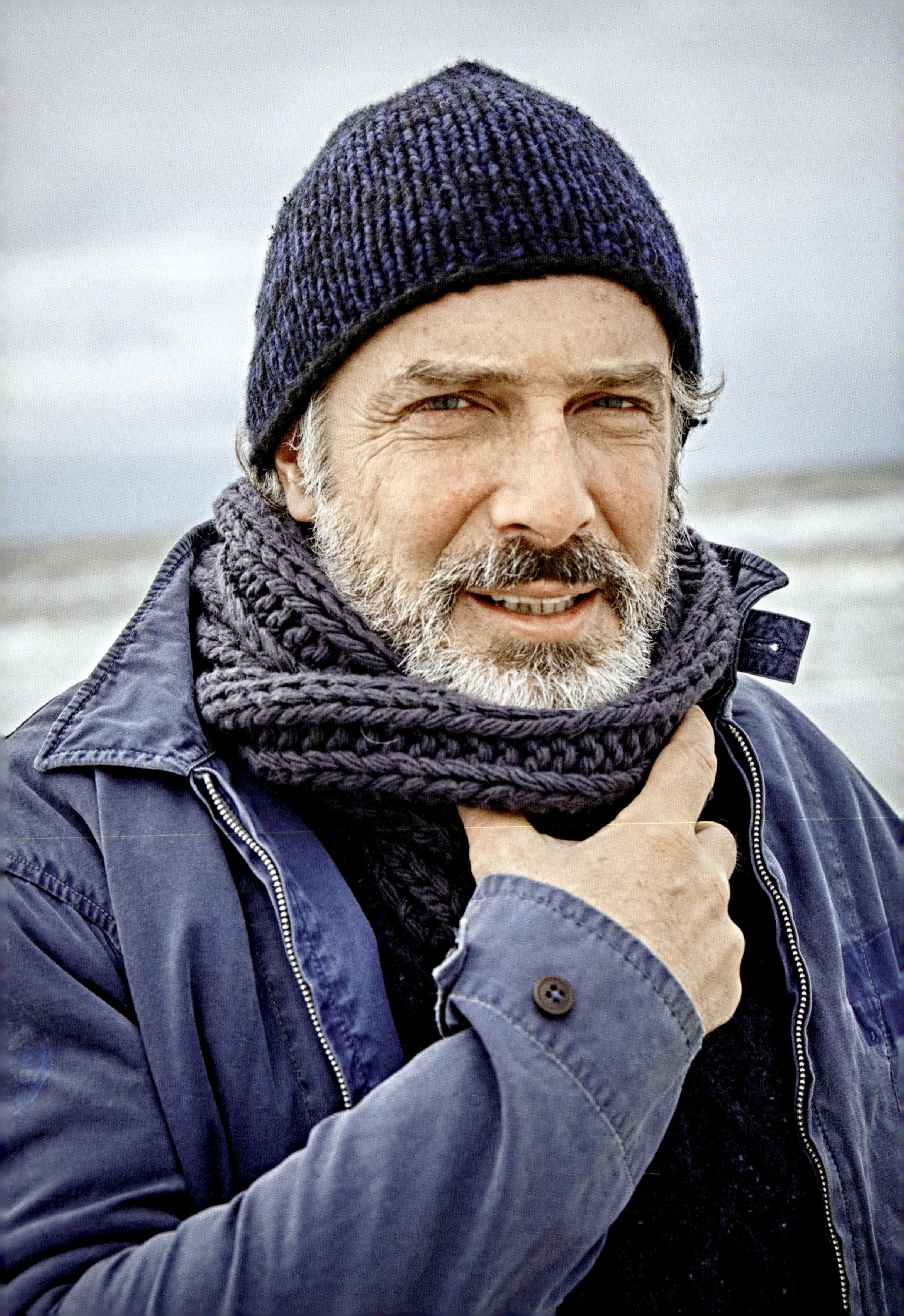

2

IM DIENST DER GESUNDHEIT – BILLIONEN VON DARMBAKTERIEN

Organ im Organ:
die Bakterienflora unseres Darms
ist ein eigener Mikrokosmos, der auch
unser Immunsystem auf Trab hält.
Entdecken Sie die Faszination
dieser »Welt im Kleinen«.

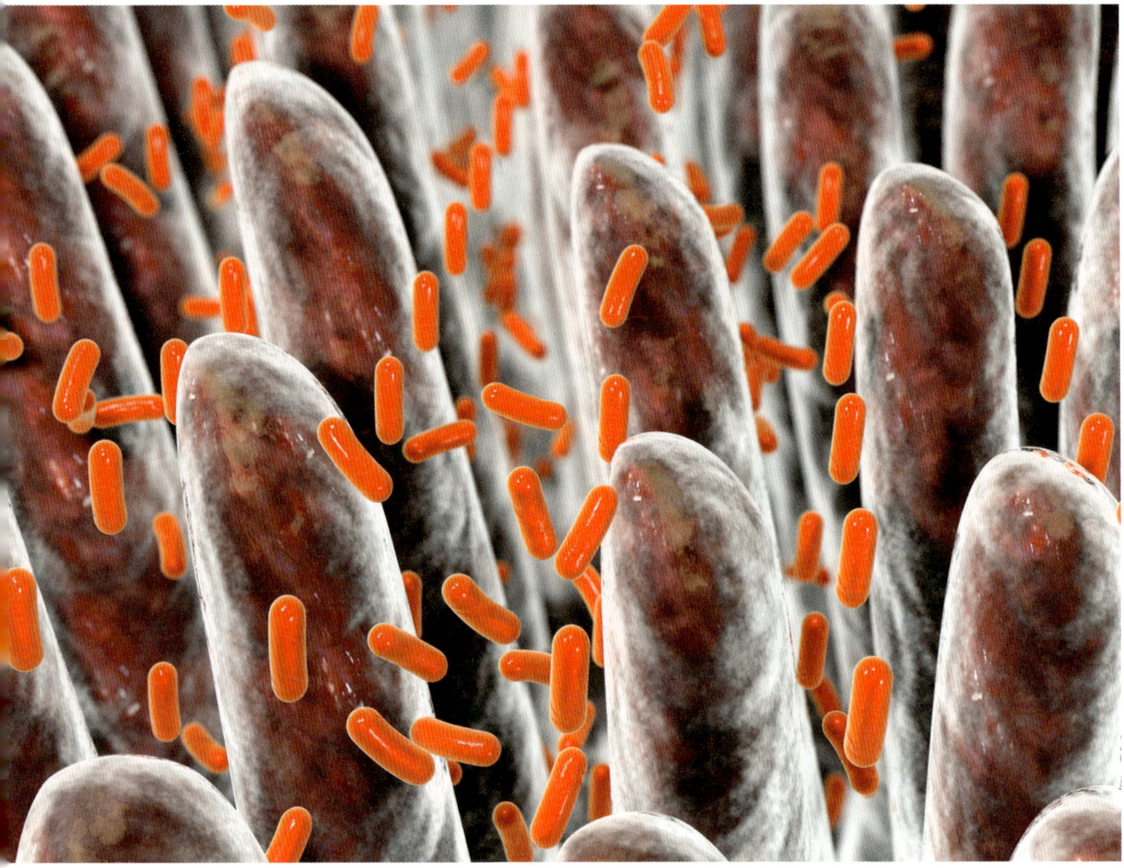

DAS MIKROBIOM: EIN GEWALTIGES ÖKOSYSTEM IN UNSEREM BAUCH

Im Darm eines jeden von uns leben etwa 100 Billionen Bakterien. Das ist schon unvorstellbar viel, und möglicherweise beherbergen wir sogar noch mehr dieser Mikroorganismen in unserem Bauch. Zusammen bilden sie das Mikrobiom, umgangssprachlich Darmflora genannt.

100 Billionen – das sind zehnmal mehr, als der menschliche Körper an Zellen besitzt. Und das sind auch schon gewaltig viele – nämlich beim »Durchschnittsmenschen«, männlich und 70 Kilogramm schwer, rund 10 Billionen beziehungsweise 10.000.000.000.000.

Um sich diese Dimension besser vorstellen zu können, hier eine kleine Hilfe zur Veranschaulichung: Würde man alle Zellen unseres Körpers aneinanderlegen, reichten sie zweieinhalb Millionen Kilometer weit. Das entspricht einer Strecke von etwa 60-mal rund um den Planeten, auf dem wir leben.

DER SUPERORGANISMUS IN UNS

Natürlich beherbergen wir nicht nur in unserem Darm zahlreiche Bakterien, sondern auch in anderen Regionen unseres Körpers. So unter anderem auf der Haut, im Speichel, im Zahnbelag und im Magen – das sind jene Bereiche, in denen die winzigen Mitbewohner vor allem zu finden sind.

Die überwältigende Mehrheit der Mikroorganismen in uns wohnt allerdings im Darm: 99 Prozent von ihnen sind hier zu Hause, bevorzugt im Dickdarm. In jedem einzelnen Milliliter der Schleimhaut und des Nahrungsbreis tummeln sich bis zu 1.000.000.000.000, also eine Billion (!) von ihnen. Damit ist unser Dickdarm der Ort mit der höchsten Einwohnerdichte auf der Erde – und zwar mit weitem Abstand …

Übrigens: Dass unser Darm billionenfach besiedelt ist, ist keine neue Erkenntnis. Bereits 1917 setzte sich der deutsche Arzt Alfred Nißle intensiv mit der Darmflora auseinander. Er wunderte sich, dass ein Soldat im Ersten Weltkrieg trotz verschmutzten Trinkwassers nicht wie alle anderen seiner Kameraden an schwerem Durchfall erkrankte. Seine Vermutung war, dass dieser Soldat besonders viele oder besonders starke Darmbakterien haben müsse, die sich erfolgreich gegen schädliche Keime wehren konnten. Also filterte er aus dem Stuhl des betreffenden Soldaten eine Kultur von Escherichia-coli-Bakterien heraus und stellte daraus ein Mittel zur Einnahme her. Dieses verabreichte er den Durchfallpatienten, und siehe da – es half. Die Bakterienkultur erhielt später den Namen »Escherichia coli Nissle 1917«, nach ihrem Entdecker. Der hatte das erste Probiotikum zur Behandlung erfunden.

GARANT UNSERES ÜBERLEBENS

Das komplexe Ökosystem der Bakterien in unserem Verdauungstrakt, das Mikrobiom, wurde lange Zeit unterschätzt. Doch nun bringen die umfangreichen wissenschaftlichen Forschungen der letzten Jahre immer mehr ans Licht, welche enorme Bedeutung es für uns hat. Denn inzwischen ist klar: Was unsichtbar klein an den Zotten (siehe Seite 22) des Dünn- und Dickdarms haust, sichert dem Menschen das Überleben. Andersherum formuliert: Wir würden ohne Darmflora schnell und sicher sterben. Geklärt ist mittlerweile auch, dass das Mikrobiom ein abgegrenztes, eigenes Organ für sich darstellt: Die Winzlinge im Darm bilden einen Superorganismus. Und der hat gewaltig was drauf. Das führen uns die ständig wachsenden Erkenntnisse der Mikrobiomforschung eindrucksvoll vor Augen.

Diese sehen wir uns im Folgenden auch an – wohl wissend, dass beinahe täglich etwas Neues über das Mikrobiom herausgefunden wird. Was Sie nachfolgend lesen, kann mithin das aktuelle Wissen nicht komplett widerspiegeln – schließlich wird es fortlaufend ergänzt und aufgestockt. Das macht die Wissenschaft und ihren Gegenstand gleichermaßen spannend.

DER HALBE STUHL

Die Mikroorganismen in unserem Darm machen rund 55 Prozent der Trockenmasse unseres Stuhls aus. Bei jeder Stuhlentleerung wird also auch ein Teil der Darmbakterien mit ausgeschieden.

WOHER KOMMEN DENN DIE MIKROORGANISMEN?

Als Erstes widmen wir uns der Frage, wem oder was wir unser Mikrobiom zu verdanken haben. Diese ist mehr als berechtigt, denn schließlich kommen diese Heerscharen von Bakterien nicht einfach so aus dem Nichts. Bereits während der Entwicklung im Mutterleib gelangen Bakterien über Plazenta und Fruchtwasser in den Darm des Embryos. Bei der Geburt geht es dann richtig zur Sache: Denn während wir durch den Geburtskanal hindurch ins Leben gepresst werden, bahnen sich die zahllosen Bakterien den Weg in unseren kleinen Körper. Möglich macht dies der enge Kontakt bei der Geburt mit den Scheiden- und Darmbakterien unserer Mutter. Kaum sind wir dann als neuer Bewohner auf der Erde gelandet, bekommen wir mit der Muttermilch stetig weiteren Nachschub an Mikroorganismen geliefert. Entgegen früheren Annahmen ist die Muttermilch nämlich keineswegs keimfrei, sondern enthält über 700 verschiedene Bakterienarten. Die erste, gewissermaßen die Grundausstattung an Bakterien erhalten wir also von unseren Müttern.

STÄNDIG IM WANDEL

In den nächsten Wochen und Monaten unseres Lebens gesellen sich dazu dann immer weitere Bakterien aus der Umwelt und vor allem aus der Nahrung hinzu.
Diese sogenannte Kolonisierung zieht sich etwa bis zum dritten Lebensjahr hin. Dann ist die Besiedlung mit Darmbakterien weitgehend abgeschlossen und hat sich stabilisiert. Das heißt jedoch nicht, dass unsere Darmflora nun unverändert immer so bleibt. Ganz im Gegenteil: Sie verändert sich das ganze weitere Leben hindurch, abhängig von vielen verschiedenen Faktoren. So ist heute bekannt, dass unter anderem die hygienischen Bedingungen und die Einnahme von Medikamenten, besonders von Antibiotika, das Mikrobiom vor allem im Kindesalter stark beeinflussen. Mehr dazu lesen Sie auf Seite 40 und 165.

EINZIGARTIGES BESIEDLUNGSMUSTER

Obwohl unsere Darmflora beeinflussbar ist, hat jeder von uns seine ganz persönliche Zusammenstellung an Bakterien: Das Muster der Besiedlung, wie die Wissenschaft es nennt, ist individuell absolut einzigartig. Das bedeutet, dass es keine zwei identischen Mikrobiome gibt. Wie viele von welchen Bakterienstämmen im Einzelnen es sich bei uns gemütlich gemacht haben, ist somit unserem Fingerabdruck vergleichbar.

DIE ART DER GEBURT

Babys, die auf natürlichem Wege auf die Welt gekommen sind, haben eine anders zusammengesetzte Darmflora als jene, die per Kaiserschnitt das Licht der Welt erblickten. Nach einem Kaiserschnitt dominieren Staphylokokken, Corynebakterien und Propionibacterium spp. Nach einer vaginalen Entbindung herrschen hauptsächlich Lactobacillus und Prevotella spec. vor – was etwas besser ist für die Immunabwehr.

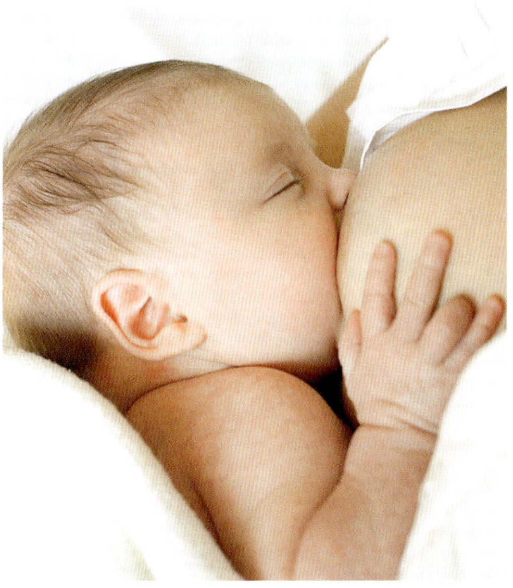

Über die Muttermilch werden Babys auch mit Mikroorganismen »gefüttert«.

Interessant in diesem Zusammenhang ist, dass Mikrobiomforscher inzwischen bestimmte Stämme von Darmbakterien ausfindig gemacht haben, die nicht von anderen verdrängt werden, sondern »standorttreu« sind – die uns also über Jahrzehnte hinweg, möglicherweise sogar das gesamte Leben, als Weggefährten begleiten.

Dieser enge Bund endet erst mit unserem Tod. Sobald dieser eingetreten ist, verlassen die Darmbakterien ihr Zuhause: Durch die Darmwand hindurch dringen sie nach außen und zersetzen gemeinsam mit anderen Mikroorganismen die sterblichen Überreste ihres ehemaligen Wirtes.

EINE SELBSTBESTIMMTE TRUPPE

Es ist bereits angeklungen: Die riesige Lebensgemeinschaft in unserem Darm ist ein abgeschlossenes, eigenes Organ für sich. Und das macht sein Ding. Soll heißen, das Mikrobiom agiert autark und lässt sich dabei nicht reinreden. Diese Autonomie geht möglicherweise sehr weit. Mittlerweile vertreten eine ganze Reihe von Experten in Sachen Darmflora die Ansicht, dass uns die Bakterien in unserem Darm vielleicht erst zu dem machen, was wir sind. So schreibt etwa der bekannte Mikrobiomforscher Jeffrey Gordon von der Washington University School of Medicine in St. Louis im US-Bundesstaat Missouri: »Besonders die standorttreuen Bakterienstämme prägen viele Aspekte unserer biologischen Eigenschaften während der meisten Zeit unseres Lebens und in einigen Fällen unser ganzes Leben lang.« Fazit: Nicht nur wir beeinflussen – vor allem über unsere Ernährung – die Darmflora, sondern auch sie uns. Dies vielleicht sogar in einem größeren Ausmaß als andersherum. Gesichert ist inzwischen jedenfalls, dass unsere Mitbewohner an vielen Fäden ziehen: Sie bestimmen mit über unsere Gesundheit, über unser Körpergewicht und – wie sich immer mehr zeigt – offenbar auch mit über unser Verhalten. Erste Hinweise dafür sind im Zuge der Forschungen der Psychomikrobiotik bereits gefunden (siehe Seite 63).

Lange wurde die Bedeutung des Ökosystems Darmflora verkannt, doch jetzt wird immer klarer, wie wichtig es für seinen Wirt – den Menschen – ist.

WAS SICH ALLES TUMMELT ...

Nicht nur die Menge an Bakterien im Darm haut einen, salopp formuliert, vom Hocker, sondern auch ihre Vielfalt. Diese bewegt sich ebenfalls in riesigen Dimensionen: Über 10.000 verschiedene Arten von Darmbakterien leben in uns.

Herausgefunden wurde das im Rahmen des Human Microbiome Project. Auftraggeber war die US-amerikanische Gesundheitsbehörde National Institutes of Health (NIH). Die rief 2007 zur Inventur unseres Innenlebens im Darm auf.

ORDENTLICH WAS LOS

Aus menschlicher Sicht haben Darmbakterien einen ziemlich unwirtlichen Lebensraum: Er ist eng und feucht, finster und überfüllt. Unseren so wichtigen Lebensgefährten macht das jedoch (zum Glück) ganz und gar nichts aus. Ganz im Gegenteil – sie sind froh und munter rund um die Uhr für uns am Werkeln. Dabei entfalten sie eine weitaus größere biochemische Aktivität als die Leber – jenes Organ, dem man bislang die höchste Produktivität in unserem Körper zugeschrieben hatte. Falsch gedacht, wie wir jetzt wissen. Im Dickdarm ist weitaus mehr los. Der Superorganismus Mikrobiom ist eben super.

DAS TUN SIE ALLES FÜR UNS

Die Bakterien in der Darmflora übernehmen viele lebenswichtige Aufgaben. Im Folgenden eine Übersicht, die jedoch freilich nur einen Ausschnitt repräsentieren kann. Denn die regen Forschungstätigkeiten in diesem Bereich werden eine solche Liste sicherlich immer weiter ergänzen.

> Die Darmbakterien spalten sämtliche Bestandteile unserer Nahrung – Stärkemoleküle, Zellulose sowie bestimmte Zuckerverbindungen und Eiweiße – auf. Das ist die Grundlage dafür, dass wir aus unserer Ernährung einen Nutzen ziehen können.

> Sie tragen dazu bei, dass die Nährstoffe ins Blut aufgenommen werden, indem sie deren Transport durch die Darmzellen beschleunigen und den Fett- und Gallensäurestoffwechsel optimieren.

> Sie führen ein körpereigenes Recycling durch, indem sie bereits verwendete Gallensalze und Sexualhormone dem Organismus wieder zurückgeben.

> Sie liefern unserem Körper außerdem wertvolle Vitamine: B_2, B_6, B_{12} sowie Vitamin K, das für die Blutgerinnung wichtig ist, stellen die Darmbakterien in ihrem eigenen Stoffwechsel selbst her.

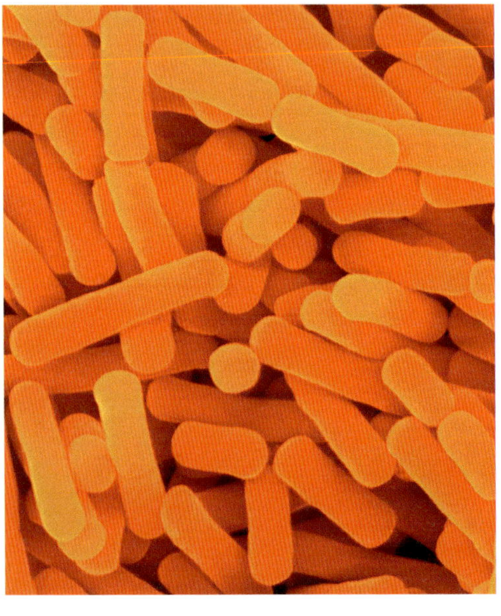

Die hier abgebildeten Milchsäurebakterien gehören zu den »Guten« im Darm und sind besonders wichtig für unsere Gesundheit.

> Ein weiterer Job der Darmbakterien: Sie produzieren im Zuge der Aufspaltung der Nahrung eine Reihe von Gasen. Diese sorgen für Blähungen und entweichen unserem Körper als Darmwinde.
> Darmbakterien, vor allem die Milchsäurebakterien, bauen Ballaststoffe, die wir sonst nicht verwerten könnten (siehe Seite 41 und 77), zu kurzkettigen Fettsäuren wie Buttersäure ab. Diese Fettsäuren sind sehr energiereich, regen die Darmperistaltik und die Durchblutung der Darmwand an. Auch sonst sind kurzkettige Fettsäuren sehr wertvoll für unsere Gesundheit. Für die Buttersäure ist beispielsweise erwiesen, dass sie Diabetes vorbeugen und Entzündungen hemmen kann. Patienten, die unter einer CED leiden (siehe Seite 171), haben interessanterweise oftmals einen Mangel an kurzkettigen Fettsäuren.
> Sie haben einen entscheidenden Einfluss auf die Bewegungen des Darms, die Peristaltik (siehe Seite 22). Diese wird maßgeblich von den Darmbakterien reguliert.
> Das Mikrobiom scheint auch eine wichtige Rolle bei der Verhinderung und Regulierung entzündlicher Prozesse im Darm zu spielen. Hierzu werden künftige Forschungsarbeiten noch Genaueres liefern.
> Eine weitere wichtige Funktion der Darmflora ist die Stabilisierung des sogenannten enterischen Nervensystems – also des Nervengeflechts, das als »Bauchgehirn« die gesamte Darmwand durchzieht (siehe ab Seite 56).
> Last, but not least: Die Darmbakterien machen Giftstoffe und Krankheitserreger unschädlich. Dazu bilden sie unter anderem eine Barriere, damit sich die schädlichen Keime nicht niederlassen können.

Und so sind wir nun bei einer weiteren oder, besser gesagt, DER Aufgabe des Mikrobioms angelangt: Es ist ein wichtiger Bestandteil und enger Verbündeter unseres Immunsystems. Angesichts der hohen Bedeutung dieser Tatsache ist dieser ein eigener Abschnitt gewidmet (siehe ab Seite 42).

NICHT GANZ SELBSTLOS

Die Darmflora steht uns wie eben erläutert sehr fleißig zu Diensten – allerdings tut sie das nicht umsonst. Im Gegenzug für ihre wertvolle Arbeit bekommen die Mikroorganismen im Darm regelmäßig Kost und unentgeltlich Logis in einem für sie sehr angenehmen Milieu. Alles in allem sind wir mit unseren Darmbakterien also eine perfekte Symbiose eingegangen. Dieses zufriedene Miteinander kann allerdings gestört werden.

FEINDE DER DARMFLORA

Auch die beste Beziehung ist nicht vor Krisen gefeit; auch nicht die mit unseren Darmbakterien. Was einen Ehekrach oder die Auseinandersetzung mit dem Partner verursacht – je nach Lebensentwurf –, entspricht bestimmten äußeren Einflüssen auf das Mikrobiom. Die Forschung hat einige Dinge ausgemacht, auf die unsere Lebensgefährten im Darm durchaus empfindlich reagieren können – hier die bedeutsamsten.

Mit einer Gesamtmasse von etwa zwei Kilogramm wiegt die Darmflora mehr als unser Gehirn.

TRENNUNGSGRUND ANTIBIOTIKA

Die Medikamentengruppe der Antibiotika stellt für das Gleichgewicht unserer Darmflora die bei Weitem größte Gefahr dar. Da kann es durchaus vorkommen, dass sich Teile von ihr für immer von uns trennen.

Denn das große Problem von Antibiotika ist: Sie töten nicht nur krank machende Bakterien, sondern auch die nützlichen ab. Deshalb ist eine Behandlung mit diesen Arzneimitteln für das Darmmilieu geradezu mit einer kleinen Katastrophe gleichzusetzen. Sie bringt das Zusammenspiel der unterschiedlichen Mitstreiter nämlich komplett durcheinander. Mitunter dauert es ein halbes Jahr und länger, bis sich das Mikrobiom von einer Antibiotikaeinnahme wieder einigermaßen erholt hat. Einigermaßen, denn die Folgen – besonders wenn diese Medikamente im Kindesalter verabreicht wurden – sind noch lange aktiv.

Dass diese Medikamente so verheerend für die Darmflora sind, hat zwei gewichtige Gründe:

> Zum einen wird die Anzahl der so wertvollen Darmbewohner stark reduziert. Angesichts dessen, welch wichtige Aufgaben diese für uns erfüllen, können wir es uns nicht leisten, dass da so viele durch Antibiotika hops gehen.

> Zum anderen finden durch das Absterben von Darmbakterien ziemlich schädliche Dinge statt, nämlich hochgiftige Zersetzungsprozesse, die das Darmmilieu in einer sehr negativen Weise verändern. Das kann so weit führen, dass die nützlichen Bakterien im Darm kaum noch überlebensfähig sind. Die schädlichen Mikroorganismen – nicht nur Bakterien, sondern unter anderem auch Pilze – werden hingegen in ihrem Wachstum gefördert und können sich rasend schnell vermehren – auch das ist möglicherweise ein Anschlag auf unsere Gesundheit.

NICHT UM JEDEN PREIS

Mit Antibiotika wird heutzutage leider immer laxer umgegangen. Dies zeigt nicht zuletzt die steigende Zahl der Resistenzen gegen diese Medikamente. Nur allzu schnell bekommen Sie und so viele andere Menschen ein Rezept für ein Antibiotikum in die Hand gedrückt. Doch vielfach ist das gar nicht gerechtfertigt. So zum Beispiel, wenn Sie eine Erkältung, einen grippalen Infekt haben. Dann nämlich sind nicht Bakterien für Ihre Beschwerden verantwortlich, sondern Viren. Und gegen die hilft nun mal kein Antibiotikum.

Nehmen Sie also die, wie wir heute wissen, so riskanten Bakterientöter nicht zu bereitwillig ein. Fragen Sie nach dem »Warum«, wenn Sie welche verordnet bekommen. Denn nicht immer ist ihre Einnahme sinnvoll.

WEITERE POTENZIELL SCHÄDLICHE ARZNEIMITTEL

Neben den Antibiotika können auch die nichtsteroidalen Antirheumatika, kurz NSAR, der Darmflora gefährlich werden (siehe Seite 165). Das Gleiche gilt für Wirkstoffe, die Magensäure binden – die sogenannten Antazida – sowie für das Diabetesmedikament Metformin. Mit auf der Liste der möglichen Verdächtigen stehen ferner Chemotherapeutika, die

gegen bösartige Tumorerkrankungen eingesetzt werden, sowie Arzneimittel gegen Aids beziehungweise das HI-Virus.
Wer auf solche Medikamente angewiesen ist, sollte das Gleichgewicht seiner Darmflora also gezielt unterstützen, etwa durch die Einnahme von nützlichen Bakterienstämmen in Form von Probiotika (siehe Seite 48).

ZU WENIG BALLASTSTOFFE

Wie Sie gelesen haben, ernähren wir unsere Darmflora tagtäglich mit. Die mehr als gerechtfertigte Gegenleistung dafür, was sie alles für uns macht. Was ihr bei dieser Versorgung allerdings gar nicht schmeckt, ist, wenn wir ihr zu wenige Ballaststoffe (siehe auch Seite 77 bis 79) servieren. Fehlt ihr nämlich dieses wertvolle Futter, nimmt sie uns das ausgesprochen übel. Denn schließlich ernähren sich die Darmbakterien vor allem von Ballaststoffen. Ein Mangel an diesen pflanzlichen Fasern beeinträchtigt jedoch nicht nur die Funktionsfähigkeit der Darmflora, sondern er minimiert auch die Vielfalt der Bakterien.
Studien haben dazu in den vergangenen Jahren interessante Befunde geliefert. Sie zeigten unter anderem, dass eine ballaststoffarme Ernährung (zum Beispiel durch viel Fleisch und viele Süßigkeiten) die Bakteriengemeinschaft im Darm wohl über Generationen hinweg beeinträchtigt. Wurden wieder mehr Ballaststoffe aufgenommen, erholte sich das vererbte Mikrobiom etwas – allerdings nicht mehr vollständig. Ein Teil der ernährungsbedingten Schädigungen bleibt also weiter bestehen und wird nicht mehr ausgeglichen.

ZU VIEL WEISSER ZUCKER UND WEISSES MEHL

Sie stellen ebenfalls eine große Belastung für die Darmflora dar: sehr zuckerhaltige Nahrungsmittel und Getränke sowie schnell verwertbare Kohlenhydrate aus weißem Mehl, die ja auch zu Zucker abgebaut werden. Problematisch daran ist, dass Pilze und Parasiten Zucker lieben. Er dient ihnen als Nahrung, und je mehr davon in den Darm gelangt, umso schneller können sich diese krank machenden Darmbewohner vermehren. Auch das Wachstum parasitärer Würmer im Verdauungstrakt wird durch den Zuckerverzehr angeregt.

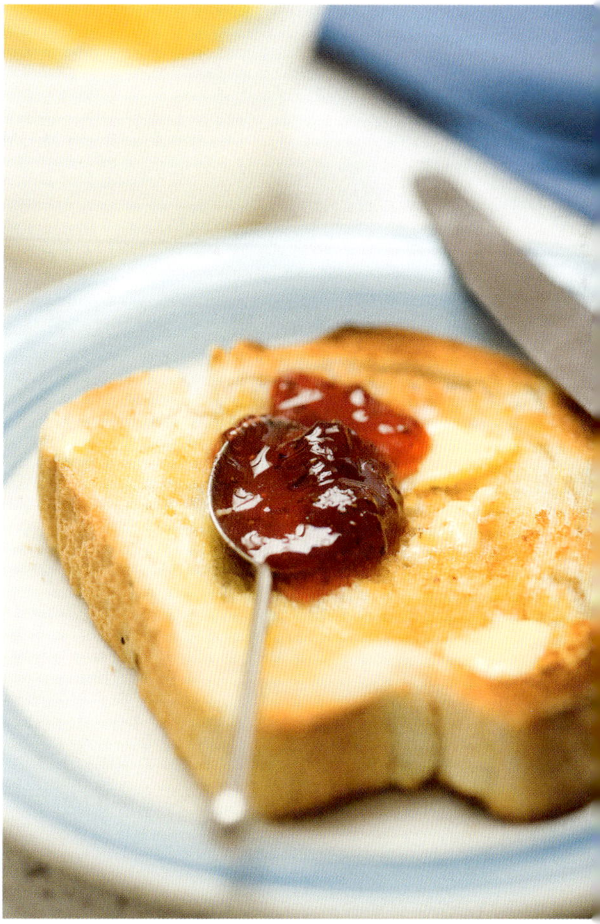

Sieht lecker aus ... Doch zuckersüße Marmelade auf weißem Toastbrot ist schlecht für die Darmgesundheit. Denn damit füttern wir nicht nur uns selbst, sondern auch Krankheitserreger.

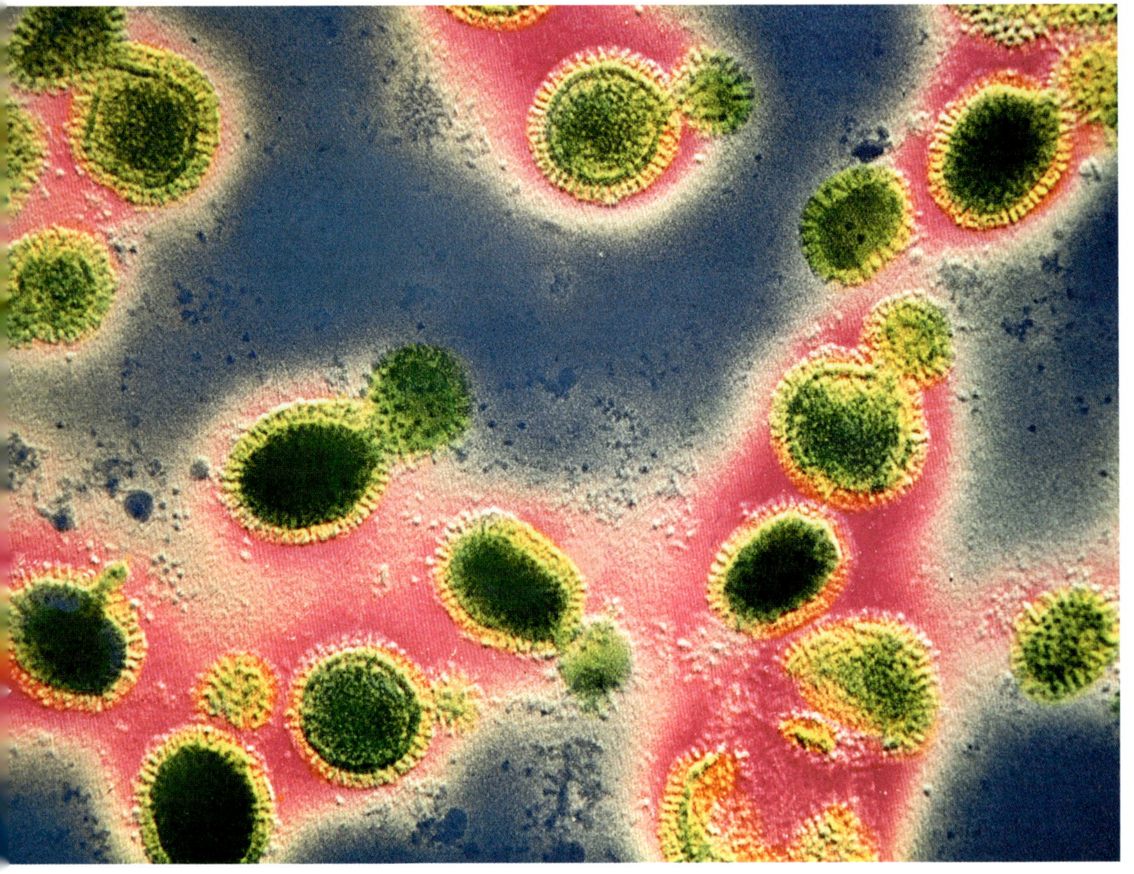

DIE OBERSTE ABWEHRZENTRALE SITZT IM DARM

Unser Darm, das ist inzwischen hinlänglich belegt, ist das Headquarter unseres Immunsystems – annähernd vergleichbar dem Gehirn als oberster Schaltzentrale. Nahezu 80 Prozent aller Immunzellen unseres Körpers sind im Darm angesiedelt. So befinden sich beispielsweise in den Darmwänden mehr weiße Blutkörperchen, als im gesamten Blutkreislauf unterwegs sind. Das ist nur eines von vielen Exempeln für die Überlegenheit des Immunsystems im Darm. Dass der größte Teil unserer körpereigenen Abwehr im Darm beheimatet ist, hat eine weitreichende Konsequenz: Eine intakte Darmflora ist die Voraussetzung für das Funktionieren des gesamten Immunsystems. Störungen in diesem Bereich schwächen die Abwehrkräfte – deshalb geht man auch davon aus, dass das Mikrobiom an der Entstehung einiger Krankheiten mit beteiligt ist (siehe Seite 50).

DIE SCHUTZTRUPPEN UNSERES KÖRPERS

Unsere körpereigene Abwehr ist ein recht komplexer Apparat: Was unsere Gesundheit Tag für Tag schützt, ist nämlich kein einzelnes Organ, sondern eine ganze Armee. Deren wichtigste Einheiten, die geschickt zusammen operieren, sind im Folgenden kurz skizziert.

LYMPHATISCHE ORGANE

Die zentralen Organe unserer Immunabwehr sind Knochenmark, Thymus und Milz, Lymphknoten und Lymphgewebe sowie die Mandeln. Das sind die sogenannten lymphatischen Organe, die in primäre und sekundäre unterteilt werden.

> **Die primären lymphatischen Organe** Knochenmark und Thymus sind für Produktion und Differenzierung (Bestimmung der Aufgaben) spezieller Abwehrzellen verantwortlich.

> **Die sekundären lymphatischen Organe** umfassen all diejenigen Gewebe, in denen die Immunzellen schließlich aktiv werden. Dazu gehören die Lymphknoten, Mandeln, Milz sowie das lymphatische Gewebe.

DIE GROSSE FREIHEIT

Abgeleitet vom lateinischen »immunitas«, für »Freisein von«, bedeutet immun so viel wie »frei von Krankheit«. Um uns dies zu gewähren, steht ein Netzwerk aus verschiedenen Organen und Zellen rund um die Uhr bereit.

Die Lymphknoten sollen Krankheitserreger – Fremdstoffe oder Krebszellen – unschädlich machen und produzieren dazu einen bestimmten Typ weißer Blutkörperchen, die Lymphozyten. Bei einer Infektion schwellen die Lymphknoten im Infektionsgebiet an. Sie können dann schmerzen oder empfindlich auf Druck reagieren.

ZELLEN DES ABWEHRSYSTEMS

Die verschiedenen Zellen des Immunsystems entstehen aus sogenannten Stammzellen im Knochenmark. Sie können erst einmal noch alles – sind also »pluripotent«. Teilen sie sich weiter, erhalten diese Tochterzellen unterschiedliche Aufgaben.

> **T-Lymphozyten** sind wichtig zur Steuerung und Regulierung der Immunantwort, also der Reaktion auf fremde Substanzen.

> **B-Lymphozyten** produzieren Antikörper, die uns vor Infektionen schützen und Krankheitserreger wiedererkennen.

> **Mikrophagen** sind die kleinen Fresszellen des Immunsystems; sie greifen Krankheitserreger an und machen sie unschädlich.

> **Makrophagen,** die großen Fresszellen, kümmern sich um die Abwehr von Viren und Bakterien sowie von körpereigenen Zelltrümmern. Ihre Hauptaufgabe besteht aber in der Zerstörung von körperfremdem Material: Sie erkennen fremde Eiweißstrukturen, umschließen eingedrungene Erreger, stülpen diese in ihr Zellinneres und bauen sie dort ab.

> **Natürliche Killerzellen**: Ihnen obliegt die frühe Abwehr von Viren, Bakterien und Tumorzellen. Noch bevor das Immunsystem seine Truppen formiert, bekämpfen die natürlichen Killerzellen die Erreger und töten die befallenen Körperzellen gezielt ab.

Sehen Sie dazu auch Seite 45 bis 47.

ANTIGENE UND ANTIKÖRPER

Als Antigene werden alle Stoffe bezeichnet, die eine Reaktion des Immunsystems bewirken und die Bildung von Antikörpern anregen: jedwede Fremdstoffe und Krankheitserreger, ob Viren, Bakterien oder Pilze. Die Antikörper erkennen diese fremden Stoffe, die Antigene, heften sich gezielt an sie und markieren sie damit. Dann können oben genannte Kollegen des Immunsystems mit der Vernichtung der Eindringlinge beginnen.

Antikörper werden von den B-Lymphozyten gebildet und formen mit dem Antigen, für das sie spezifisch sind, einen Antigen-Antikörper-Komplex. Man nimmt an, dass unser Körper in der Lage ist, spezifische Antikörper auf bis zu 100 Millionen unterschiedlicher Antigene zu bilden.

DIENSTALLTAG DER ABWEHR

Die T-Lymphozyten übernehmen die »Ausweiskontrolle«. Sie treffen die Unterscheidung zwischen »körpereigen« oder »körperfremd«. Das ist enorm wichtig, denn nur so kann unser Abwehrsystem seiner Aufgabe nachkommen: alles, was fremd ist, wie Krankheitserreger und schädliche Stoffe von außen, unschädlich machen. Körpereigene Gewebe müssen dagegen geschont werden.

Nach der Ausweiskontrolle geht es zur »Einwanderungsbehörde«. Hier warten die B-Lymphozyten, die sich auf das Erkennen von feindlichen Eindringlingen spezialisiert haben. Sobald sie einen – ein sogenanntes Antigen – erwischt haben, produzieren sie flugs Antikörper dagegen. Diese heften sich an den Angreifer und geben damit den anderen Immunzellen

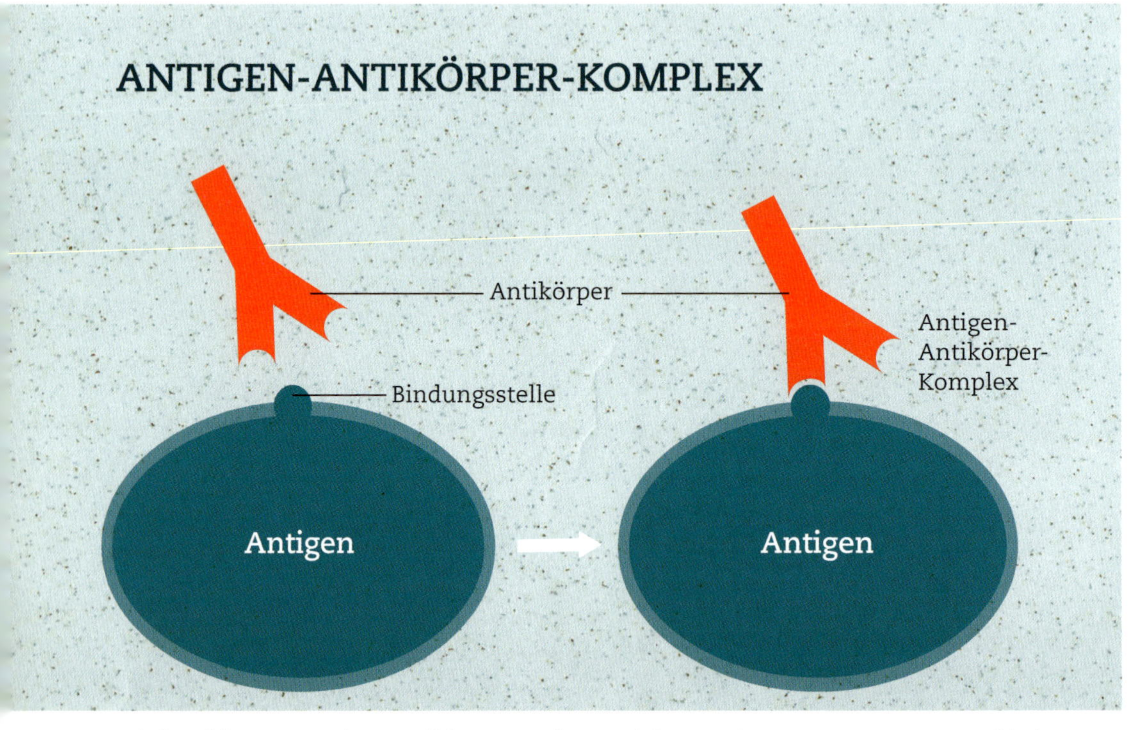

Mit der Bildung von Antigen-Antikörper-Komplexen schützt uns das Immunsystem vor Krankheitserregern. Dabei markieren die Antikörper die Antigene als Feinde.

das Signal zum Angriff. Einige der B-Lymphozyten, die B-Gedächtniszellen, merken sich, wie dieser Fremdling ausgesehen hat, und können beim wiederholten Eindringen dann sofort gezielt zuschlagen.

Ist der »Verteidigungsfall« eingetreten, rücken noch nicht alle Schutztruppen zugleich an. Erst einmal versuchen die Fresszellen, die Mikro- und Makrophagen, der Situation Herr zu werden: Sie docken an die Fremdlinge an, umschlingen diese und lösen sie auf. Dann springen die natürlichen Killerzellen in die Bresche und erledigen den Rest. Geht es noch härter zur Sache, werden zusätzlich die bereits erwähnten B- und dazu die T-Lymphozyten auf den Plan gerufen. Sie können gewissermaßen wie das KSK (Kommando Spezialkräfte) zielgerichteter als das erste Einsatzkommando vorgehen: Nämlich den Antigenen die Kennung »Feind, sofort vernichten« anheften.

AUF EINEN BLICK

Die vielfältigen und umfangreichen Aufgaben des Immunsystems sind folgende:

> Abwehr von Krankheitserregern, nämlich den verschiedenen Bakterien, Viren oder Pilzen
> Beseitigung fremder Substanzen, wie zum Beispiel Giftstoffe
> Beseitigung von abgestorbenen oder veränderten Zellen, zum Beispiel virusinfizierten Zellen oder Krebszellen
> Toleranz gegenüber körpereigenen Strukturen

KAMPF AN ZWEI FRONTEN

Das Immunsystem muss nicht nur Angreifern von außen Paroli bieten. Es hat auch im Körperinneren zu tun. Und zwar noch wesentlich mehr, denn in unserem Körper muss rund um die Uhr aufgeräumt werden. Gewebetrümmer und Zellen mit abgelaufenem Haltbarkeitsdatum sind auszumustern, entartete Zellen oder reaktivierte Viren zu entfernen. Dazu muss sich das Immunsystem auch noch um jede einzelne Zelle kümmern. Jederzeit können Abwehrreaktionen zu deren Schutz nötig werden. Bei der großen Anzahl von Zellen (siehe Seite 34) ist das kein leichter Job.

DARMFLORA: PARTNER DES IMMUNSYSTEMS

Wie Sie vorhin gelesen haben, hat der Darm – genauer gesagt dessen Bakterien – eine Schlüsselrolle für die Immunabwehr inne. Sehen wir uns das jetzt einmal genauer an.

Das sogenannte lymphoidale Gewebe in der Darmschleimhaut enthält über 70 Prozent der körpereigenen Immunzellen. Im Dünndarm sitzen Ansammlungen von 10 bis 50 Lymphfollikel, die sogenannten Peyerschen Plaques. Sie sind Teil des »darmassoziierten Lymphgewebes« – genauer gesagt des GALT (von englisch »gut-associated lymphoid tissue«). Hier werden etwa 90 Prozent aller Antikörper gebildet. Deren Produktion setzt übrigens gleich nach unserer Geburt ein. Schließlich gilt es keine Zeit zu verlieren, wenn es um die Gesundheit geht.

ABWEHR AUS DEM BAUCH HERAUS

Eben fiel sein Name: darmassoziiertes Lymphgewebe, kurz und auf Englisch GALT. Dabei handelt es sich um das darmeigene Immun-

AUTOIMMUNKRANKHEIT

Es kann vorkommen, dass sich unser Immunsystem irrt: körpereigenes Gewebe angreift oder auf an sich harmlose Stoffe überempfindlich reagiert, wie es bei den Allergien der Fall ist. Greift das Immunsystem körpereigenes Gewebe an und schädigt es, spricht die Medizin von Autoimmunerkrankungen. Schon der berühmte deutsche Mediziner Paul Ehrlich (1854–1915) erkannte die Gefahr solcher Autoimmunreaktionen und bezeichnete sie als »horror autotoxicus«. Was sich hinter diesem »Horror« verbirgt, ist bis heute nicht abschließend geklärt. Eine Hypothese geht davon aus, dass Autoimmunkrankheiten durch Infektionen mit Bakterien, Viren oder anderen Mikroorganismen entstehen, deren Oberflächenstrukturen teilweise identisch mit denen körpereigener Zellen sind. Ein anderes Erklärungsmodell basiert auf der Tatsache, dass Autoimmunerkrankungen in den westlichen Ländern auf dem Vormarsch sind, während ihre Häufigkeit in den Ländern der Dritten Welt konstant niedrig bleibt. Daraus leitet sich die Überlegung ab, ob nicht etwa eine (zu) gute Hygiene die Wurzel des Übels sein könnte (siehe auch Seite 160 und 172).

system. Mit ihm kann unser Körper bereits im Darm direkt und gezielt auf Krankheitserreger reagieren – also im wahrsten Wortsinn Angreifer aus dem Bauch heraus abwehren. Nebenbei oder, besser gesagt, noch zusätzlich muss das Immunsystem im Darm tolerant gegenüber nützlichen, »guten« Mikroorganismen sein. Angesichts dieser Herkulesaufgaben ist es wenig verwunderlich, dass das GALT die größte Ansammlung von Immunzellen in unserem Körper umfasst.

GUT VON BÖSE UNTERSCHEIDEN

Aufgabe des Immunsystems im Darm ist es, zwischen den »guten« und den »bösen« Bakterien stets treffsicher zu unterscheiden. Kommen »böse«, also krank machende Bakterien im Darm an, muss das Immunsystem sie sofort mit all seinen ihm zur Verfügung stehenden Truppen bekämpfen (Seite 43). Die »guten« Bakterien, die wichtige Aufgaben im Verdauungstrakt erfüllen, müssen indes von der Immunabwehr verschont bleiben.

Zwischen 70 und 80 Prozent der Immunzellen befinden sich im Darm. Damit beherbergt er den allergrößten Teil unseres gesamten Immunsystems.

Problematisch wird es, wenn das darmeigene Immunsystem nicht mehr korrekt zwischen »Freund« und »Feind« unterscheiden kann – wenn es also seine so wichtige Toleranz gegenüber den »Guten« verloren hat. Die Auswirkungen dessen zeigen sich am Beispiel der chronisch entzündlichen Darmerkrankungen (CED). Neuere Daten lassen vermuten, dass bei deren Entstehung möglicherweise ein Fehler des GALT mit beteiligt ist: Es erkennt die nützlichen Darmbakterien nicht mehr als solche und greift diese fälschlicherweise an. Infolgedessen kommt es dann zu den für die CED typischen Entzündungen (siehe auch Seite 53 und 171).

AUFEINANDER ANGEWIESEN

Beide Systeme – das unversehrte Mikrobiom beziehungsweise die Darmflora und das GALT – sind stark aufeinander angewiesen. Diese gegenseitige Abhängigkeit liegt in den spezifischen Aufgaben begründet, die von den vielen Billionen Mikroorganismen entlang der Darmschleimhaut erfüllt werden, und jenen herausragenden Leistungen, die das Immunsystem erbringt: Ohne die Unterstützung der Mikroorganismen könnte das Immunsystem den Schutz des Körpers nicht gewährleisten, und ohne die unermüdlichen Aktivitäten des Immunsystems könnten die Mikroorganismen in unserem Darm nicht überleben.

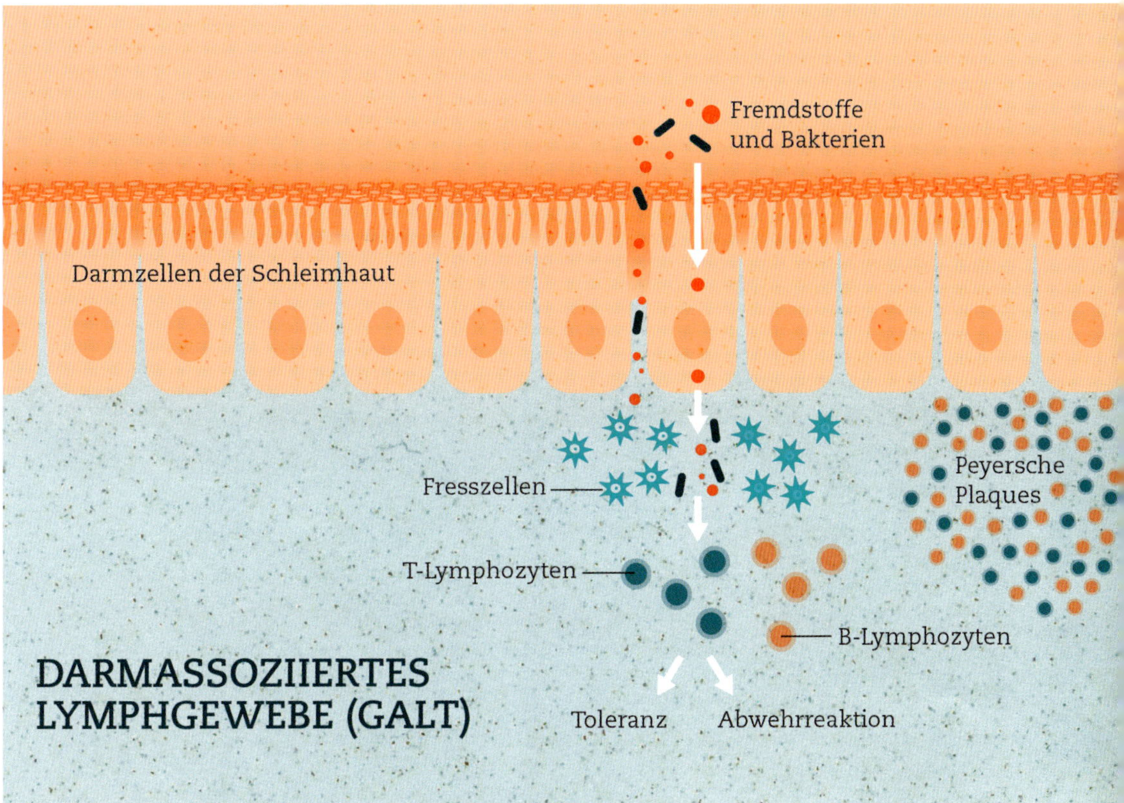

Unschädliches tolerieren und krank machende Stoffe auf vielfältige Weise bekämpfen – das sind die Aufgaben, die unser Immunsystem im Darm zu erfüllen hat.

PRÄ- UND PROBIOTIKA

Die Auseinandersetzung mit dem Immunsystem im Darm leitet über zu wichtigen Helfern der Darmflora – den Prä- und Probiotika. Von den beiden haben Sie möglicherweise schon einmal gehört. Falls nicht, sollten wir das nun schnell ändern. Denn diese therapeutischen Hilfsmittel machen vollkommen zu Recht immer mehr von sich reden.
Ihre Existenz in der heutigen Medizin verdanken sie den eben geschilderten Erkenntnissen über die zentrale Bedeutung der Darmflora für die körpereigene Abwehr. Auf diesen Forschungsergebnissen basiert die Idee, gezielt in die Zusammensetzung des Mikrobioms einzugreifen, um einen positiven Einfluss auf die Gesundheit – nicht nur des Darms – zu nehmen. Als Werkzeuge dafür etablierten sich die Probiotika und die Präbiotika.

PRÄBIOTIKA: FUTTER FÜR DIE »GUTEN«

Präbiotika bieten den nützlichen Bakterien unserer Darmflora Nahrung und sorgen so dafür, dass diese ungehindert gedeihen und ihre wertvollen Effekte entfalten können. Bei dem Futter handelt es sich um Ballaststoffe wie etwa Inulin oder Oligofruktose. Sie sind in vielen pflanzlichen Nahrungsmitteln enthalten. Zum therapeutischen Einsatz werden jedoch in der Regel spezielle Präparate angewendet, die diese Stoffe enthalten.
Präbiotika kurbeln allen voran das Wachstum von Laktobazillen und Bifidobakterien an. Dadurch haben krank machende Bakterienstämme wie unter anderem Clostridien und Escherichia coli schlechtere Chancen, sich im Darm auszubreiten.

PRÄ FÜR PRO

Im Unterschied zu den Probiotika führen Präbiotika unserem Körper nützliche Darmbakterien wie etwa Milchsäurebakterien nicht direkt zu, sondern bieten ihnen Futter, sodass sie sich vermehren können. Wir benötigen also Präbiotika für die Probiotika.

PROBIOTIKA: LEBENDE MIKROORGANISMEN

Probiotische Bakterien, Probiotika genannt, sind die erwünschten Mitbewohner im Darm. Zu ihnen gehören unter anderem die Bifidobakterien. Die zusätzliche Gabe von Probiotika kann die natürlich vorkommenden nützlichen Darmbakterien wirksam bei ihren vielen Aufgaben unterstützen. Die entsprechenden Präparate enthalten diese Bakterienstämme – noch lebend.
Die Weltgesundheitsorganisation (WHO) definiert Probiotika als lebende Mikroorganismen, die einen positiven Gesundheitseffekt haben, wenn sie in ausreichender Menge zugeführt werden. Dass dem so ist, hat eine ganze Reihe von Studien gezeigt. Die zugrunde liegenden Wirkmechanismen von Probiotika können unter anderem direkt im Immunsystem angreifen und sind Gegenstand aktueller Forschungen. Vermutet wird unter anderem, dass die Probiotika die Produktion antimikrobieller Substanzen anregen und die Makrophagen, die großen Fresszellen des Immunsystems, aktivieren (siehe Seite 43).

WAS IST DRAN AN PROBIOTISCHEM JOGHURT?

Probiotische Joghurts waren einst die Renner im Kühlregal. Gepusht von den Herstellern dieser sogenannten funktionellen Lebensmittel, galten sie als Garant für die Erhaltung der Darmgesundheit. Schließlich – so die gezielte Botschaft – liefern sie die »guten« unter den Bakterienkulturen der Darmflora, wie beispielsweise die Laktobakterien, zu Deutsch Milchsäurebakterien.
Stimmt auch alles so weit: In probiotischen Joghurts sind gesundheitlich wertvolle Bakterienkulturen enthalten. Doch die Konzentrationen, in denen sie in diesen Produkten stecken, sind nur gering. Zu gering, um tatsächlich einen therapeutischen Effekt zu entfalten. Um diesen zu erreichen, müssen die guten, also nützlichen Darmbakterien – die Probiotika – in weitaus größeren Mengen zugeführt werden. Das gelingt nur mit eigens dafür hergestellten Probiotikapräparaten, nicht jedoch mit probiotischen Joghurts. Vor diesem Hintergrund ist der Hype um diese Milchprodukte inzwischen wieder abgeflaut.

GUTE UND SCHLECHTE DARMBAKTERIEN

Eben hatten wir es von den erwünschten, weil nützlichen Mikroorganismen. Ihnen gegenüber stehen die Darmbakterien, die als potenziell schädlich für die Gesundheit entlarvt wurden. Daran, wie sich welche der Mitbewohner im Darm auswirken, wird gegenwärtig auf Hochtouren geforscht. Uns erwarten also noch spannende Daten … Doch bereits heute lassen sich aufgrund ihrer Wirkungen auf unsere Gesundheit grob zwei Gruppen von Darmbakterien unterscheiden.
Zunächst jene, die Probleme bereiten können und somit zu den pathogenen, zu Deutsch krank machenden Mikroorganismen, gezählt werden:

- Citrobacter
- Clostridien
- Enterobacter
- Escherichia coli
- Klebsiella
- Proteus
- Pseudomonas

Zu den nützlichen, gesundheitsförderlichen Darmbakterien gehören, um hier nur die wichtigsten aufzuführen:

- Bacteroides
- Bifidobakterien
- Enterokokken
- Laktobakterien

Besonders verdient um unsere Gesundheit machen sich die Lakto- und Bifidobakterien. Ihre beiden bekanntesten und wichtigsten Arten sind Lactobacillus acidophilus und Bifidobacterium bifidum. Diese guten Darmbakterien produzieren Milch- und Essigsäure, welche die Verdauung unterstützen, sowie Verdauungsenzyme und Vitamine. Sie sind die Gegenspieler der schädlichen Bakterien und halten das Darmmilieu im Gleichgewicht.

EIN GUTES VERHÄLTNIS

Von einem idealen Mengenverhältnis der Bakterienstämme spricht man, wenn im Dickdarm die nützlichen Bakterien mit 85 Prozent überwiegen.

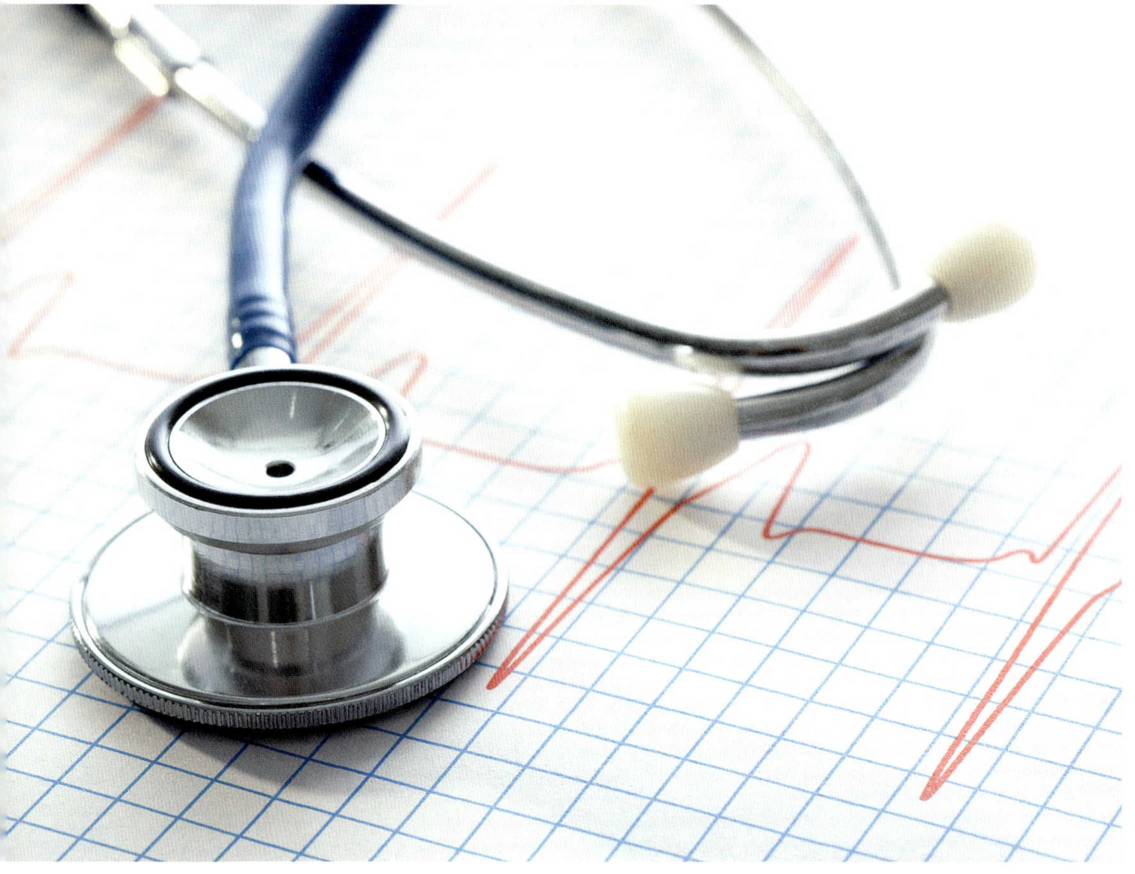

DARMFLORA UND KRANKHEITEN – BESTEHT EIN ZUSAMMENHANG?

Wenn die Strippen unseres Immunsystems im Darm gezogen werden und das Mikrobiom eine so hohe Bedeutung für die Schlagkraft unserer Abwehrtruppen hat, könnte es dann nicht sein, dass vielleicht …? Genau so ist es: Die Darmflora ist durch ihren großen Einfluss auf das Abwehrsystem mit an der Entstehung von Erkrankungen beteiligt. Dabei handelt es sich nicht nur um Krankheiten des Verdauungstraktes, wie man ja vermuten könnte. Wie die zahlreichen Studien zeigen, die zu diesen Zusammenhängen durchgeführt werden, gilt das vielmehr für alle Bereiche unseres Körpers. So wird mittlerweile davon ausgegangen, dass das Mikrobiom auch einen Anteil an Gelenkerkrankungen wie rheumatoider Arthritis sowie an Allergien hat. Das sind nur zwei von vielen weiteren Beispielen. Einige davon stellen wir Ihnen auf den folgenden Seiten vor.

DIE INDIZIEN MEHREN SICH

Ist das Gleichgewicht der Darmbakterien aus den Fugen geraten, kann dies den Weg für Erkrankungen ebnen – so die These der Mikrobiomforschung. Dass diese tatsächlich zutrifft, führen uns zunehmend mehr wissenschaftliche Untersuchungen vor Augen. Denn stetig mehren sich Indizien dafür, dass die Zusammensetzung der Darmflora ein möglicher Mitauslöser von diversen gesundheitlichen Problemen ist – vor allem von chronischen Beschwerden. Das gilt, wie eben erwähnt, unter anderem für Allergien und Arthritis, aber auch für Diabetes und Autoimmunkrankheiten (siehe Seite 46) wie Multiple Sklerose sowie für Adipositas, also Fettleibigkeit (siehe dazu Seite 52 und Seite 92). So konnte man beispielsweise bereits nachweisen, dass sich die Darmbakterien von fettleibigen und von normalgewichtigen Menschen stark unterscheiden. Auch die Anfälligkeit unseres Körpers für Entzündungen wird offensichtlich vom Mikrobiom mit gesteuert.

Sie sehen oder besser gesagt, Sie lesen: Da gibt es spannende Zusammenhänge, welche die Forschung zutage gefördert hat. Ein paar davon lernen Sie gleich kennen.

Ein gemeinsamer Nenner scheint sich inzwischen bei der Spurensuche gefunden zu haben. Dabei handelt es sich um undichte Stellen in der Schleimhaut des Darms, die gewissermaßen ja seine Barriere bildet und ihn abschirmt (sehen Sie dazu auch die Abbildung auf Seite 47). Derartige Lecks erleichtern es Krankheitserregern, sich in das Innere des Darms einzuschleichen und dort ihr Unwesen zu treiben. Solche potenziell schädlichen Mikroorganismen und Substanzen nehmen wir permanent aus unserer Umwelt auf.

GUT ZU WISSEN

Das so rege Treiben in der Mikrobiomforschung wird uns zunehmend mehr Puzzlestücke liefern, mit denen wir uns nach und nach ein vollständiges Bild von der komplexen Darmflora machen können. In den kommenden Jahren, so die Prognose von Experten, wird das Mikrobiom sehr wahrscheinlich mit noch so manchen weiteren Erkrankungen in Verbindung gebracht werden. Zudem wird es immer besser möglich werden, zu verstehen, was Darmbakterien konkret verursachen – wie sie unter anderem zur Entstehung von Krankheiten beitragen. Mit zunehmendem Wissen könnte es zukünftig vielleicht gelingen, unser Mikrobiom so zu beeinflussen, dass es uns gesund erhält oder sogar heilt.

DIABETES

Viele Untersuchungen zeigten bereits: Die Mikroorganismen im Darm spielen auch bei der Entwicklung der Zuckerkrankheit, wie Diabetes umgangssprachlich genannt wird, eine Rolle. So haben Wissenschaftler festgestellt, dass bei späteren Diabetikern die Vielfalt der Bakterienstämme bereits Monate oder Jahre vor Ausbruch der Krankheit abnimmt. Zudem verschiebt sich das Verhältnis zwischen nützli-

chen und schädlichen Bakterien (siehe Seite 49) im Darm zugunsten der schlechten. Insbesondere jene Bakterienstämme, die Buttersäure oder andere der gesundheitlich wichtigen kurzkettigen Fettsäuren (siehe Seite 74 bis 77) produzieren, treten bei Diabetikern in geringerer Anzahl auf. Diese Fettsäuren fördern unter anderem die Verbrennungsvorgänge im Körper und verhindern ein Überhandnehmen krank machender Keime. Zugleich finden sich im Darm von Diabetikern vermehrt Essigsäure produzierende Bakterien. Essigsäure beeinflusst über das Nervensystem unter anderem die Insulinausschüttung. Das Hormon aus der Bauchspeicheldrüse regelt den Zuckerstoffwechsel im Körper. Bei der Diabeteserkrankung wird zu wenig Insulin produziert.
Zusammengefasst kann man also sagen: Erst verändert sich die Darmflora, dann kommt möglicherweise der Diabetes …

ÜBERGEWICHT UND ADIPOSITAS

Das Mikrobiom scheint auch eine zentrale Rolle bei Übergewicht und Fettleibigkeit zu spielen. Denn unser Körpergewicht hängt nicht nur davon ab, wie viele Kalorien wir aufnehmen, sondern auch davon, wie viele Kalorien in unserem Darm tatsächlich absorbiert werden – also in den Stoffwechsel übergehen und dort verarbeitet werden.
Dieses »Wieviel« hängt stark von der bakteriellen Zusammensetzung der Darmflora ab. Und diese verändert sich bei Menschen mit Übergewicht deutlich. Studien zufolge steigt bei sehr dicken und fettleibigen Menschen unter anderem die Menge an den sogenannten Firmicutes-Bakterien. Diese ziehen weitaus mehr nutzbare Energie aus der Nahrung als »gute« Bakterien wie die Bacteroides (siehe Seite 49). Nehmen die Betroffenen ab, steigt der Anteil der günstigen Darmbakterien wie der Bacteroides wieder an, während die Zahl der Firmicutes-Bakterien zurückgeht. Es besteht also ein Zusammenhang zwischen veränderter Darmflora und Fettleibigkeit.
Welchen gewichtigen Einfluss das Mikrobiom auf das Körpergewicht hat, belegte auch eine tierexperimentelle Studie sehr eindrucksvoll. Dabei wurden Darmbakterien von fettleibigen, adipösen Mäusen auf normalgewichtige Artgenossen übertragen. Dies führte dazu, dass diese – zuvor schlanken Mäuse – nun ebenfalls fettleibig wurden. Und zwar bei vollkommen gleichbleibender Ernährung.

PROGNOSE NACH HERZINFARKT

Darmbakterien können auch die Prognose nach einem Herzinfarkt beeinflussen, wie Wissenschaftler aus Zürich und Cleveland festgestellt haben. Das gelingt den Winzlingen durch eines ihrer Abbauprodukte. Aus Speisen, die reich an Eiweiß und Fett sind – unter anderem aus Eiern, fettem Fleisch und Milchprodukten mit hohem Fettgehalt – basteln sie einen Stoff namens Trimethylamin. Enzyme der Leber verwandeln diesen in Trimethylamin-N-Oxid, kurz TMAO. Und damit beginnen nun die Probleme … Denn das TMAO hat eine sehr schlechte Angewohnheit: Es aktiviert Blutplättchen und begünstigt dadurch Ablagerungen an den Gefäßwänden. So ebnet es der Arteriosklerose und damit auch Infarkten von Herz und Gehirn den Weg.
Je mehr TMAO im Blut schwimmt, desto schlechter ist der weitere Krankheitsverlauf bei Infarktpatienten. Denn der Problemstoff be-

stimmt das Ausmaß von Komplikationen. Indem TMAO diese fördert, erhöht es das Risiko für einen weiteren Herzinfarkt.

CHRONISCH ENTZÜNDLICHE DARMERKRANKUNGEN

Schon länger ist bekannt, dass Patienten mit CED (Ausführliches dazu ab Seite 171) eine geringere Vielfalt an Darmbakterien besitzen. Forscher an der Universität Kopenhagen in Dänemark registrierten etwa 25 Prozent weniger Arten als bei den gesunden Menschen. Diese Veränderungen im Mikrobiom könnten die Entstehung der Entzündungen an der Darmschleimhaut begünstigen.
Ein vermuteter Zusammenhang besteht auch für eine Bakterienart im Darm, die an und für sich als nützlich gilt: Enterococcus faecalis. Die eigentlich hilfreichen Kerlchen scheinen offenbar mit an den chronischen Entzündungen bei Morbus Crohn und Colitis ulcerosa (siehe Seite 177 und 180) beteiligt zu sein.

MULTIPLE SKLEROSE

Wie erwähnt, hat die Darmflora offenbar auch Einfluss auf die Entstehung von Autoimmunkrankheiten. Ein direkter Zusammenhang mit der Multiplen Sklerose (MS) wurde bereits nachgewiesen. US-Wissenschaftler der Universität Iowa haben festgestellt, dass Menschen mit der chronischen Autoimmunerkrankung ein anderes Mikrobiom aufweisen als gesunde: Bei Patienten mit MS finden sich erheblich weniger der guten Darmbakterien. Zudem stellte sich heraus, dass sich schädliche Mikroorganismen, wie vor allem Clostridien, im Vergleich zu gesunden Menschen vermehrt im Darm von MS-Patienten tummeln.

TIPP

VORSICHT MIT STUHLUNTERSUCHUNGEN

Den Zusammenhang zwischen Darmflora und verschiedenen Krankheiten machen sich manche »Experten« in Sachen Diagnose zunutze. Immer häufiger werden heute Untersuchungen des Stuhls zur Ermittlung des aktuellen Gesundheitszustandes angepriesen. Anhand der Analyse unserer Hinterlassenschaften sollen Aussagen über Anfälligkeiten und sogar über Erkrankungen getroffen werden. Diese »Ergebnisse« sollten Sie mit großer Vorsicht zur Kenntnis nehmen. Denn solche Stuhluntersuchungen sind absolut ungeeignet zur Erstellung einer Diagnose – weil ohne ausreichende Aussagekraft. Was jedoch leider oftmals geschieht: Viele jener Menschen, deren Stuhl unter die Lupe genommen wurde, bekommen zu hören, dass sie krank sind. Manche erfahren sogar, dass »sie von innen heraus vergiftet werden«. Das schürt verständlicherweise Ängste. Ob diese berechtigt sind oder nicht, kann einzig der zuständige Facharzt klären. Wenn Sie Probleme mit der Verdauung, dem Magen oder dem Darm haben, gehen Sie also bitte zu einem Gastroenterologen. Die Stuhlschau bei fragwürdigen »Experten« dieser Disziplin und die damit verbundenen Kosten sparen Sie sich besser.

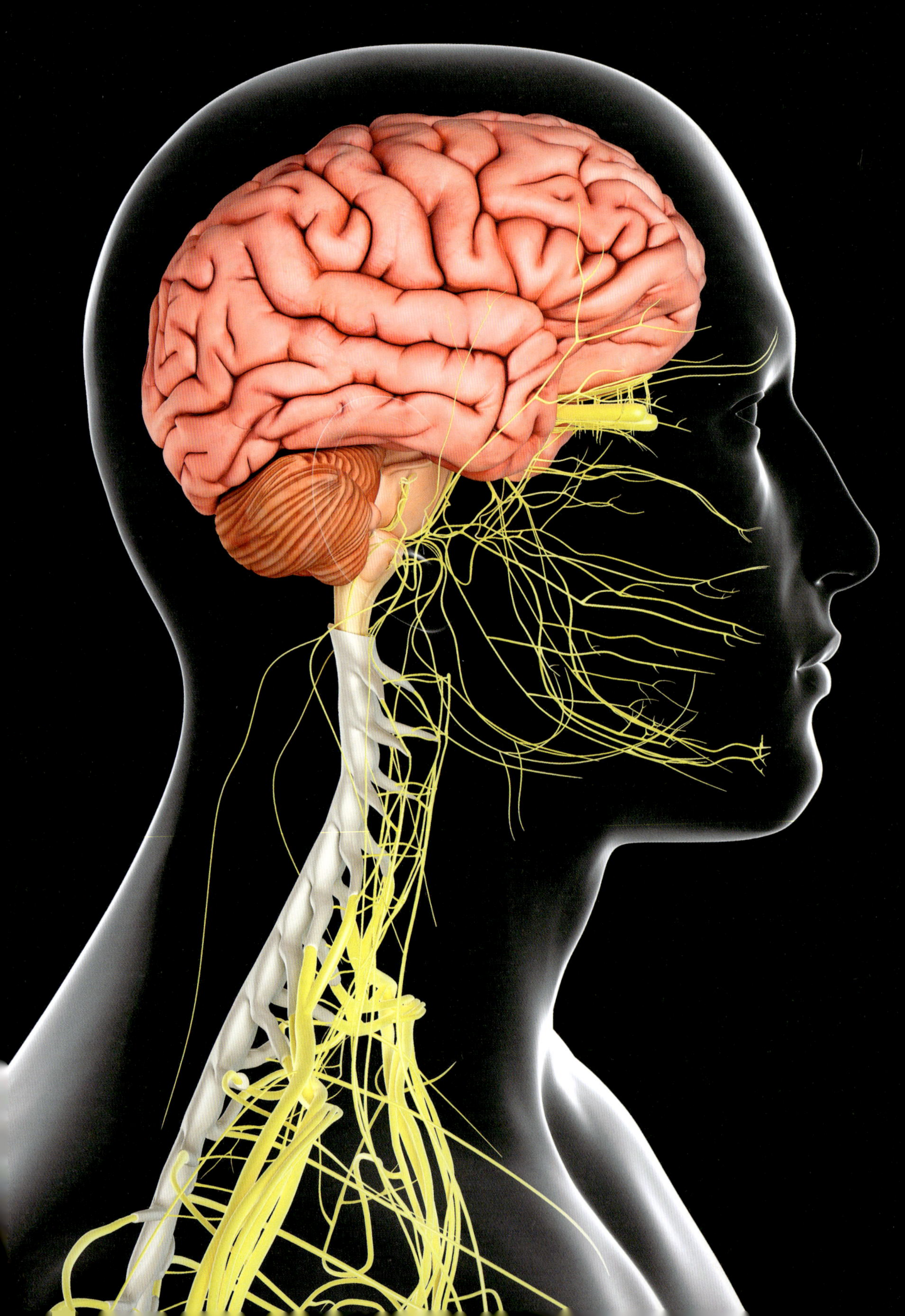

3

BAUCHHIRN AN KOPFHIRN – KOMMANDOS AUS DER KÖRPERMITTE

Die Forschung liefert uns immer mehr Hinweise dafür, dass unser Darm Denken und Empfinden beeinflussen kann: Das altbekannte Bauchgefühl hat seine wissenschaftliche Bestätigung gefunden.

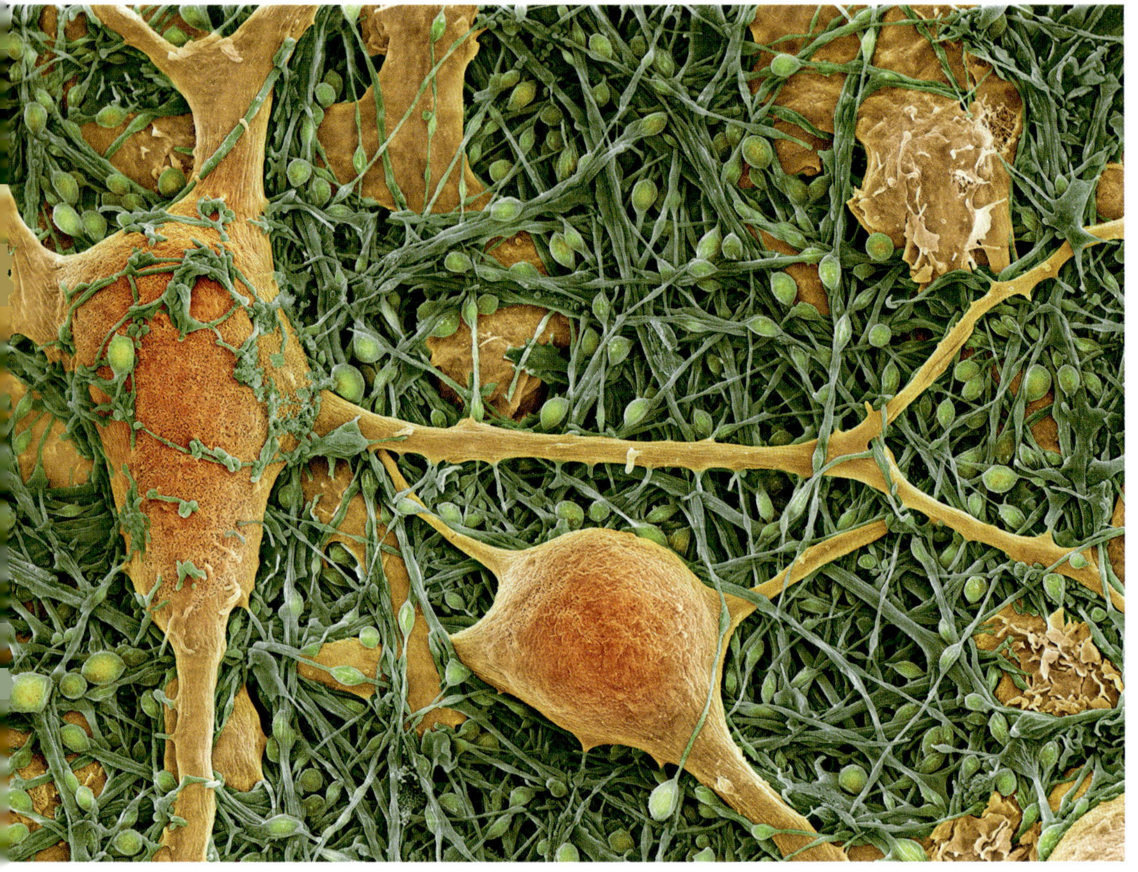

AUS DEM BAUCH HERAUS: IM WAHRSTEN SINN DES WORTES

Wir alle kennen es, dieses bestimmte Gefühl im Bauch – mal ist es gut, mal schlecht. Doch meist hören wir viel zu selten auf diese Botschaften. Um uns dann hinterher sagen zu müssen »Hätte ich bloß mal …«. Hätten Sie wirklich und sollten es künftig stets tun. Denn inzwischen ist zweifelsfrei geklärt, dass da tatsächlich etwas existiert: dass nämlich das, was uns aus dem Bauch heraus mitgeteilt wird, eine anatomische Basis besitzt. Dabei handelt es sich um komplexe Verbünde von Nerven, über die Gehirn und Darm rege miteinander kommunizieren. Manche dieser Nerven haben sich zu regelrechten Autobahnen zusammengeschlossen, andere wiederum agieren in autonomen Gruppierungen. Was nun nach und nach über die Potenz dieser Nervennetzwerke ans Licht kommt, sprengt jegliche bis dato vermuteten Ausmaße.

Dabei steckt die Erforschung der Achse zwischen Bauch und Gehirn noch in den Kinderschuhen. Wir dürfen also noch auf viele weitere interessante und darunter sicherlich auch spektakuläre Erkenntnisse über unser Bauchhirn gespannt sein.

UNSER ZWEITES GEHIRN: DAS ENTERISCHE NERVENSYSTEM

Ein weitreichendes Geflecht von Nerven in der Darmregion ermöglicht die enge Zusammenarbeit zwischen Darm und Gehirn – es ist gewissermaßen die Hardware dafür. Sein Name lautet enterisches Nervensystem, abgeleitet von griechisch »énteron« für Darm, kurz ENS. Umgangssprachlich wird dieses Nervensystem auch Bauchhirn genannt. Angesichts seiner Bedeutung, die sich im Zuge der Forschungen als immer größer entpuppt, ist in der Zwischenzeit auch bereits die Rede vom »zweiten Gehirn«. Die Sparte der medizinischen Wissenschaft, die sich intensiv mit dem Bauchhirn befasst, ist übrigens die sogenannte Neurogastroenterologie – ein noch junger Zweig der Forschung. So weit vorab die Begrifflichkeiten, denn schließlich wollen Sie ja wissen, wovon hier die Rede ist. Nun also ins Detail, worum es sich beim ENS genau handelt, wie es funktioniert und welche Aufgaben es hat.

MEHR NERVENZELLEN ALS DAS RÜCKENMARK

Insgesamt umfasst das enterische Nervensystem mehr als 100 Millionen Nervenzellen. Das sind vier- bis fünfmal mehr Nervenzellen, als sie unser Gehirn und Rückenmark zu bieten haben. Das will etwas heißen, denn da sitzen schon gewaltige Mengen … Dieses riesige Netzwerk zieht sich durch den gesamten Verdauungstrakt – von der Speiseröhre bis hinunter zum Enddarm. Angesiedelt ist es als dünne Schicht zwischen den Muskeln in der Wand unserer Verdauungsorgane.

Gemeinsam mit dem Sympathikus und dem Parasympathikus bildet das ENS das sogenannte vegetative Nervensystem (siehe Seite 23). So ist es auch über den sogenannten Vagusnerv mit dem Gehirn verbunden; ihn nehmen wir uns gleich noch genauer vor (siehe Seite 61). Zugleich ist das ENS auch Teil des peripheren Nervensystems – jenes Nervensystems, das außerhalb des Schädels und des Wirbelkanals liegt. Dieses ist klar abgegrenzt vom zentralen Nervensystem (ZNS), welches das Gehirn in unserem Kopf und das Rückenmark umfasst. Gemeinsam mit dem Immunsystem gilt das enterische Nervensystem heute als die wichtigste Informationszentrale unseres Körpers.

KOPIE DES KOPFHIRNS

Eine ganze Reihe von Neurogastroenterologen ist inzwischen zu der Auffassung gekommen, dass das Bauchhirn genau genommen eine Kopie unseres Gehirns im Kopf darstellt. Dafür sprechen einige Befunde. So sind die einzelnen Typen von Nervenzellen und Rezeptoren, die Andockstellen für Hormone und andere Boten, im Nervensystem des Bauchs identisch mit denen des Gehirns. Zudem benutzen beide Gehirne die gleichen Botenstoffe zur Kommunikation. Dazu gehören unter anderem die zwei Neurotransmitter Serotonin und Dopamin (siehe Seite 61). Des Weiteren existiert eine direkte Verbindung über einen Nervenstrang zur Großhirnrinde – und damit auch zum Emotionszentrum im Gehirn, dem limbischen System.

Das enterische Nervensystem verfügt demnach sowohl auf chemischer Ebene, nämlich

ZUSAMMENSPIEL

Das vegetative Nervensystem steuert alle Funktionen, die wir nicht willentlich beeinflussen können, unter anderem den Herzschlag sowie sämtliche Aktivitäten unserer Verdauung.
Innerhalb dieses Nervensystems gibt es zwei Antagonisten oder Gegenspieler: den Sympathikus und den Parasympathikus. Ersterer regt an und aktiviert Abläufe in unserem Körper. Der Zweite im Bunde beruhigt und reguliert Reaktionen herunter.
Das ausgeglichene Zusammenspiel dieser beiden Akteure ist sehr wichtig. Sobald einer von ihnen zu stark dominiert, entgleist das ganze System, und es kann zu den sogenannten vegetativen Störungen kommen.

mit den Botenstoffen, als auch auf neuronaler Ebene, was die Nervenzellen angeht, über starke Ähnlichkeiten mit dem Kopfgehirn: Es gleicht ihm also neurochemisch, wie die Wissenschaft das nennt. Interessanterweise ist das ENS, wenn man sich die Evolution von uns Menschen ansieht, älter.

WIE SICH DAS BAUCHHIRN ENTWICKELT HAT

Das Nervensystem des Darms ist aus evolutionärer Sicht sehr alt, älter als das Gehirn in unserem Schädel. Eng verwandt von seinem Aufbau her ist das ENS übrigens mit dem Nervenstrang, der sich zentral durch den Bauch eines Regenwurms zieht. Die Evolution hat das ursprüngliche Darmnervensystem bis zu uns, dem Homo sapiens, beibehalten. Ganz offensichtlich war es für unsere Entwicklung sehr viel sinnvoller, die Aktivitäten im Verdauungstrakt nicht von der Schaltzentrale im Kopf aus zu steuern, sondern direkt an Ort und Stelle – nämlich im Bauchhirn. Es wäre viel zu aufwendig gewesen, dies alles über endlos lange Nervenbahnen vom Kopfhirn her zu regeln. Sieht man sich an, was das ENS alles macht, wird klar, dass alles andere eine Fehlentscheidung der Evolution gewesen wäre.

DIE AUFGABEN DES ENS

Eines und etwas sehr Wichtiges gleich vorab: Das Bauchhirn agiert vollkommen autonom. Das heißt, es trifft ganz selbstständig alle für den Darm wichtigen Entscheidungen – und das permanent, Sekunde für Sekunde.
Die beiden Hauptaufgaben des ENS sind es, die Darmmotorik zu koordinieren und die ordnungsgemäßen Abläufe der Verdauung zu sichern. Damit bestimmt es auch über Regelmäßigkeit und Beschaffenheit des Stuhlgangs.

Bei der Entwicklung des Embryos im Mutterleib entsteht das Nervenzentrum im Darm aus demselben Gewebe wie das im Kopf.

Um diese Jobs zu erfüllen, »erfühlen« die Sensoren der Nervenzellen des ENS akribisch, was wo vor sich geht. Wie viele von welchen Darmbakterien gerade vor Ort sind und welche Stoffe sie ausscheiden. Darüber hinaus analysieren sie die Nährstoffzusammensetzung, indem sie prüfen, was gerade chemisch im Nahrungsbrei vor sich geht. Entsprechend bestimmt das Bauchhirn, was in unseren Körper aufgenommen werden soll und was dagegen weiter in Richtung Enddarm zu seiner Ausscheidung wandert. Dafür sendet es sowohl erregende als auch hemmende Impulse an die Muskulatur im Magen-Darm-Trakt. Auf diese Weise steuert das ENS den Transport des Nahrungsbreis mithilfe der Peristaltik auf seinem langen Weg durch unser Verdauungssystem (siehe Seite 22). Zudem passt es dafür den Blutfluss je nach Bedarf an.

Die Informationen für all diese Vorgänge werden an allen Stellen des Verdauungstraktes gesammelt – selbst an den entlegensten Winkeln der kleinsten Dünndarmschlinge. Wenn wir uns vor Augen führen, wie enorm groß die Oberfläche der Schleimhaut allein des Dünndarms ist (siehe Seite 21), wird sofort klar: Das ist eine Herkulesaufgabe. Deshalb hat das ENS auch Millionen von Nervenzellen rund um die Uhr im Einsatz.

ENS PRAKTISCH BETRACHTET

Hier noch ein ganz einfaches Beispiel für die Funktion des Bauchhirns: Sie haben ein verdorbenes Lebensmittel gegessen. Das Bauchhirn meldet jetzt umgehend ans Kopfhirn, dass Gifte im Körper sind, die hier nicht hingehören. Das Kopfhirn schickt dem enterischen Nervensystem daraufhin Signale, die motorische Reflexe im Magen-Darm-Trakt auslösen. Dank derer müssen wir uns dann übergeben. Die Gifte aus dem verdorbenen Lebensmittel werden damit aus dem Körper entfernt: Mission erfüllt.

NICHT SO WIRKLICH NEU

Die Entdeckung, dass wir ein Bauchhirn besitzen, ist übrigens keineswegs neu. Auch wenn die derzeit so intensive wissenschaftliche Auseinandersetzung damit dies vermuten ließe … Denn Fakt ist, dass Forscher bereits im Jahre 1899 ein Nervensystem im Verdauungstrakt ausfindig gemacht haben. Damals war auch schon erkannt worden, dass das ENS – wie es heute heißt – es dem Darm ermöglicht, komplett unabhängig vom zentralen Nervensystem zu arbeiten.

In den 1970er-Jahren wurden dann die großen Ähnlichkeiten zwischen dem Kopf- und dem Bauchhirn entdeckt: jene neurochemischen Analogien, von denen vorhin zu lesen war (siehe Seite 57). Sie haben auch eine große Bedeutung für die Informationsvermittlung zwischen den beiden Gehirnen. Von diesem äußerst faszinierenden Thema wird nun auf den folgenden Seiten die Rede sein.

BAUCHNACHRICHTEN

Das enterische Nervensystem sendet nicht nur Informationen über den Verdauungstrakt an das Gehirn. Auch andere Organe im Bauchraum, wie etwa die Bauchspeicheldrüse oder die Gallenblase, sind in die Berichterstattung mit eingeschlossen.

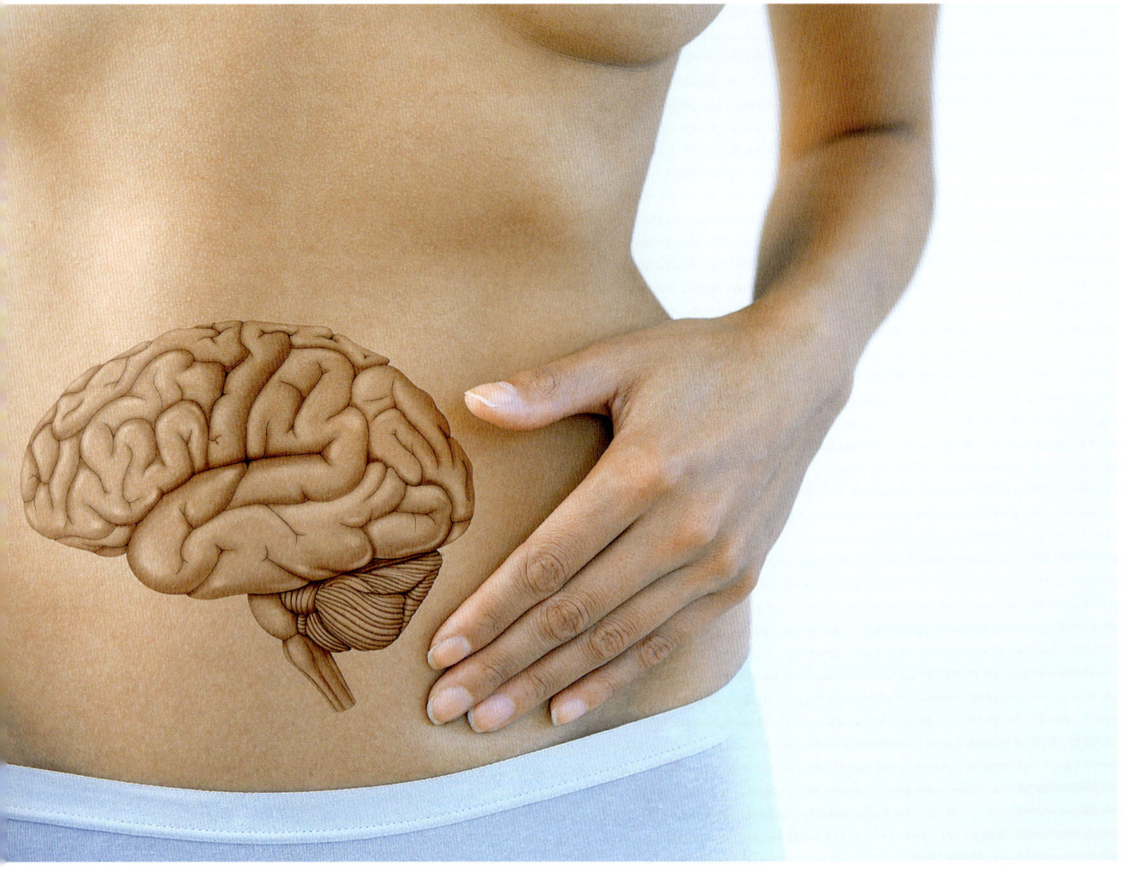

KOMMUNIKATION ÜBER NERVENBAHNEN UND BOTENSTOFFE

Nun haben wir bereits viel vom Bauchhirn kennengelernt – was es ist, woher es kommt und welche Aufgaben es hat. Doch wie kommuniziert es mit dem Gehirn im Kopf? Dies geschieht über die sogenannte Darm-Hirn-Achse. Sie steht derzeit am meisten im Fokus der Forschungen der Neurogastroenterologie. Wie bereits herausgefunden wurde, kann man sich diese Achse wie eine große Autobahn vorstellen. Auf dieser sind ständig verschiedene Fahrzeuge unterwegs, die bestimmte wichtige Nachrichten im Kofferraum haben und hin und her transportieren.

Die wichtigste Komponente der Darm-Hirn-Achse ist der Vagusnerv. Über ihn sind unser Bauch und unser Kopf direkt miteinander verschaltet. Mit beteiligt am Transfer der zahllosen Informationen sind zudem Botenstoffe wie Hormone beziehungsweise Neurotransmitter.

DER VAGUSNERV: DAS ROTE TELEFON

Der Vagusnerv ist der zehnte Hirnnerv und der größte Nerv des Parasympathikus (siehe Seite 58). Er verläuft weit verzweigt in unserem Körper. Diesem großen Verbreitungsgebiet hat er auch seinen Namen zu verdanken: Lateinisch »vagus« leitet sich ab von »vagari«, umherschweifen.

Der umherschweifende Nerv steht im Zentrum des Informationsaustausches zwischen Bauch- und Kopfhirn. Er ist damit gewissermaßen so etwas wie das rote Telefon eines Regierungschefs. Bei diesem Informationskanal handelt es sich nicht um einen einzigen Nervenstrang. Der Vagusnerv ist vielmehr ein Zusammenschluss von zahlreichen einzelnen Nervenfasern. Sie alle sind die Überbringer der Nachrichten aus dem Bauch in das Gehirn (siehe dazu Abbildung Seite 65).

KAUM GEGENVERKEHR

Inzwischen weiß man, dass weitaus mehr Informationen vom Bauchraum an das Gehirn im Kopf übermittelt werden als umgekehrt: 90 Prozent der permanent über die Darm-Hirn-Achse transportierten Nachrichten haben den Absender Bauchhirn. Nur zehn Prozent der gesamten Mitteilungen werden dagegen vom Kopfhirn aus versendet. Es gibt also auf der Datenautobahn kaum Gegenverkehr für die Berichterstatter aus dem Bauch. Das lässt sich auch anatomisch erkennen: Vom Gehirn im Kopf aus verlaufen deutlich weniger Nervenfasern gen Bauch als andersherum.

Angesichts dieses Ungleichgewichts geht man heute davon aus, dass das Gehirn die Darmfunktionen in erheblich geringerem Maße beeinflusst, als es das Bauchhirn tut.

BOTENSTOFFE: DIE KURIERE

Neben Nerven sind wie erwähnt auch diverse Botenstoffe für die rege Kommunikation zwischen Bauch und Kopf zuständig: Stresshormone, Neurotransmitter wie Serotonin und Dopamin und andere kurven ebenfalls mit entlang der Datenautobahn.

Dass das klappt und dass sich alle überhaupt gegenseitig verstehen können, liegt daran, dass die Informanten identisch sind. Dieselben Botenstoffe wie im Gehirn strömen auch durch den Darm. Auch die Rezeptoren an den Zellen, welche die Informationen in Empfang nehmen, sind im Bauchhirn wie im Kopfhirn die genau gleichen. Die Signalüberträger sind also beidseits gut bekannt.

Dass die Nervensysteme in Gehirn und Darm die gleichen Botenstoffe und Rezeptoren nutzen, zeigt sich auch daran, dass einige Medikamente sowohl das Kopf- als auch das Bauchhirn beeinflussen. So steigern zum Beispiel Medikamente, die den Serotoninspiegel und damit die Stimmung heben, zugleich die Motorik im Darm.

»Aus dem Bauch heraus« ist weit mehr als eine bloße Redensart. Das haben Neurogastroenterologen mittlerweile klar bestätigt.

SIGNALÜBERTRAGUNG AN NERVENZELLEN

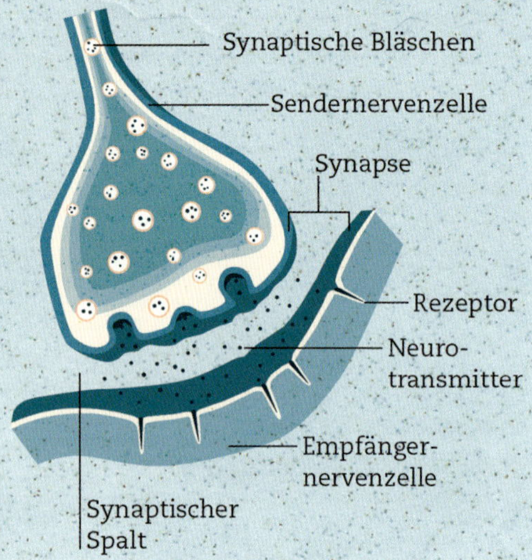

Kommunikation im Körper: Botenstoffe übermitteln Nachrichten von Nervenzelle zu Nervenzelle.

DIE BOTEN UNSERES KÖRPERS

Eben war schon von Serotonin, Dopamin und anderen Botenstoffen die Rede – doch was ist eigentlich ein Botenstoff? Diese Frage sollte kurz geklärt werden, um die Darm-Hirn-Achse vollständig verstehen zu können.

Zu den Botenstoffen unseres Körpers gehören die Hormone und die Neurotransmitter. **Letztere** überbringen Informationen von einer Nervenzelle zur anderen. Diese Nervenbotenstoffe befinden sich an den Kontaktstellen zwischen den einzelnen Nervenzellen, den sogenannten Synapsen, in kleinen Bläschen. Beim Eintreffen eines Nachrichtenimpulses werden die Botenstoffe umgehend aus der Synapse freigesetzt. Über einen kleinen Spalt springen sie zu den Synapsen der benachbarten Nervenzellen. Hier docken sie an bestimmten Empfängerstellen, den bereits erwähnten Rezeptoren, an und geben ihr Signal weiter. Die Nervenzelle, die eine Botschaft erhalten hat, übersetzt diese ebenfalls sofort wieder in einen elektrischen Impuls. So wird die Nachricht blitzartig schnell von einer Nervenzelle zur nächsten weitergeleitet.

Die wichtigsten Neurotransmitter, die neben Serotonin und Dopamin in unserem Körper kursieren, sind Acetylcholin, Adrenalin und Noradrenalin sowie GABA, kurz für Gamma-aminobutyric Acid, zu Deutsch Gamma-Amino-Buttersäure.

GUTE LAUNE AUS DEM DARM

Serotonin und Dopamin werden umgangssprachlich auch als Glückshormone bezeichnet. Das hat seine guten Gründe: Die beiden Botenstoffe sind maßgeblich an unserem emotionalen Befinden beteiligt.

Sind nämlich ausreichend hohe Konzentrationen davon unterwegs, fühlen wir uns ausgeglichen, sind zufrieden und guter Dinge. Andersherum können zu niedrige Pegel an Dopamin und vor allem an Serotonin bewirken, dass das Stimmungsbarometer sinkt und wir anfälliger gegenüber Stress und Aggressionen werden. Doch das ist noch nicht alles: Ist das Gleichgewicht der Nervenbotenstoffe entgleist, können auch psychische Beschwerden die Folge sein. So ist inzwischen belegt, dass etwa bei Depressionen die Neurotransmitter Serotonin und Dopamin in zu geringen Mengen vorhanden sind. Dieser Störfall auf den Nervenautobahnen macht sich dann recht schnell mit den entsprechenden Symptomen bemerkbar. Depression ist eine schwere Erkrankung, die in jedem Fall behandelt werden muss. Meist erfolgt dies durch sogenannte Antidepressiva,

GUT ZU WISSEN

Bei Stress und Ärger geht es hoch her auf der Darm-Hirn-Achse: Stresshormone aktivieren die Nerven- und Immunzellen in der Darmwand. Die Muskulatur verkrampft sich. Die Darmnerven funken Schmerz- und Dehnungsreize an das Gehirn. Dieses registriert ein allgemeines Unwohlsein und entscheidet, dass es wohl besser wäre, eine Toilette aufzusuchen.

die den Mangel an Neurotransmittern ausgleichen. Auch hier gilt, dass die Behandlung vom Facharzt durchgeführt werden sollte: vom Facharzt für Psychiatrie und Psychotherapie. Welche entscheidende Rolle der Darm auch wieder für unsere psychische Verfassung spielt, zeigt sich in einem erstaunlichen Befund: 95 Prozent des in unserem Körper produzierten Serotonins werden in den Zellen der Darmschleimhaut hergestellt! Von hier aus tritt der so wichtige Botenstoff dann seine Reise durch den Blutkreislauf an. Dabei entfaltet der Launemacher auch im Kopfgehirn seine Wirkungen. Studien haben bereits gezeigt, dass Störungen im Darm, genauer gesagt in der Zusammensetzung des Mikrobioms (siehe Seite 34 bis 53), zu Problemen bei der Produktion von Serotonin führen können: Diese wird gedrosselt. Ein sinkender Spiegel des Neurotransmitters bleibt selbstverständlich nicht ohne Folgen, sondern wirkt sich umgehend negativ auf die Psyche aus.

DIE PSYCHOMIKROBIOTIK

Die interessanten Zusammenhänge zwischen Darmflora und psychischer Verfassung haben bereits einen neuen, eigenen Forschungszweig sprießen lassen: die Psychomikrobiotik. Sie beschäftigt sich mit den möglichen Wechselwirkungen zwischen dem Zustand des Mikrobioms und dem Gehirn im Kopf. Dabei soll vor allem eines genau untersucht werden: ob nämlich die Darmflora eine Rolle bei der Entstehung psychischer Erkrankungen spielen könnte. Die Erforschung dessen könnte neue Perspektiven im Verständnis und in der Behandlung eröffnen. So unter anderem bei einigen psychischen Erkrankungen wie Autismus, bipolaren Störungen, Schizophrenie und Depressionen. Bis es hier jedoch zu wirklich verlässlichen Daten kommt, wird es noch eine ganze Weile dauern. Viele Experten warnen auch davor, in diese Forschungen zu hoch gesteckte Hoffnungen zu setzen: Die Erkenntnisse

95 Prozent des Stimmungsmachers Serotonin werden im Darm erzeugt. Das zeigt, wie einflussreich unser Bauch für unsere psychische Verfassung ist.

zum Mikrobiom, so die Mahnung, sollten nicht überbewertet werden. Abschließend nun einen der eindrucksvollen Belege für die Macht der Botschaften aus unserer Körpermitte. Weitere werden sicher im Lauf der kommenden Forschungsjahre folgen.

RUNTER VOM GEWICHT, REIN IN DIE SUCHT …

Bei extremem Übergewicht kann heute die bariatrische Chirurgie eine wirksame Hilfe dabei sein, dauerhaft Gewicht zu reduzieren (siehe Seite 95). Im Zuge dieser Operationen wird ein Teil des Magens mit einem Bypass umgangen. Die andere Variante ist, den Magen zu einem schmalen Schlauch zu verkleinern. Der Erfolg bariatrischer Maßnahmen ist sehr gut: Neben der gewünschten Gewichtsabnahme normalisieren sich Blutdruck und Blutfettwerte. Entsprechend werden auch zunehmend mehr dieser Operationen durchgeführt.

Was die gefährlichen überflüssigen Pfunde endlich purzeln lässt, hat allerdings einen Haken – der sich nun immer häufiger präsentiert. Eine ganze Reihe jener Menschen, die sich einer solchen Operation unterzogen hatten, entwickeln danach eine Sucht. Den Beleg für diesen alarmierenden Umstand lieferte unter anderem auch eine US-Studie im Frühjahr 2017. Darin wurden an der Universität von Pittsburgh knapp 2000 Patienten erfasst – jeder von ihnen war bariatrisch operiert worden. Binnen fünf Jahren nach dem Eingriff hatte jeder fünfte der Probanden ausgeprägte Alkoholprobleme. Jeder dreizehnte griff zu illegalen Drogen wie zum Beispiel Kokain. Aus anderen Beobachtungen ist bekannt, dass die Betroffenen vereinzelt auch spiel- oder kaufsüchtig werden.

DAS WIRD SPANNEND

Seit 2013 läuft das durch die EU finanzierte Projekt »MyNewGut«. Dabei untersuchen Experten verschiedener Fachbereiche aus 15 Ländern unter anderem auch die Auswirkungen des Mikrobioms auf die Abläufe und Funktionen im Gehirn.

ERSATZ FÜR DEN GRIFF ZUM ESSEN

Wie kann es jedoch dazu kommen, dass eine Operation am Magen offensichtlich eine Suchtproblematik begünstigt – aus dem Griff in den Kühlschrank der Griff zur Flasche oder zu Drogen wird? Neurowissenschaftler und Psychologen suchen derzeit nach möglichen Antworten auf diese Frage.

Eine sehr plausible Erklärung hat sich bereits gefunden. Sie führt direkt ins Gehirn, nämlich in das dort angesiedelte Suchtzentrum. Hier, so zeigte sich, kommt es nach einer bariatrischen Operation am Magen zu auffälligen Veränderungen. Als deren Auslöser haben sich Hormone entpuppt, die vom Magen-Darm-Trakt gebildet und über die Darm-Hirn-Achse an das Gehirn entsendet werden. Bei Personen, die eine Magen-OP zur Gewichtsabnahme hatten, ist die Zusammensetzung des Cocktails an Botenstoffen ganz erheblich anders als bei anderen Menschen. Einige der Hormone, die nun im Gehirn eintreffen, beeinflussen sehr wahrscheinlich das Suchtzentrum. Und zwar dahin gehend, dass die Betreffenden leichter abhängig werden.

DIE BAUCH-KOPF-KOMMUNIKATION

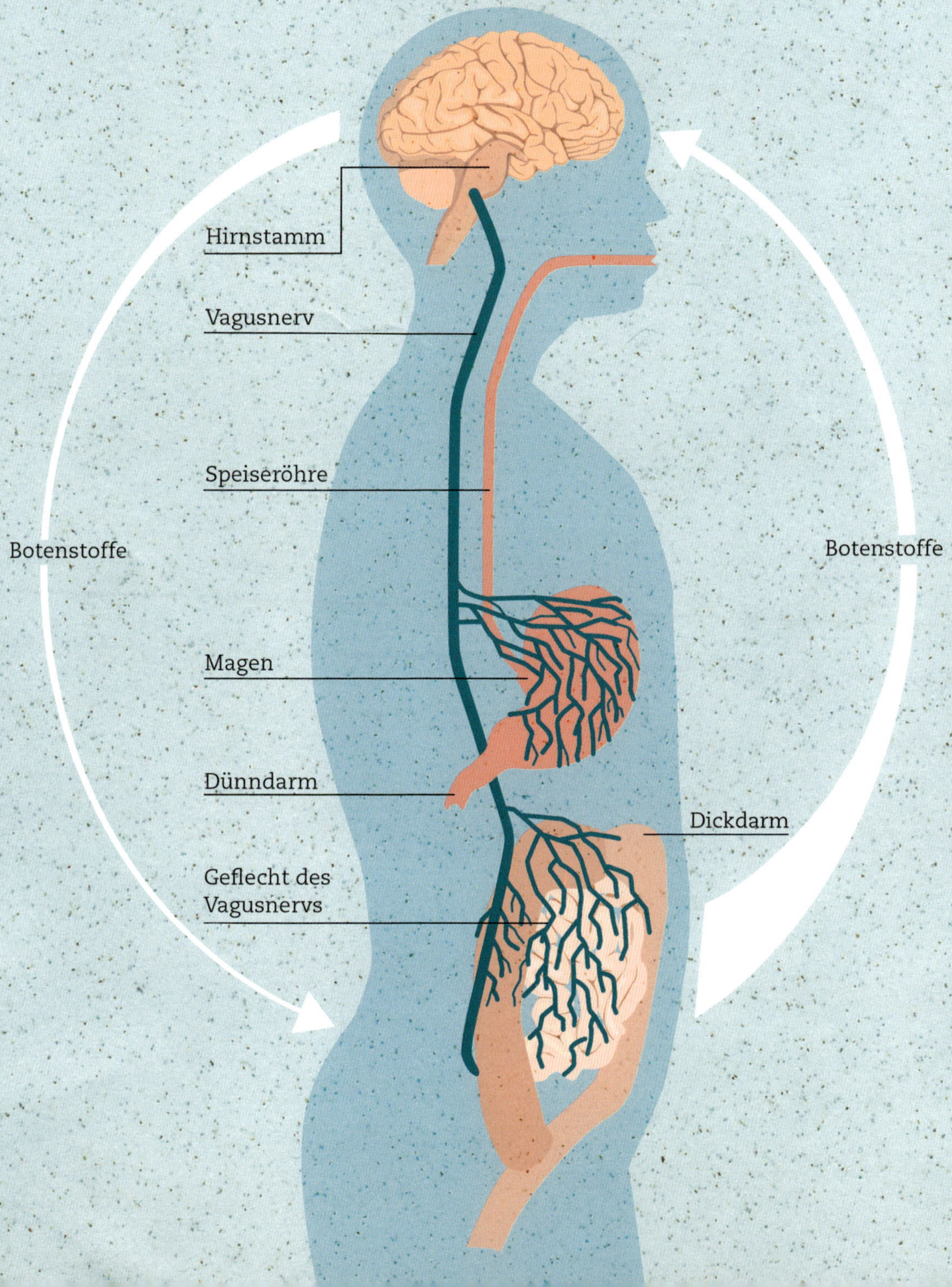

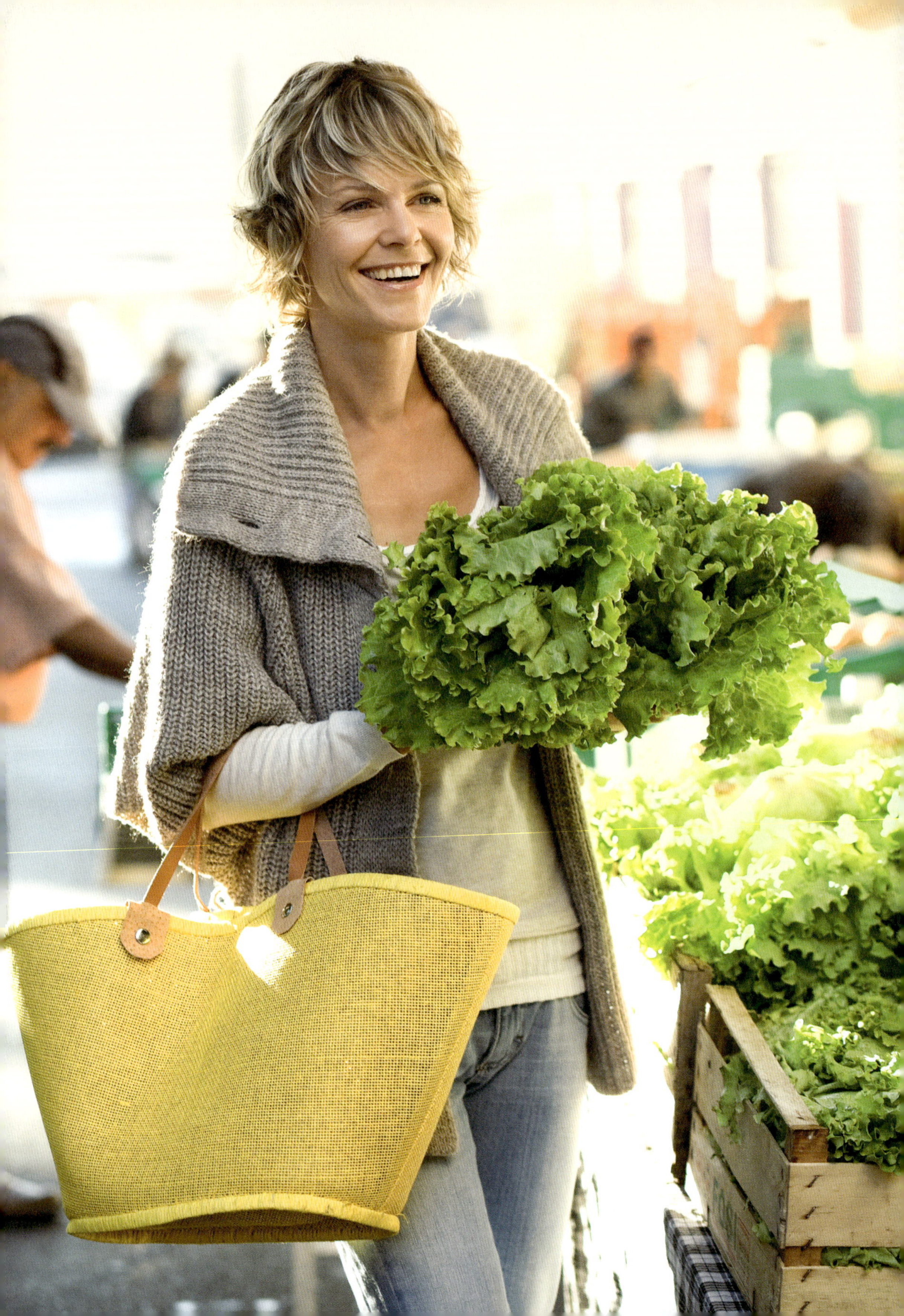

4

DIE VERDAUUNG UNTERSTÜTZEN – IM TEAM MIT MAGEN UND DARM

Die beiden leisten schier Unglaubliches für unser allgemeines Wohlbefinden. Deshalb sollten wir Magen und Darm bei ihrer Arbeit unterstützen und entlasten. Aber wie? Durch eine gesunde Lebensweise.

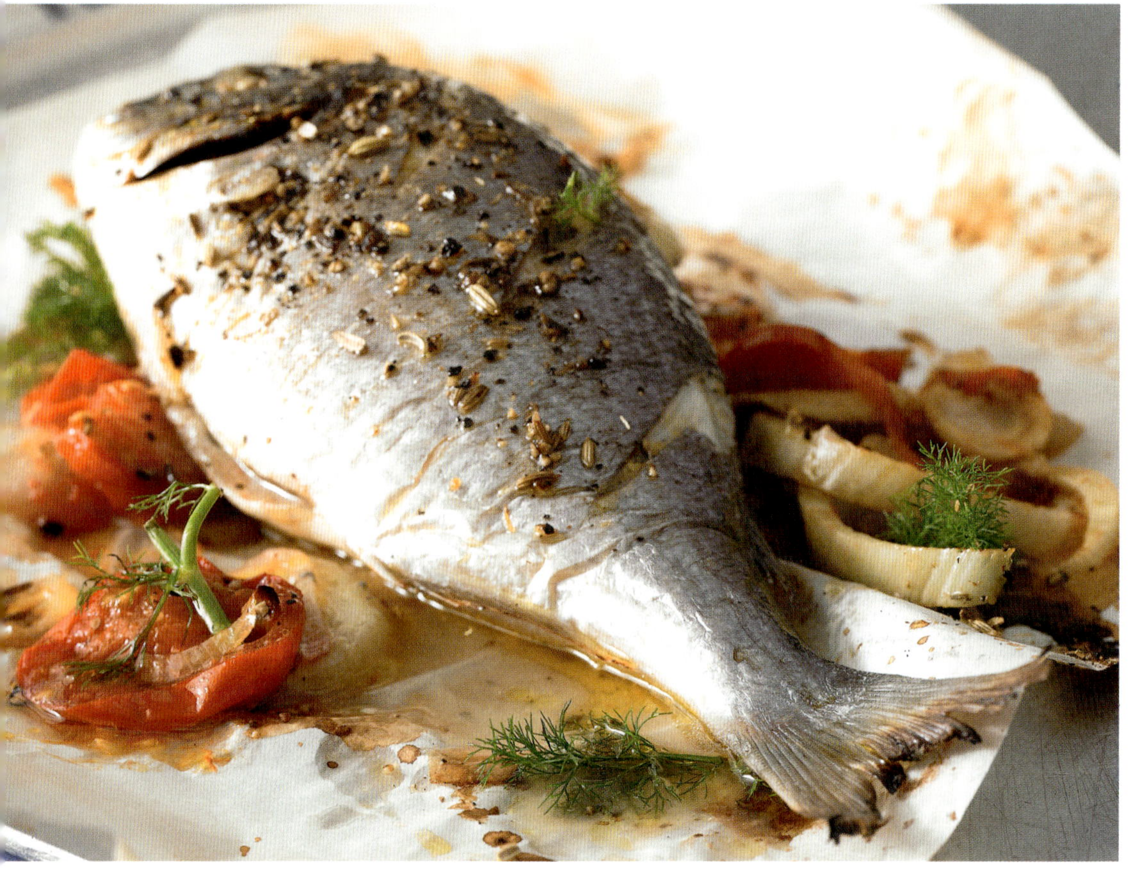

DARMGESUNDHEIT FÄNGT AUF DEM TELLER AN: BISSEN FÜR BISSEN

Was wir essen, hat von allen möglichen Faktoren den größten Einfluss auf die Funktionsfähigkeit unseres Verdauungssystems. Daher gibt es bei der täglichen Ernährung zahlreiche Möglichkeiten, positiv auf die Gesundheit der Verdauung einzuwirken. Entsprechend sollte Ihnen eine Ernährungsweise, die freundlich zu Magen und Darm ist, ein wichtiger Weggefährte werden.

Dabei geht es nicht in erster Linie darum, gewisse Lebensmittel streng zu meiden und insofern eine gezielte Diät einzuhalten. Vor allem deshalb nicht, da die Verdauung eines jeden von uns ganz individuell ist und somit unterschiedlich reagiert. Häufig geht es vielmehr darum, sich eine neue Esskultur zuzulegen. Dazu gehört, schwer verdauliche Speisen möglichst ganz zu meiden und sich beim Essen ein Verhalten anzugewöhnen, das der – insbeson-

dere einer geschwächten – Verdauung besser bekommt. Es geht also nicht nur um das »Was esse ich«, sondern auch um das »Wann und wie esse ich«.
Das mag Ihnen nun vielleicht kompliziert erscheinen. Ist es aber nicht. Und schon nach ein paar Tagen der bewussteren Zusammenstellung des Speiseplans und an denen Sie bewusster essen, werden Sie feststellen: Ihr Körper zeigt Ihnen ganz klar, was er braucht und was ihm guttut. Vor diesem Hintergrund kann und sollte jeder, der unter Verdauungsstörungen leidet, seine eigene »Ernährungstherapie« entwickeln.

WAS UNSEREM DARM AM BESTEN SCHMECKT

Fast jeder von uns hat sein Lieblingsgericht – wahrscheinlich gibt es auch bei Ihnen solche Favoriten, die Sie auf die Frage nennen, was Sie gerne essen. Unser Darm hat auch etwas, was er ganz besonders mag. Glücklicherweise handelt es sich dabei nicht nur um ein einziges spezielles Gericht oder ein paar ganz bestimmte Leibspeisen.
Nein, das Zentralorgan der Verdauung ist da wesentlich weiter gefächert: Ihm schmeckt eine Ernährungsform, nämlich die mediterrane Ernährung, am allerbesten. Das Einzige allerdings, was ihm dabei nicht so liegt – okay, auch er ist ein wenig wählerisch –, ist weißes Mehl. Das heißt, auf Ihren Teller sollten möglichst kein Weißbrot und keine Pasta aus Weizenmehl. Auf diese Zutaten der Mittelmeerküche kann der Darm gut und gerne verzichten, denn sie bekommen ihm oft einfach nicht.
Ansonsten aber ist die mediterrane Mischkost am besten dazu geeignet, die Darmgesundheit zu unterstützen.

EMPFEHLENSWERT: MEDITERRANE MISCHKOST

Mit viel Gemüse, Salat und Obst liefert diese Art der Ernährung genügend Ballaststoffe (siehe Seite 41 und 77), die bekanntlich sehr wichtig für eine gesunde Verdauung sind. Natürlich auch unerlässliche Vitamine, Mineralstoffe und Spurenelemente. Durch viel Fisch und Geflügel versorgt uns diese Ernährungsweise zudem mit wertvollem Eiweiß und vielen Omega-3-Fettsäuren. Nicht zu vergessen: das so überaus gesunde Olivenöl, das reichlich in fast alle Gerichte fließt.
Diese Zusammenstellung ist aus ernährungsmedizinischer Sicht ideal, auch für Magen und Darm. Nicht umsonst empfehlen auch die offiziellen Leitlinien der DGVS (siehe Seite 13) die mediterrane Mischkost zur Gesunderhaltung des Verdauungstraktes.

ÜBER ALLE ERNÄHRUNGSTRENDS ERHABEN

Von Low Carb über Paleo-Diät und vegan bis hin zu Superfood: Immer neue Ernährungstrends sind wortwörtlich in aller Munde. Das Pro und Kontra dessen, was hip auf dem Teller ist, wird jedoch sehr kontrovers diskutiert.
Viele Experten rund um Messer und Gabel warnen zu Recht vor einer einseitigen Kost, die bestimmte Nährstoffe nahezu ausschließt. So vor allem bei der veganen Ernährung, die vollkommen auf tierische Produkte verzichtet, und der Paleo-Diät, bei der nur auf den Tisch kommt, was sich unsere Urahnen in der Steinzeit servierten – reichlich Fleisch und Fisch, aber keine Getreide- und Milchprodukte.
Und, abgesehen von den gesundheitlichen Einwänden: Hinter den Trends beim Essen stecken oftmals nur rein wirtschaftliche Interessen. Schließlich generiert eine wachsende

Zahl von Lebensmittelherstellern und -vertreibern damit jährlich Milliardenumsätze und hohe Gewinne.
Was bleibt? Das, was in den Mittelmeerländern traditionell auf den Tisch kommt: reichlich Gemüse, Salat und Obst, viel Fisch, wenig rotes Fleisch sowie ordentlich Olivenöl. Diese Ernährungsweise ist nach wie vor über alle Zweifel erhaben – und bleibt das künftig sicherlich auch. Beste Argumente dafür liefern auch Studien, die in schöner Regelmäßigkeit den enormen gesundheitlichen Wert der mediterranen Ernährung bestätigen.

DIE MISCHUNG MACHT'S

Was die mediterrane Küche auszeichnet und zur Nummer eins unter den Ernährungsformen macht, sehen wir uns jetzt ein wenig genauer an. Dann werden Sie auch besser nachvollziehen können, warum der Darm diese am liebsten serviert bekommt.

Das Geheimnis der Mittelmeerkost – ihr immens hohes gesundheitliches Potenzial – liegt nicht in der Bevorzugung eines oder mehrerer bestimmter Nahrungsmittel. Denn wie meist in Sachen Ernährung ist nicht nur ein Faktor ausschlaggebend für die Gesundheit, das gilt auch hier. Was die Ernährungswissenschaft so lobt oder, besser gesagt, sie entzückt, ist die überaus gelungene Mischung der Zutaten. Hauptbestandteile sind neben der großen Vielfalt an pflanzlichen Lebensmitteln Olivenöl, Hülsenfrüchte und Nüsse; alles möglichst naturbelassen und frisch, je nach Saison und Region. Geflügel, Fisch und Meeresfrüchte werden bei der traditionellen mediterranen Ernährung mehrmals wöchentlich serviert, rotes Fleisch und Wurst dagegen nur selten. Milch und Milchprodukte kommen täglich, jedoch nur in geringen Mengen auf den Tisch. Diese Dosierung gilt auch für Wein, den man regelmäßig, jedoch vorwiegend nur zu den Mahlzeiten zu sich nimmt.

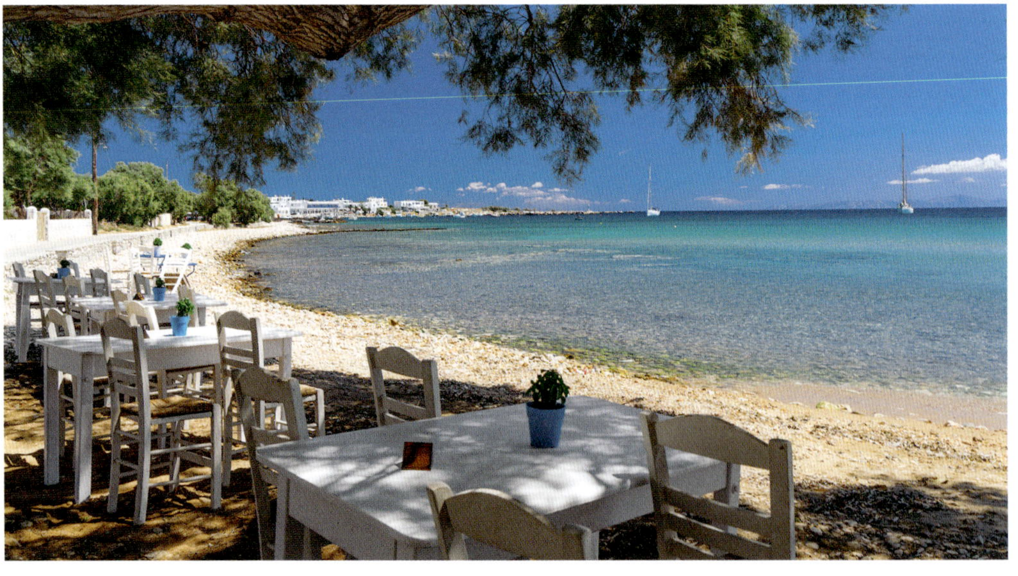

Aus dem Meer kommt viel Gutes und Gesundes auf den Tisch – nicht nur an den Urlaubsstränden mediterraner Länder.

Aus dieser Zusammenstellung des Speiseplans ergibt sich eine optimale Bilanz an Nähr- und Vitalstoffen. Mediterran essen bedeutet:

> wenig weißer Zucker und wenig Salz
> wenig gesättigte Fettsäuren und Transfette
> viele einfach (überwiegend aus Olivenöl) und mehrfach ungesättigte Fettsäuren
> viele Omega-3-Fettsäuren
> ein hoher Anteil an Ballaststoffen und komplexen Kohlenhydraten
> ein hoher Anteil an wertvollen Vitaminen und Mineralstoffen
> viele sekundäre Pflanzenstoffe, unter anderem Antioxidantien
> geringere Energiedichte (weniger Kalorien)

Ein paar der gerade aufgeführten Komponenten nehmen wir uns gleich detaillierter vor.

MEDIZIN AUF DEM TELLER

Wie gut sich die mediterrane Mischung macht, brachte ein Blick in Europas Kochtöpfe bereits vor über zwei Jahrzehnten ans Licht. Große Ernährungs-Checks, wie unter anderem die »Sieben-Länder-Studie«, hatten nämlich gezeigt, dass zwischen Nordeuropa und den Mittelmeerländern deutliche Unterschiede hinsichtlich der Gesundheit bestehen: Viele Erkrankungen sind im Süden Europas seltener. Was sich dereinst beim grenzüberschreitenden »Töpfegucken« offenbarte, ist inzwischen wissenschaftlicher Konsens: Die Kost, die in den Ländern rund um das Mittelmeer auf den Tisch kommt, ist geradezu Medizin. Sie schützt Bissen für Bissen unsere Gesundheit rundum. Und das ohne jegliche unerwünschten Nebenwirkungen. Darüber hinaus: Sie ist alles andere als bitter … Auch wer bereits unter Erkrankungen, etwa von Herz und Kreislauf oder dem Darm, leidet, dem bietet die mediterrane Küche die ideale »Krankenkost«. Wobei dies ganz bewusst in Anführungszeichen steht.

WARUM MAN AM MITTELMEER SO GESUND IS(S)T

Die zahlreichen Untersuchungen der letzten Jahre und Jahrzehnte zeigen übereinstimmend, auf wie vielen verschiedenen Ebenen die mediterrane Ernährung ihre Hebel für unsere Gesundheit ansetzt. So beugt sie wissenschaftlich verbürgt einem erhöhten Spiegel an schädlichem LDL-Cholesterin und Triglyceriden, Bluthochdruck, Diabetes mellitus (Zuckerkrankheit) und Übergewicht vor – alles gefährliche Risiken, nicht nur für Herz-Kreislauf-Erkrankungen. Da die Mittelmeerküche die Verdauung fördert und den Stoffwechsel aktiviert, ist sie auch ein wirksamer Schutzschild für den Verdauungstrakt. Sie kann in diesem Bereich so manchen Symptomen und Erkrankungen wirkungsvoll vorbeugen. Dazu gehören unter anderem Verstopfung und Sodbrennen, Divertikel (siehe Seite 200) sowie der Reizdarm (siehe Seite 187) – um hier nur einige zu nennen. Ebenso ist inzwischen gesichert,

TIPP

VOLLES KORN VORAUS

Dem Darm »schmecken« Weißmehlprodukte nicht besonders. Ersetzen Sie deshalb Weißbrot durch Backwaren aus Vollkorn. Ebenso die – insbesondere – aus der italienischen Küche nicht wegzudenkende Pasta.

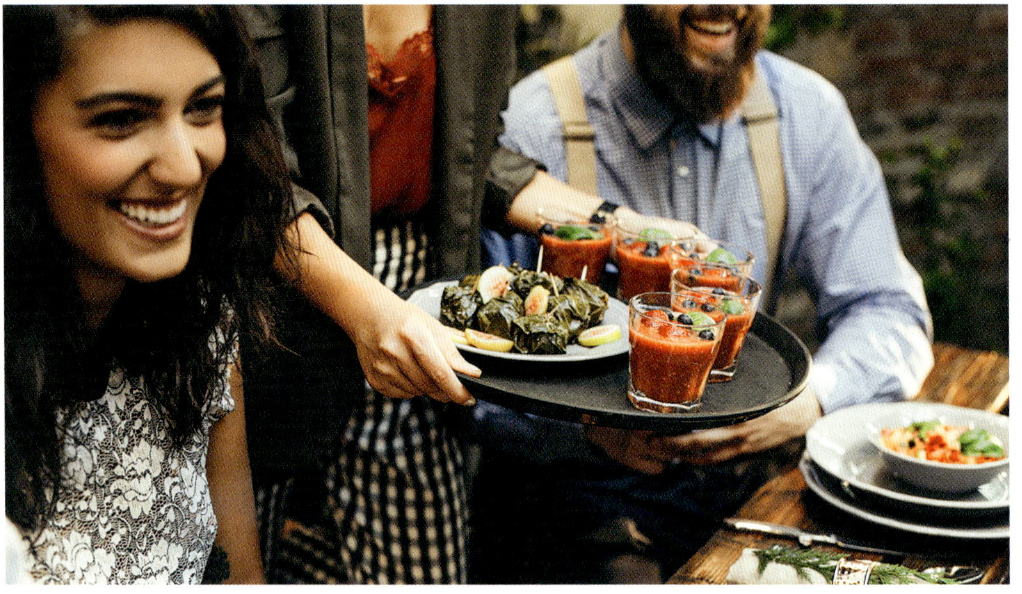

Im südlichen Europa weiß man gesundes Essen und Lebensfreude zu verbinden – und im Kreise seiner Familie und Freunde zu genießen.

dass die mediterrane Ernährung vielen Krebserkrankungen entgegenwirken kann – auch dem gefürchteten Darmkrebs.

LEBENSGENUSS UND GESUNDHEITSPFLEGE IN EINEM

Bei Empfehlungen für eine gesunde Ernährung dominieren sehr häufig Einschränkungen und Verzicht. So entsteht der Eindruck, gesundes Essen sei gleichbedeutend mit einem Mangel an Genuss und Wohlgeschmack. Ganz anders ist es bei der mediterranen Kost. Sie sieht so ganz und gar nicht nach Diät aus und – noch bedeutsamer – schmeckt nicht so: eines der besten Beispiele dafür, dass Lebensfreude und Genuss mit großem gesundheitlichem Wert Hand in Hand gehen können.
Also, besorgen Sie sich – falls Sie es nicht schon haben – ein gutes Kochbuch der italienischen, griechischen, spanischen und südfranzösischen Küche. Damit haben Sie kulinarische Hochgenüsse, einfache Rezepte, Gesundheit und Lebenslust in einem.

DAS SÜSSE LEBEN …

Wo wir es gerade von Lebensfreude hatten: Was zwar nichts mit Essen an sich zu tun hat, jedoch ebenso eine wichtige Rolle spielt, ist die weithin bekannte und viel bewunderte südländische Mentalität. Das sonnige Gemüt, die lockere, positive Lebenseinstellung und die stressärmere Lebensweise sind der Erhaltung und Wiederherstellung der Gesundheit ebenfalls enorm förderlich – einerlei ob Dolce Vita oder Savoirvivre …
Zum süßen Leben addiert sich die Geselligkeit. Im Süden wird meist in größerer Runde, im Kreis von Familie oder Freunden getafelt. Der so wichtige soziale Kontakt wird also besonders bei den Mahlzeiten gepflegt. Und, man lässt sich Zeit beim Essen. Ein Aspekt, der auch für Magen und Darm bedeutsam ist.

OLIVENÖL – FLÜSSIGES GOLD FÜR DEN BAUCH

So manche Erzeuger von Olivenöl sagen nicht ohne Stolz: »Was wir machen, ist nicht nur Öl, sondern wirksame Medizin.« Wie richtig sie damit liegen, haben zahlreiche Studien gezeigt: Das Öl aus den Früchten des Ölbaumes ist mit das Beste für die Gesundheit, was es gibt. Davon profitiert neben Herz und Gefäßen auch unser Darm: Denn Olivenöl schmiert die Räder der Verdauung.

EINZIGARTIGE KOMPOSITION VON FETTSÄUREN

Die gesundheitlich ideale Kombination an Fettsäuren, wie sie in Olivenöl vorliegt, hat kein anderes Öl zu bieten. Es enthält wenig mehrfach ungesättigte Fettsäuren, dafür aber rund 70 Prozent einer einfach ungesättigten Fettsäure (siehe Seite 75), nämlich der Ölsäure. Circa zehn Prozent entfallen auf mehrfach ungesättigte Fettsäuren. Vor allem die Ölsäure ist es, die unsere Blutgefäße gesund erhält und erhöhte Blutdruckwerte senkt. Darüber hinaus reguliert sie die Blutfette. Sie senkt das problematische LDL-Cholesterin und erhöht das gute HDL-Cholesterin. Zudem »entschärft« Ölsäure das LDL-Cholesterin, sodass es weniger schädlich ist: Sie macht das Blutfett weniger empfindlich gegen Sauerstoff. Das sorgt dafür, dass es sich nicht mehr so leicht in den Blutgefäßen ablagern kann.

WIRKSAMER BEGLEITSCHUTZ

Die enorme gesundheitsfördernde Wirkung von Olivenöl beruht allerdings nicht allein auf seinem hohen Gehalt an gesunden Fettsäuren. Eine nicht minder wichtige Rolle spielen sogenannte sekundäre Pflanzenstoffe wie vor allem das Oleuropein. Diese Stoffe sind für die Pflanze nicht lebensnotwendig (daher sekundär), für uns aber enorm gesund. Damit ist der Reigen der wertvollen Inhaltsstoffe von Olivenöl aber noch lange nicht vollständig. Es besitzt auch einen hohen Anteil an Vitamin E, das vielfältige positive Wirkungen hat. Allem voran schützt es die Zellen unseres Körpers vor dem Angriff schädlicher freier Radikale (Molekülteile, die Gewebe zerstören können). Weitere wichtige Stoffe im Olivenöl sind Vitamin A, Kalium, Kalzium und Magnesium.

OFFIZIELL EMPFOHLEN

Frische Scampi, Salat von knackigen Tomaten mit bestem Olivenöl, und daneben schimmert der Rotwein im Glas ... Eine Diät sieht anders aus. Es ist aber eine: Die Küche der Mittelmeerländer wird von der Weltgesundheitsorganisation (WHO) und anderen Gesundheitsinstitutionen als beste »diätetische Maßnahme« zur Erhaltung und Wiederherstellung der Gesundheit empfohlen.

DIE QUALITÄT MACHT'S

Olivenöl ist nicht gleich Olivenöl – nicht nur was Geschmack, Farbe und Geruch angeht. Entscheidend für den gesundheitlichen Wert ist die Qualität. Kaufen Sie deshalb nur das sogenannte native Olivenöl extra. Diese drei Worte garantieren hochwertigstes, naturreines Olivenöl von einwandfreiem Geschmack. Es ist kalt gepresst, also ohne Zufuhr von Hitze und ohne chemische Zusätze hergestellt. Auf Italienisch heißt solches Olivenöl Olio extra vergine di oliva, auf Spanisch Aceite de oliva virgen extra und auf Französisch Huile d'olive vierge extra.

FETT IST NICHT GLEICH FETT

Ein wichtiger Baustein unserer Nahrung ist in den letzten Jahren gehörig in Misskredit geraten: Die Belege für die schädlichen Auswirkungen zu hoher Blutfette und auch die These »Fett macht fett« ließen Fett in einem immer schlechteren Licht erscheinen. Eine Ernährung so fettarm wie möglich wurde zur Bürgerpflicht und Fett zum Stiefkind der Nation. Allerdings wenig gewinnbringend. Das zeigt etwa ein Blick in die USA – das Eldorado der Low-Fat-Produkte verfettet zusehends. Was jenseits des Atlantiks und in anderen Industrienationen ebenso weiter steigt, ist die Zahl der Magen-Darm-Patienten, der Hypertoniker und Diabetiker, um nur einige der Probleme aufzuführen.
In Regionen dagegen, wo fettreich gegessen wird, wie etwa auf Kreta, sind die Menschen gesünder. Dieses Paradox brachte einen der Eckpfeiler der Ernährungswissenschaft ins Wanken: Zahlreiche Studien haben inzwischen belegt, dass Fett per se nicht schädlich ist und auch nicht zwangsläufig fett macht.

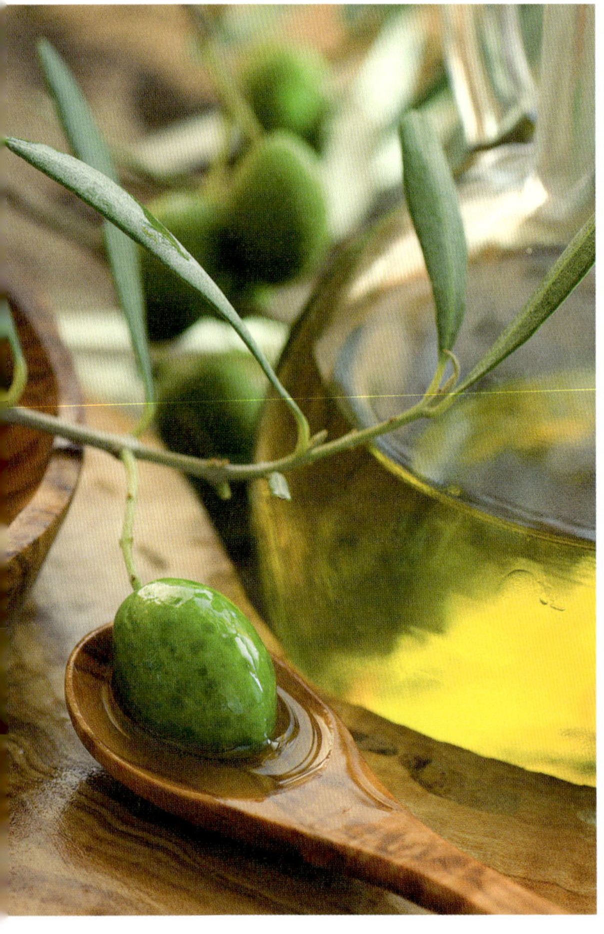

TRETEN SIE INS RICHTIGE FETTNÄPFCHEN

Wie sich in den vielen Untersuchungen herausstellte, ist die Fettmenge weniger entscheidend für die Gesundheit als bislang vermutet. Worauf es dagegen vielmehr ankommt, ist die Fettart: Die richtige Zusammenstellung der Nahrungsfette wirkt den klassischen Gesundheitsgefahren unserer Zeit gezielt entgegen. Es zählt also, was Sie sich auf das Brot streichen und über den Salat gießen.

DIE SÄTTIGUNG ENTSCHEIDET

Jedes Fett, einerlei ob tierischer oder pflanzlicher Herkunft, besteht aus Fettsäuren – langen Ketten von Kohlenstoff- und Wasserstoffatomen. Entscheidendes Kriterium bei der Fettwahl ist die Sättigung der Fettsäuren. Mehr-

Öl aus Oliven ist mit das gesündeste überhaupt. Dazu kommt: Es schmeckt auch hervorragend.

fach ungesättigte Fettsäuren haben mehrere Bruchstellen in ihren Kohlenstoffketten. Weshalb sie unser Körper auch am einfachsten verarbeiten und sofort nutzen kann. Und zwar ohne sie in den Fettzellen zu lagern und damit für mehr Pölsterchen zu sorgen. Einfach ungesättigte Fettsäuren haben nur eine Bruchstelle und gehören damit auch noch zu den guten. Gesättigte Fettsäuren dagegen weisen keine Bruchstelle in ihrer chemischen Struktur auf und sind deshalb schwer verdaulich.
Abhängig davon, ob sie gesättigt, einfach oder mehrfach ungesättigt sind, haben die Fettsäuren also erheblich unterschiedliche Wirkungen auf unseren Körper. Gesättigte Fettsäuren sparen Sie sich bitte künftig. Was vor allem in tierischen Lebensmitteln (Fleisch, Wurstwaren, Milchprodukten) steckt, birgt enorme Risiken: Diese Fettsäuren erhöhen das schädliche LDL-Cholesterin im Blut und damit die Gefahr für Herz-Kreislauf-Krankheiten. Auch der Fettstoffwechsel gerät aus den Fugen. Die Folge sind unter anderem Übergewicht (siehe Seite 92) und Stoffwechselkrankheiten wie zum Beispiel Diabetes mellitus.
Was Sie dagegen brauchen und häufig konsumieren sollen, sind die guten Fette – die mit den ungesättigten Fettsäuren. Sie wirken sich positiv auf den Cholesterinspiegel aus, schützen Herz und Blutgefäße, beugen Arteriosklerose vor und halten das komplexe Stoffwechselgeschehen im gesunden Gleichgewicht. Mehrfach ungesättigte Fettsäuren, etwa Omega-3-Fettsäuren, gelten als die besten aller Fette (siehe Seite 76).

MÖGLICHST PFLANZLICHE FETTE

Ernährungsexperten empfehlen, zwei Drittel der Tagesration an Fett (60 bis maximal 80 Gramm) mit ein- und mehrfach ungesättigten Fettsäuren zu decken. Das gelingt Ihnen, indem Sie reichlich pflanzliche Öle und Fette in den Speiseplan integrieren. Wer häufig Oliven- und Rapsöl nimmt, hat die Aufnahme einfach ungesättigter Fettsäuren abgesichert.
Nur ein Drittel des täglichen Fettes sollten gesättigte Fettsäuren ausmachen. Diese Menge ist jedoch nur allzu schnell überschritten, weil gerade tierische Fette gut versteckt in Fleisch, Wurst und Käse lauern – und damit doppelt gefährlich sind.

FINGER WEG VON TRANSFETTEN

Bei der industriellen Herstellung von Lebensmitteln werden oft teilgehärtete Fette eingesetzt. Das heißt, flüssiges Öl wurde zunächst gehärtet. Was unser Körper im Zuge der Verdauung dieser Fette aus ihnen macht, heißt Transfette und ist höchst gefährlich. Denn der Cholesterinspiegel wird von diesen Fetten besonders negativ beeinflusst: Die Konzentration an schädlichem LDL-Cholesterin erhöht sich, während im Gegenzug der Gehalt an gutem HDL-Cholesterin zurückgeht. Diese Veränderung in der Zusammensetzung der Blutfette wirkt sich schädlich auf die Gesundheit aus. Transfette stecken besonders reichlich in allen hochverarbeiteten Produkten wie zum Beispiel Fertiggerichten. Auch in frittierten Nahrungsmitteln wie Chips und Pommes frites sowie in Nuss-Nougat-Cremes und fettem Gebäck wie Croissants sind viele teilgehärtete Fette enthalten. Ebenso wie in Margarine, die Sie ebenfalls meiden sollten.
Wichtig ist zudem, die Zutatenliste auf den Verpackungen von Lebensmitteln genau zu lesen. Steht dort »gehärtete Fette«, »teilweise gehärtete Fette« oder »pflanzliche Fette, zum Teil gehärtet«, lassen Sie diese Produkte besser im Regal stehen.

UNSER KÖRPER BRAUCHT FETT

Fett will keiner haben, jedenfalls nicht zu viel davon – weder auf dem Teller noch auf den Knochen. Doch die Stiefkinder Fette, fachlich Lipide genannt, sind ebenso wie Kohlenhydrate und Eiweiße unerlässliche Nährstoffe. Ohne sie läuft nichts in unserem Organismus. Denn er benötigt sie zur Gewinnung und Speicherung von Energie: Fettstoffe sind wichtige biologische »Energiedepots«. Weiterhin sind Lipide am Aufbau vieler körpereigener Substanzen beteiligt, die essenziell für die Funktionsfähigkeit unserer Zellen sind. Auch das Nervengewebe enthält einen hohen Anteil an Lipiden.

Fette dienen uns weiterhin zur Wärmedämmung nach außen und sind dafür zuständig, Organe, etwa die Nieren, in ihrer natürlichen Lage zu fixieren und zu schützen. Darüber hinaus bilden bestimmte Lipide die Vorstufe für zahlreiche Prozesse im Stoffwechsel, so unter anderem für die Produktion von Sexualhormonen oder Gallensäure. Fette sind außerdem für den Transport einer ganzen Reihe von Vitaminen zuständig. Möhren etwa sollten mit Fett zubereitet werden, weil Karotin und Vitamin A ansonsten nicht vom Organismus aufgenommen werden können.

OMEGA-3-FETTSÄUREN: JOKER FÜR DIE GESUNDHEIT

Was sich in kalten Fluten tummelt, braucht mehr Fett auf den Gräten – Omega-3-Fettsäuren nämlich. Umso mehr, je kälter die Wassertemperatur ist. Weshalb eine im Nordatlantik gefangene Makrele auch mehr dieser Fettsäuren auf den Teller bringt als ihre Artgenossin aus der Ostsee.

Dass Kaltwasserfische viele Omega-3-Fettsäuren liefern, liegt am oder besser im Plankton. Denn die winzigen pflanzlichen Meeresbewohner haben in ihren Zellmembranen Omega-3-Fettsäuren eingebaut – wodurch sie in den arktischen Gewässern vor dem Erstarren bewahrt werden. Unsere Speisefische profitieren ebenfalls vom »Frostschutz« aus der Nahrungskette: Indem sie Plankton fressen, nehmen sie Omega-3-Fettsäuren auf und können damit auch in sehr kaltem Wasser geschmeidig bleiben. Wenn die Fische vom Wasser aufs Land zu uns Menschen auf den Teller wandern, gereicht das auch uns zum Vorteil: Für uns haben sich nämlich die Omega-3-Fettsäuren inzwischen als Trumpfkarten im Spiel um die Gesundheit erwiesen.

SO WICHTIG WIE VITAMIN C

Bei den Eskimos wären Kardiologen arbeitslos: Herzkrankheiten sind im ewigen Eis eine Seltenheit. Das liegt nicht etwa an der vielen frischen Luft und auch nicht am Hundeschlittenfahren. Sondern es liegt an dem, was im Iglu gegessen wird, nämlich regelmäßig und reichlich fetthaltiger Fisch.

Die hier übliche fischreiche Nahrung hält die Herzen und Blutgefäße so fit. Bei den Inuit, wie sich die Ureinwohner Grönlands und der arktischen Region Kanadas nennen, sind aber nicht nur Herzinfarkt und Schlaganfall weitgehend unbekannt. Auch Asthma und Hautkrankheiten, zum Beispiel Schuppenflechte, treten seltener auf.

Das weckte die wissenschaftliche Neugier. Biochemiker und Mediziner machten sich ans Forschen und fanden schließlich die Garanten für die gesunden Inuitherzen: Omega-3-Fettsäuren. Sie haben sich im Zuge wissenschaftlicher Forschungen inzwischen als wahre Multitalente entpuppt. Zahlreiche Studien haben nämlich gezeigt, dass diese Fettsäuren über ein breites Spektrum an positiven Wirkungen verfügen und ebenso wichtig zur Gesunderhaltung sind wie Vitamin C. So wie dieses unerlässlich ist, sind Omega-3-Fettsäuren essenzielle Nährstoffe für unseren Körper.

Auch unser Verdauungssystem und besonders Magen und Darm profitieren sehr von den umfassenden Schutzwirkungen der Omega-3-Fettsäuren. Also ran an den Fisch!

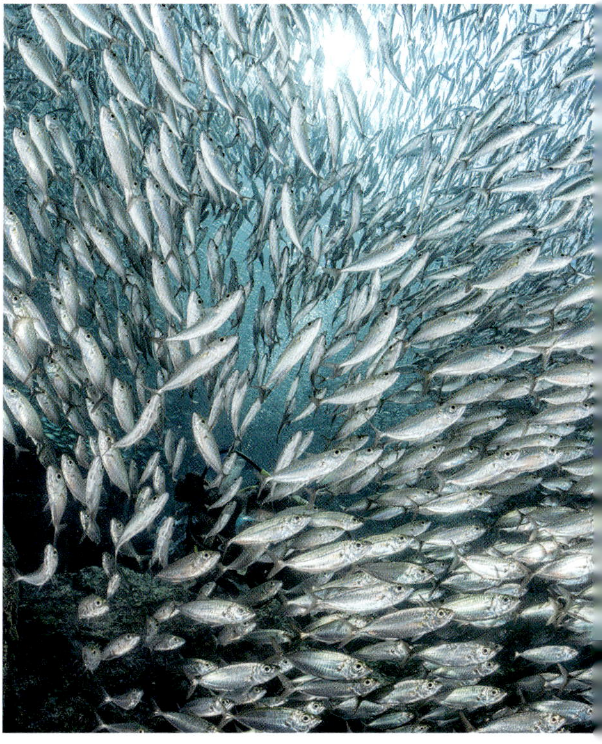
Omega-3-Fettsäuren schützen Fische vor niedrigen Temperaturen und dienen unserer Gesundheit.

BALLASTSTOFFE – ALLES ANDERE ALS UNNÜTZ

Ballast? Das klingt erst einmal nicht so gut. Denn wer will den schon … Doch diese pflanzlichen Fasern sind keineswegs für den Müll und überflüssig. Ganz im Gegenteil sind sie unerlässlich für die Erhaltung und Wiederherstellung der Gesundheit – besonders der von Magen und Darm.

Bevor wir uns ihre Wirkungen vornehmen, kurz dazu, was Ballaststoffe sind: Fasern, die Pflanzen als Gerüst und Stütze dienen. Nehmen wir sie über pflanzliche Nahrungsmittel zu uns, kann unser Verdauungssystem sie nicht verwerten; daher auch ihr Name. Doch obwohl sie unverdaulich sind, leisten uns diese Stoffe wertvolle Dienste.

So regulieren auch sie den Cholesterinspiegel, denn sie helfen, die schädlichen Blutfette zu senken und die guten Blutfette zu erhöhen. Des Weiteren sorgen sie dafür, dass der Gehalt an Blutzucker nach dem Essen langsamer ansteigt. Das ist unter anderem ein wertvoller Beitrag zum Schutz vor Diabetes und Herz-Kreislauf-Erkrankungen. Da Ballaststoffe darüber hinaus das Sättigungsgefühl fördern, tragen sie auch zum Halten oder Wiedererlangen des richtigen Körpergewichts bei. Last, but not least greifen sie unserer Verdauung sehr effizient unter die Arme.

GUT FÜR DEN STUHLGANG

Man unterscheidet lösliche von unlöslichen Ballaststoffen. Die löslichen fungieren als Quellstoff, indem sie große Mengen an Wasser binden. Zugleich dienen sie den Darmbakterien als Nahrung: Sie werden von diesen zu kurzkettigen Fettsäuren und Gasen abgebaut. Beides macht den Stuhl weicher, das Stuhlvolumen nimmt zu. Das wiederum erleichtert eine zügige, regelmäßige Darmentleerung ohne Pressen. Die unlöslichen Ballaststoffe binden viel weniger Wasser als lösliche Faserstoffe. Da sie von den Bakterien im Darm kaum abgebaut werden, vergrößern sie das Stuhlvolumen noch stärker. Ein voluminöser Stuhl regt die Bewegungen des Darms an, was wiederum den Weitertransport der Nahrungsreste und ihre Ausscheidung beschleunigt.

EFFEKTIVE VERDAUUNGSHELFER

Eine Reihe von wissenschaftlichen Untersuchungen zeigte inzwischen, dass der regelmäßige und reichliche Genuss von ballaststoffreichen Nahrungsmitteln den Erkrankungen des Darms wirksam vorbeugen kann – bis hin zum Darmkrebs. Denn Ballaststoffe halten zum einen die Darmflora im gesunden Gleichgewicht. Zum anderen erhöhen sie das Stuhlvolumen beträchtlich: Je größer die Menge des Stuhls, desto schneller passiert dieser den Darm und desto geringer ist das Risiko für Erkrankungen im Verdauungstrakt. Denn ein höheres Stuhlvolumen senkt die Konzentration bestimmter Stoffe, welche die Nahrungsbestandteile in für unseren Körper schädliche Verbindungen umwandeln. Dazu kommt, dass auch gefährliche Stoffe schneller durch den Darm geschleust werden und so erst gar nicht dazu kommen, ihre unheilvollen Wirkungen zu entfalten.

SOLL UND HABEN

Die Deutsche Gesellschaft für Ernährung, kurz DGE, empfiehlt für gesunde Erwachsene täglich mindestens 30 Gramm der wichtigen Pflanzenfasern. Ein Quantum, das allerdings die wenigsten schaffen, zu sich zu nehmen. Denn um es zu erreichen, müssten Sie beispielsweise 200 Gramm Kohl, 200 Gramm Möhren, 100 Gramm Rote Bete und drei Scheiben Vollkornbrot futtern – wohlgemerkt an einem Tag. Entsprechend liegen hierzulande 75 Prozent der Frauen mit durchschnittlich 25 Gramm und 68 Prozent der Männer mit im Durchschnitt 23 Gramm pro Tag etwas unter der von der DGE empfohlenen Menge.
Wer seine Zufuhr an Ballaststoffen steigern möchte, sollte jedoch behutsam vorgehen. Denn wer zu viele davon isst und dies nicht gewohnt ist, bekommt es leicht mit Beschwerden wie Blähungen und Völlegefühl zu tun. Zudem müssen Sie darauf achten, ausreichend zu trinken. Denn ansonsten können die Ballaststoffe nicht genug quellen.

GUTE LIEFERANTEN

Diese Nahrungsmittel sind besonders reich an Ballaststoffen:

- Nüsse und Samen
- getrocknetes Obst

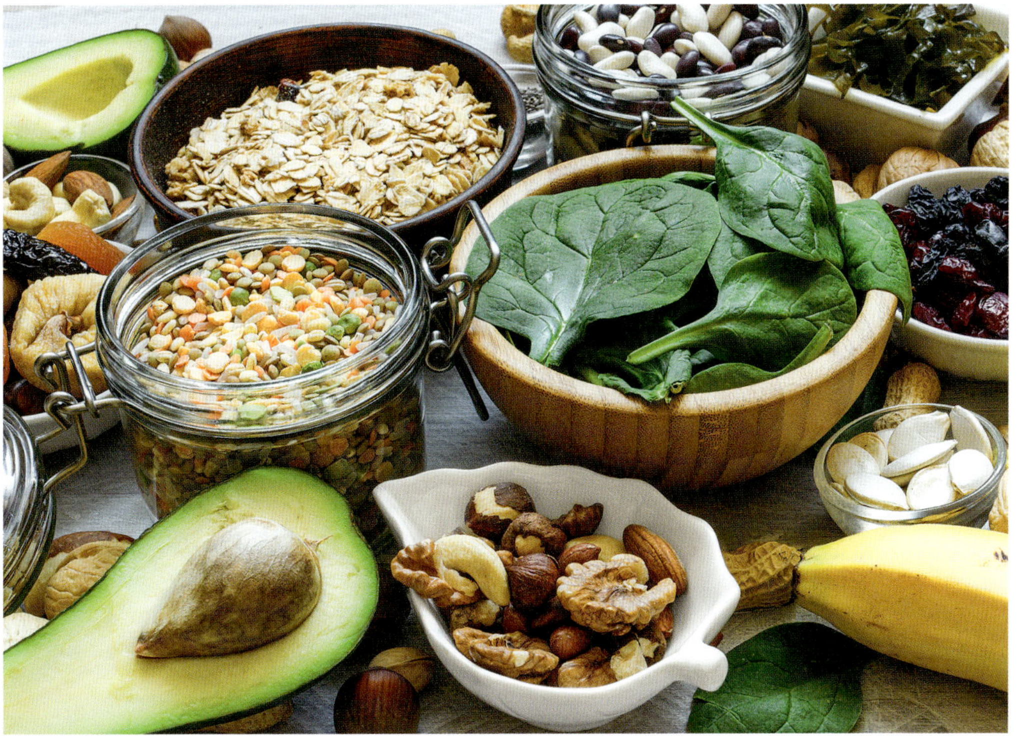

Ballaststoffe sind wichtiger Bestandteil einer gesunden Ernährung. Unter anderem halten sie gute und schlechte Darmbakterien im Gleichgewicht.

- Beeren wie Heidelbeeren, Brombeeren, Himbeeren und Johannisbeeren
- Hülsenfrüchte, zum Beispiel Erbsen, Bohnen und Linsen
- Wintergemüse wie Kohl, Rüben und Fenchel
- Getreide wie vor allem Roggen und Produkte daraus – je naturbelassener das Korn dabei ist, desto besser

WEITERE MITSTREITER FÜR DIE GESUNDHEIT

Mit der mediterranen Kost servieren Sie sich noch weitere wichtige Stoffe für die Gesundheit. Dazu gehören zweifelsohne die sekundären Pflanzenstoffe, denn sie sind potente Helfer, um zahlreichen Beschwerden rund um die Verdauung vorzubeugen. So haben Forschungen kürzlich ergeben, dass diese Stoffe in die Krebsentwicklung eingreifen können, indem sie krebsauslösende Faktoren bereits in der Anfangsphase blockieren.

Sekundäre Pflanzenstoffe finden sich deshalb in der mediterranen Küche, weil sie ein reichliches Angebot an Früchten, Gemüsen und Olivenöl in einer großen Vielfalt vorhält. Ebenso bietet sie uns Antioxidantien. Diese Stoffe schützen unseren Körper vor den schädlichen Effekten der sogenannten freien Radikale. Zu den besten Antioxidantien gehören Vitamin E und C, die beiden Spurenelemente Selen und Zink, Beta-Karotin und das Coenzym Q 10, ein wichtiger Katalysator für unseren Stoffwechsel.

SERVIEREN SIE SICH DARMGESUNDHEIT

Die folgenden Seiten zeigen auf einen Blick, welche Nahrungsmittel das Wohlbefinden von Magen und vor allem Darm fördern und welche Sie besser meiden sollten. Die alphabetische Reihenfolge sagt nichts über den Stellenwert des betreffenden Nahrungsmittels aus. Beginnen wir mit den gesunden.

DIE GUTEN

> **Ananas:** In der tropischen Frucht stecken reichlich Enzyme, die unsere Nahrung aufspalten, etwa das Bromelain. Dieses sorgt für eine vollständige und gesunde Verdauung der Nahrung. Zudem vertreibt es Darmparasiten aus dem Verdauungssystem. Und dabei schmeckt die Ananas so erfrischend.

> **Apfel:** Besonders in der Schale dieses heimischen Obstes sind jene Stoffe enthalten, die der Verdauung so gut tun: die Pektine. Sie dicken den Nahrungsbrei an – jedoch ohne zu verstopfen – und erhöhen so das Stuhlvolumen. Das bringt die Peristaltik, die Darmbewegungen, optimal in Schwung.
Im Englischen hat der gesunde Apfel sogar ein eigenes Sprichwort: »An apple a day keeps the doctor away.« Gerieben macht der Apfel sich bestens als Hausmittel gegen Durchfall. Dies ist – unter anderem – ein Effekt des Apfelstoffs Quercetin sowie entzündungshemmender Gerbstoffe.

> **Artischocke:** Dieses essbare Distelgewächs enthält reichlich Bitterstoffe, allen voran das sogenannte Cynarin. Sie sind ganz groß darin, die Verdauungsaktivitäten zu unterstützen, denn sie regen sowohl die Produktion von Speichel als auch die Bildung von Verdauungsenzymen sowie Verdauungssäften an.

> **Avocado:** Die wertvollen Öle dieser Frucht sind eine wunderbare Hilfe für einen geschwächten und gereizten Magen. Darüber hinaus bringen sie aber auch unsere Verdauung in Schwung.

> **Banane:** Die krumme Frucht mit der dicken gelben Schale ist vollgepackt mit gesunden Inhaltsstoffen und liefert rasch und anhaltend Energie. Auch für die Verdauungsorgane ist sie prima, denn sie bietet Schutz für die Schleimhaut von Magen sowie Darm und fördert die Magentätigkeit.

> **Fenchel:** Im Gemüsefenchel sind viele ätherische Öle enthalten. Zwei von ihnen, Anethol und Fenchon, machen sich besonders gut für unser Verdauungssystem: Sie schützen die Darmschleimhaut, stimulieren die Magensaftproduktion und fördern die Peristaltik (siehe Seite 22 bis 23).

> **Kartoffel:** In gekochten Kartoffeln bilden sich lösliche Ballaststoffe (siehe Seite 77 bis 79), welche die gesunde Darmflora fördern und sich wie ein Schutzschild auf die Schleimhaut im Verdauungstrakt legen.

> **Papaya:** Eine weitere tropische Frucht neben der Ananas, die ein wichtiges Enzym liefert: Papain. Dieses macht schwer verdauliche Speisen bekömmlicher, da es die Fett- und Eiweißverdauung aktiviert.

> **Sauerkraut:** Bekanntlich enthält Sauerkraut viel Vitamin C. Es liefert darüber hinaus aber auch probiotisch wirksame Mikroorganismen. Diese stärken das gesunde Gleichgewicht der Darmflora und vermehren die »guten« Darmbakterien.

> **Sauermilchprodukte:** Joghurt und Kefir tragen mit ihren Milchsäurebakterien dazu bei, die Darmflora gesund zu halten, und kurbeln die Verdauung an – ideale Nahrungsmittel also auch bei trägem Darm.

DIE TOP-10-LEBENSMITTEL DER DARMGESUNDHEIT

Diese Lebensmittel tun unserem Körper und insbesondere unserem Verdauungssystem auf verschiedenste Weise gut. Sie sollten auf Ihrem Speiseplan nicht fehlen!

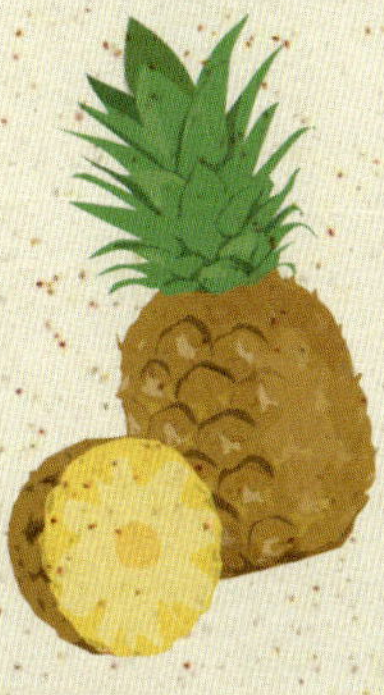

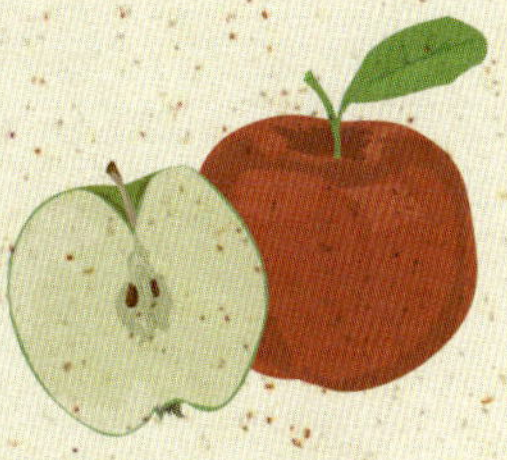

Ananas

Kaum eine andere Frucht hat mehr Vitamine, Mineralstoffe und Spurenelemente. Das Nährstoffwunder macht zudem gute Laune und schützt vor Stress.

Apfel

Das Lieblingsobst der Deutschen ist ein kulinarischer Alleskönner und besonders für Darm und Herz super gesund.

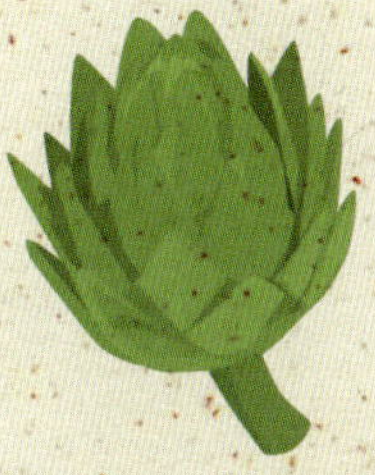

Artischocke

Feinkost und Heilpflanze zugleich: Sie entgiftet, fördert Stoffwechsel und Verdauung, senkt Blutfette und Übergewicht.

Banane

Praktisch verpackt und ohne zu krümeln gibt sie uns neue Energie – sofort und dauerhaft wirksam.

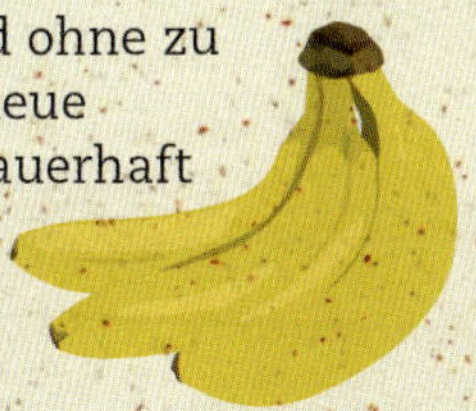

Kartoffel

Mit reichlich Vitamin C gilt sie als »Zitrone des Nordens«. Die gesunde Knolle hat aber noch mehr zu bieten …

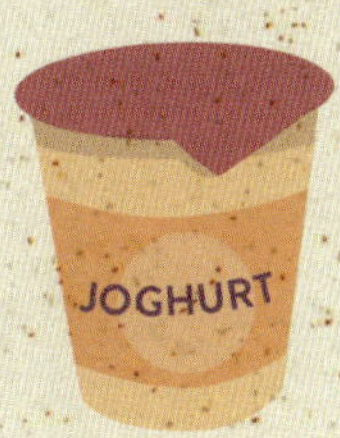

Sauermilchprodukte

Joghurt, Buttermilch & Co. sind Eckpfeiler einer gesunden Ernährung, nicht nur für die Verdauung.

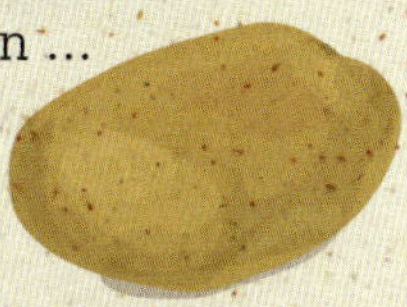

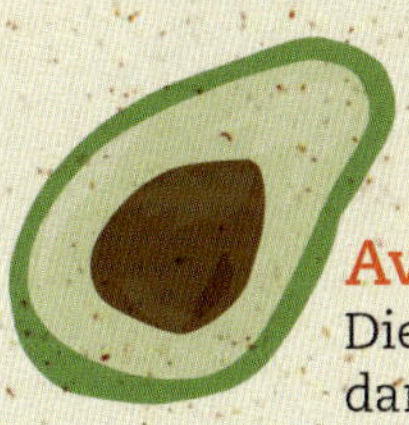

Avocado

Die »Butter der Tropen« ist dank ihrer sehr gesunden Fette zum Superfood avanciert.

Fenchel

Vielseitig begabt: in Zahncreme, Seifen, Bonbons, Likör, Tee oder Salami und als Gemüse und Heilkraut.

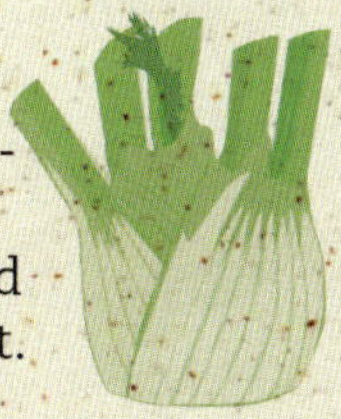

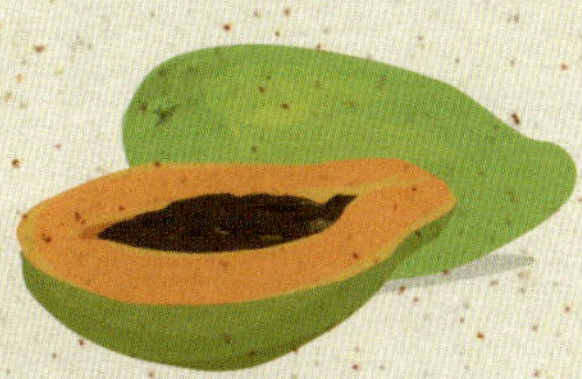

Papaya

Die Exotin sorgt für den Vitaminkick auf die lecker-süße Art.

Sauerkraut

Gar nicht »oll«, sondern ein gesundheitliches Multitalent.

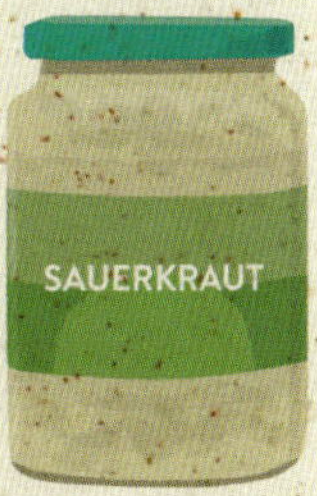

DIE WENIGER GUTEN

> **Fertiggerichte:** Verzichten Sie grundsätzlich darauf, denn sie enthalten neben qualitativ schlechten Rohstoffen auch jede Menge Zusatzstoffe, die den Darm und das Immunsystem sehr belasten.

> **Gepökeltes und Geräuchertes:** Die bei diesen beiden Methoden zur Konservierung von Fleisch verwendeten Salze können die Darmschleimhaut reizen.

> **Rotes Fleisch:** Noch streiten sich die »Gelehrten«, doch es gibt fundierte Hinweise, dass zu häufiger Genuss von rotem Fleisch (Rind, Lamm, Schwein) schädlich für die Darmgesundheit ist.

> **Schlechte Fette:** Dazu zählen Margarine, Schmalz und Mayonnaise. Meiden sollten Sie auch fettreich zubereitete Kartoffeln wie Bratkartoffeln, Kroketten, Pommes frites sowie Kartoffelsalat mit viel Mayo.

> **Schwer verdauliches Gemüse:** Dazu gehören unter anderem Knoblauch und Zwiebeln, Lauchgewächse und Kohl, Paprikaschoten sowie Gurken.

> **Weißes Mehl und weißer Zucker:** Diese beiden Nahrungsmittel sind alles andere als bekömmlich für unseren Darm, wie auch bereits erwähnt wurde (siehe Seite 41).

AUCH DAS WIE UND WANN ENTSCHEIDET

Jetzt haben wir uns ausgiebig mit dem befasst, was unserem Magen und besonders unserem Darm gut bekommt und was nicht. Doch ebenso wichtig ist auch, wie wir essen und wann. Hier gibt es auch einige Dinge zu beachten, damit Ihr Bemühen um eine magen- und darmfreundliche Ernährung nicht gleich wieder geschmälert wird.

TIPPS ZUM WIE

> **Meiden Sie alle Extreme**: Unsere Verdauung – nicht zuletzt wenn sie angeschlagen ist und zu Störungen neigt – braucht es ausgewogen und niemals extrem. Das bedeutet in der Praxis, dass Sie sehr heiße und kalte sowie sehr saure, süße, salzige und stark gewürzte Speisen und Getränke meiden sollten.

> **Leicht verdauliche Zubereitung**: Bevorzugen Sie gut bekömmliche Zubereitungsarten wie Kochen, Dämpfen, Dünsten oder Schmoren (siehe Seite 84). Rösten, Frittieren, Panieren und scharfes Anbraten streichen Sie besser aus Ihrem Repertoire.

> **Langsam und in Ruhe**: Essen Sie in Ruhe und nehmen Sie sich ausreichend Zeit dazu. Wenn Sie unter Zeitdruck stehen, verschieben Sie eine Mahlzeit lieber. Tabu ist das Essen nebenbei im Stehen und Gehen.

> **Entspanntes Drumherum**: Richten Sie Ihre Mahlzeiten generell so ein, dass die Atmosphäre darum herum entspannend und ange-

TIPP

KURZZEITFASTEN

Eine regelmäßige Nahrungsaufnahme gehört zu einer gesunden Essenskultur. Trotzdem gilt aber auch: Essen Sie nur, wenn Sie wirklich Hunger verspüren. Ist dem nicht so, können Sie problemlos einmal eine Mahlzeit ausfallen lassen. Hören Sie auf Ihren Körper – er weiß, was Ihnen guttut und wann ein »Minifasten« angesagt ist.

nehm ist. Denn man sollte sich mit Genuss dem Essen widmen können. Lesen oder Fernsehen sollten Sie während des Essens deshalb auch vermeiden, denn beides lenkt zu sehr ab.

> **Gut kauen**: Das muss ganz besonders betont werden – kauen Sie Ihre Nahrung stets sehr gründlich. Damit bereiten Sie den Speisebrei besser auf seine weitere Verdauung vor und nehmen Ihrem Magen und Darm bereits vorab einiges an Arbeit ab.

> **Rechtzeitig Stopp und Pause**: Beenden Sie die Mahlzeiten, wenn Sie satt sind, und essen Sie möglichst nicht über den Sättigungspunkt hinaus. Nach dem Essen ist es gut, nach Möglichkeit noch etwas sitzen zu bleiben und nicht sofort wieder in Aktivität zu verfallen.

> **Richtig trinken**: Reichliches Trinken ist bekanntlich generell sehr wichtig und unterstützt auch die Verdauung sehr bei ihren Aktivitäten. Wichtig ist allerdings, den täglichen Bedarf an Flüssigkeit mit dem Richtigen zu decken. Meiden Sie Getränke mit (viel) Kohlensäure, reine Obstsäfte und eisgekühlte Getränke. Die tun weder Magen noch Darm gut. Bevorzugen Sie Mineralwasser ohne Kohlensäure, Trinkwasser, verdünnte Obstsäfte, Gemüsesäfte und Kräutertees. Bei alkoholhaltigen Getränken und Kaffee sollten Sie darauf achten, dazu etwas zu essen. Das bremst nämlich die Aufnahme der Säure aus diesen Getränken.
Und: Direkt zum Essen sollten Sie nur wenig Flüssigkeit trinken. Wer zu viel (mehr als etwa 200 ml Flüssigkeit) beim Essen trinkt, stört den Verdauungsprozess, indem unverdaute Nahrung durch den Flüssigkeitsschub weiter durch den Körper gespült wird. Die Folgen sind Völlegefühl, Blähungen oder Müdigkeit und Schwere nach der Mahlzeit.

TIPPS ZUM WANN

> **Regelmäßig, aber mit Pausen**: Am besten ist es, wenn Sie zwei- oder dreimal am Tag essen. Dabei gilt es stets zu warten, bis der Verdauungsprozess der vergangenen Mahlzeit (in der Regel nach vier bis sechs Stunden) abgeschlossen ist, bevor Sie wieder etwas zu sich nehmen. Zwischenmahlzeiten sollten Sie möglichst vermeiden, denn selbst Obst oder ein Glas Milch zwischendurch benötigt die Kraft der Verdauung. Damit gilt das für Ihren Körper als vollständige Mahlzeit, auch wenn man davon nicht vollständig gesättigt wird.

> **Den Verdauungsrhythmus beachten**: Morgens wie ein Kaiser, mittags wie ein König, abends wie ein Bettler. Beherzigen Sie diesen alten Spruch. Denn es ist sehr wichtig, auf den natürlichen Rhythmus unserer Verdauung zu achten: Diese ist gegen Mittag am stärksten und lässt gegen Nachmittag nach. Am Abend ist sie sehr schwach und tritt schon in die Ruhephase ein. Daher sollte Ihr abendliches Essen möglichst nicht zu üppig ausfallen. Und: Die Mahlzeiten am Abend sollten mindestens drei Stunden vor dem Schlafengehen abgeschlossen sein, damit Ihre Verdauung noch etwas Zeit hat, die Nahrung gut zu verarbeiten.

Magen und Darm sind »Gewohnheitstiere« – ein geregelter Tagesablauf und möglichst regelmäßige Essenszeiten tun ihnen daher sehr gut.

TIPP

BESSER GEKOCHT

Knackiges Grünzeug, Müsli mit viel Schrot und Korn? Klar, da stecken doch jede Menge tolle Sachen drin: Ballaststoffe, Vitamine und so weiter ... Stimmt. Doch das kann unsere Verdauungsorgane auch ganz schön überfordern. Lieber verzichtet man auf das eine oder andere Vitamin aus dem frischen Salat und gart oder kocht frisches Gemüse schonend, sodass die Verdauung auch wirklich jedes Vitamin für den Körper umsetzen kann. Schlecht verdauter Salat hilft gar nichts, denn schließlich zählt nicht die Menge der darin enthaltenen Vitamine, sondern lediglich deren Umsetzung im Stoffwechsel. Während Rohkost den Organismus überfordert, nimmt Gekochtes dem Körper bereits einen Teil seiner Verdauungsarbeit ab.

> **Am Abend was Leichtes**: Zu den Schwergewichten gehören vor allem rohe pflanzliche Nahrungsmittel. Den doch »so gesunden« Salat, den Sie sich noch spät zum Abendessen servieren, findet Ihr Verdauungssystem ziemlich schwierig. Denn diesen Schub an Rohkost zu verdauen, bedeutet eine Megaanstrengung für Magen und Darm. Das können sie gerade nächtens, wenn sie auch endlich mal zur Ruhe kommen wollen und müssen, überhaupt nicht brauchen. Weitere Kandidaten, die Sie sich abends auf dem Teller besser sparen sollten, sind Paniertes und überbackener Käse sowie Milch, Joghurt und Sauermilchprodukte.
Denn auch an diesen Nahrungsmitteln hat Ihr Verdauungsapparat schwer zu »kauen«.

WAS IST MIT DER FODMAP-DIÄT?

So heißt eine Ernährungsform, die in letzter Zeit als probate Maßnahme zur Linderung von Erkrankungen von Magen und Darm propagiert wird. FODMAP steht für »Fermentable Oligosaccharides, Disaccharides, Monosaccharides And Polyols«. Gemeint sind damit Kohlenhydrate wie Einfach-, Zweifach- und Mehrfachzucker sowie Polyole, die fermentiert werden können. Das heißt, sie vergären und bilden Milchsäurebakterien. Ein Beispiel dafür sind unter anderem die Fruktane, die in Weizen, Gerste und Roggen enthalten sind.
Bei der FODMAP-Diät werden sämtliche der »verdächtigen« Kohlenhydrate strikt weggelassen. Denn sie können, so die These, Beschwerden wie Durchfall, Blähungen und Völlegefühl auslösen. Ideal also, um Problemen im Bauch entgegenzutreten?

DAS GROSSE ABER

Die FODMAP-Diät ist eine sehr einschneidende diätetische Maßnahme. Ihre strengen Einschränkungen wirken sich bei ihrer Einhaltung massiv auf die Lebensqualität aus – die nämlich geht gegen null. Zudem zeigt eine Reihe von Studien inzwischen, dass diese Ernährungsform auch negative Effekte hat. Das betrifft vor allem ihren Einfluss auf die Darmflora, das Mikrobiom (siehe Seite 34 bis 65). Dessen empfindliches Gleichgewicht kann die FODMAP-Diät gehörig durcheinanderbringen: So fördert sie das Wachstum schädlicher Darmbakterien und behindert im Gegenzug die nützlichen.

Doch nicht nur der mögliche Angriff auf die Darmflora ist ein Grund, warum diese Diät auf jeden Fall ärztlich überwacht werden muss. Ein weiteres Argument dafür sind etwaige Mangelerscheinungen. Diese drohen nämlich aufgrund der enorm einseitigen Nahrungszusammenstellung.

Fazit: Der anfängliche Hype um diese Ernährungsform ist bereits wieder ordentlich abgeflaut. Wer sich zur FODMAP-Diät entschließen möchte, sollte dies nie in eigener Regie, sondern nur auf Anraten und unter Kontrolle seines Arztes tun. Darüber hinaus ist es wichtig zu wissen, dass diese Diät nur zeitlich begrenzt über mehrere Wochen hinweg durchgeführt werden sollte und keine Ernährungsform für immer darstellt.

GUT ZU WISSEN

Ebenso wie bei jeder anderen Behandlung muss auch bei der FODMAP-Diät überprüft werden, ob sie überhaupt etwas bringt – sprich sich die jeweiligen Beschwerden spürbar gebessert haben. Ist dies nicht der Fall, war es der falsche Therapieansatz. Deshalb ist es wichtig, dass der Arzt nach spätestens acht Wochen überprüft, ob und, wenn ja, wie diese Ernährungsform anschlägt.

FASTEN: AUSZEIT FÜR MAGEN UND DARM

Eine Fastenkur erlaubt es unserem Verdauungstrakt, sich zu erholen und wieder zu regenerieren – endlich mal Urlaub vom andauernden Rackern. Nicht nur Magen und Darm werden entlastet, sondern der gesamte Organismus. Weiterhin ist Fasten eine gute Hilfe, um – nach dieser Auszeit – etwaige ungesunde Ernährungsgewohnheiten umzustellen.

Angesichts seiner umfassend positiven Effekte ist der vorübergehende Verzicht auf feste Nahrung wieder sehr populär geworden. Auch die Wissenschaft widmet sich dem guten alten Fasten und entdeckt dabei so manches, was das überlieferte Volksheilwissen vom »so gesunden« Fasten vollauf bestätigt. Das gilt besonders für den günstigen Einfluss auf die Gesundheit des Magens und noch mehr des Dünn- und Dickdarms. Allerdings kann während der Fastentage Verstopfung auftreten, etwa als Folge des Abführens zu Beginn. Und da kein weiterer Nahrungsbrei nachfolgt, verlangsamt sich manchmal die Peristaltik (siehe Seite 22), was ebenfalls eine Verstopfung begünstigen kann. Diese Darmträgheit ist jedoch meist nur eine vorübergehende Erscheinung. Nach dem Fastenbrechen geht dann alles wieder seinen gewohnten Gang …

Fasten kann jeder, der gesund und leistungsfähig ist, denn unser Körper kann problemlos

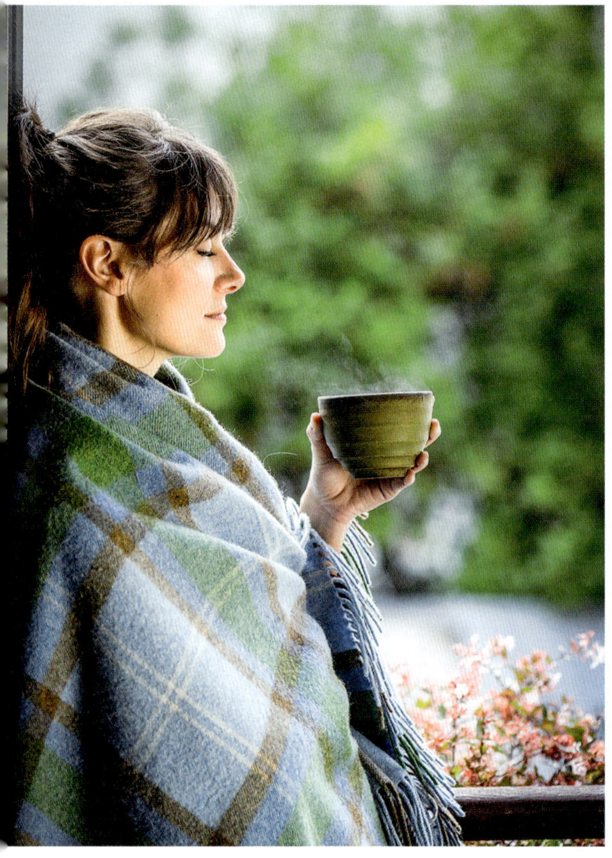

Fasten tut Magen und Darm gut. In der Auszeit können aber auch Kopf und Psyche regenerieren.

einige Tage ohne Nahrung auskommen. Es gibt jedoch ein paar Einschränkungen. So ist Fasten nicht empfehlenswert während der Schwangerschaft oder Stillzeit, bei Untergewicht sowie nach schweren Krankheiten, Unfällen oder Operationen. Auch in Phasen großer beruflicher oder privater Belastung sollten Sie von dem Verzicht aufs Essen erst einmal absehen – so lange, bis sich Ihre Situation wieder stabilisiert hat.
Zur Dauer des Fastens gibt es keine allgemeingültigen Richtlinien. Viele fasten eine Woche. Wer sich fit fühlt, kann die Kur auch auf zehn Tage ausdehnen.

ABLAUF

> Einen Tag vor dem eigentlichen Fastenbeginn versuchen Sie auszuspannen und sich innerlich auf die folgende nahrungsfreie Zeit einzustellen. Auch Ihren Körper sollten Sie auf die kommenden nahrungsfreien Tage einstimmen, indem Sie ausschließlich frisches Obst zu sich nehmen.

> Den ersten Fastentag starten Sie mit einer gründlichen Darmreinigung. Dazu lösen Sie Glaubersalz (gibt es in Apotheken und Drogeriemärkten) in einem halben Liter Wasser auf, geben einige Spritzer Zitronensaft dazu und trinken diesen Cocktail. Danach sollten Sie unbedingt zu Hause bleiben, denn die Stuhlentleerung erfolgt sehr spontan und vor allem mehrmals hintereinander … Den Rest des Tages können Sie mit Ausspannen, Lesen oder Schlafen verbringen. Vermeiden Sie jedoch übermäßige Anstrengungen, warme Vollbäder oder Saunabesuche, denn all dies kann den Kreislauf jetzt zu sehr belasten.

> Treten am zweiten Tag der Kur Hungergefühle auf, trinken Sie ein Glas Mineralwasser (ohne Kohlensäure) oder einige Schluck Buttermilch. Wenn das nicht hilft, führen Sie noch einmal mit Glaubersalz ab, um möglicherweise noch übrig gebliebene Nahrungsreste endgültig aus dem Darm zu verbannen. Denn diese können durchaus etwas Hunger verursachen, da der Darm an ihnen noch zu arbeiten hat …

> Bei leichtem Schwindel, der eine völlig normale Erscheinung beim Fasten ist, gehen Sie an der frischen Luft spazieren, legen sich hin oder erfrischen sich, indem Sie sich kaltes Wasser ins Gesicht spritzen. Ihr Körper befindet sich jetzt in der Umstellungsphase, in der er seine eigenen Reserven angreift und in der auch der Blutdruck absinkt. Dies macht ver-

ständlich, warum generell empfohlen wird, während des Fastens nicht angestrengt zu arbeiten und Belastungen aller Art am besten zu vermeiden.

> Am dritten Fastentag hat sich der Körper dann meist umgestellt; Hungergefühle oder Kreislaufbeschwerden treten in der Regel nicht mehr auf. Ab jetzt können Sie auch wieder Sport treiben wie gewohnt, beispielsweise schwimmen oder wandern. Allerdings nicht übertrieben, sondern nur, soweit es Ihnen Freude macht und bekommt. Die weiteren Fastentage verlaufen meist problemlos.

> Wichtig: Trinken Sie während der gesamten »Fastenzeit« ausreichend, mindestens zwei bis zweieinhalb Liter täglich. Geeignet sind vor allem stille Mineralwässer, Obstsäfte (ungezuckert und mit Wasser verdünnt), Kräuter- und Früchtetees sowie rein vegetarische Gemüsebrühe.

KEINE GENUSSGIFTE

Während des Fastens sind außer dünnem schwarzem Tee alle anderen Genussmittel wie Kaffee, Alkohol und Zigaretten tabu. Für viele Raucher bietet sich in dieser Zeit auch die willkommene Gelegenheit, ihrem Laster zu entsagen (siehe dazu auch Seite 98 bis 99). Denn beim Fasten wird der Körper von Giftstoffen befreit, und oftmals schmecken die bis dato begehrten Rauchwaren danach gar nicht mehr – so fällt der Ausstieg leichter …

IMMER MEHR ANHÄNGER

Verzicht zu üben ist keineswegs nur in der Fastenzeit angesagt: Fasten wird immer beliebter in Deutschland. Seit 2012 stieg die Zahl der Fastenfans unter den Bundesbürgern um 15 Prozent auf jetzt 59 Prozent. Vor allem Menschen im Alter zwischen 30 und 44 Jahren stehen dem regelmäßigen freiwilligen Verzicht sehr offen gegenüber. Das ergab eine Umfrage, die das Forschungsinstitut Forsa im Auftrag der Krankenkasse DAK-Gesundheit Anfang des Jahres 2017 durchführte.

Neben dem »klassischen« Fasten, wie wir es oben beschrieben haben, wird gerne auch in regelmäßigen Abständen partielle Askese betrieben. Dabei steht Alkohol ganz oben auf der Liste der Tabus. Süßigkeiten belegen Platz zwei. 39 Prozent der Befragten streichen Fleisch von ihrem Speiseplan. Darauf folgen Fernsehen und Rauchen mit jeweils 34 Prozent. Es geht also beim Fasten nicht nur um Essen und Trinken.

Neben den Klassikern wie Alkohol, Süßes und Fleisch rückt auch die Internetnutzung in den Fokus: 23 Prozent verzichten während des Fastens ganz oder teilweise darauf. Eine digitale Ruhepause gönnen sich interessanterweise vor allem die Jüngeren im Alter Anfang bis Mitte 20. Grund für den Online-Verzicht ist der Wunsch, Stress zu reduzieren. Darüber hinaus nutzen zwei Drittel der Befragten die hinzugewonnene Zeit für das Zusammensein mit Familie und Freunden.

ALTBEWÄHRT

Der zeitweise Verzicht auf die Nahrungsaufnahme hat eine lange und vor allem kulturübergreifende Tradition – ob zu Heilzwecken, zur gedanklichen Einkehr oder auch als religiöses Ritual zur Reinigung.

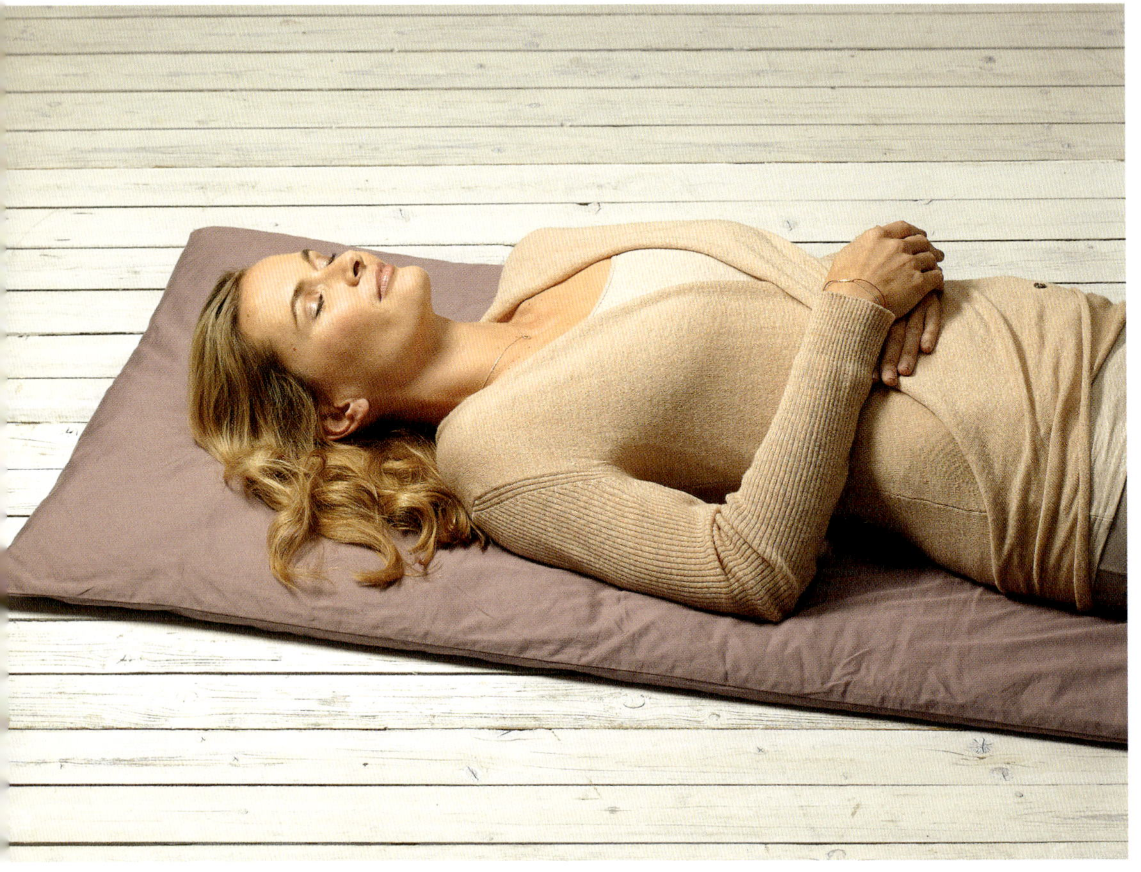

BEWEGUNG UND STRESSABBAU AUCH IHREM DARM ZULIEBE

Mehr Bewegung und mehr gezielte Entspannung – neben einer gesunden Ernährung, dem Vermeiden von Übergewicht und dem Verzicht auf Nikotin sind dies die beiden weiteren Eckpfeiler einer Lebensführung, die für die Gesunderhaltung (nicht nur) von Magen und Darm wichtig ist. Denn wie heute bekannt, können nämlich Bewegungsmangel und dauerhafter Stress durchaus mit zur Entstehung von Problemen im Bereich der Verdauung beitragen. So kann unter anderem Verstopfung ein mögliches Resultat davon sein.

Die folgenden Seiten befassen sich damit, wie regelmäßige körperliche Aktivität und der nachhaltige Abbau von Stress sowie ausreichend Entspannung unseren Magen und Darm bei ihren vielen umfassenden Aufgaben unterstützen können. Übernehmen Sie etwas davon in Ihren Alltag.

HALTEN SIE IHREN DARM AUF TRAB

Dass regelmäßige Bewegung gut für die Gesundheit ist, ist allseits bekannt. Das gilt auch für unser Thema, denn Bewegung regt die Peristaltik an, also jene Muskelaktivität, mit welcher der Nahrungsbrei durch unseren Verdauungstrakt reist (siehe Seite 22 und 28 bis 31). Doch das ist noch nicht alles. Körperliche Aktivität ist zudem eine schnell wirksame Hilfe bei Begleiterscheinungen von Magen-Darm-Erkrankungen wie Blähungen sowie Sodbrennen und Aufstoßen.
Nicht zu vergessen ist außerdem, dass regelmäßige Trainingseinheiten wissenschaftlich nachgewiesenermaßen sehr entspannend wirken und dabei helfen, Stress abzubauen. Darüber hinaus entfaltet Sport eine stimmungsaufhellende und antidepressive Wirkung. Auch in Bezug auf diese psychischen Faktoren ist regelmäßige Bewegung eine wertvolle Medizin für unser Verdauungssystem, da dieses auch stark von unserem psychischen Befinden beeinflusst wird (siehe Seite 63).

WENIG IST BESSER ALS GAR NICHTS

Für ein aktiveres Leben müssen Sie nicht gleich Mitglied im Fitnesscenter werden oder sich einen Hometrainer kaufen. Auch mit kleinen Bewegungseinheiten erreichen Sie schon eine Menge. Als da wären Treppe statt Aufzug, Fahrrad statt Auto und vieles andere, was sich mühelos in den Tagesablauf einbauen lässt. All das zahlt sich bereits aus. Auch wenn Sie bisher eher nach Winston Churchill's Maxime »No sports« gelebt haben und sportlichen Aktivitäten wenig oder keinen Platz in Ihrem Alltag hatten – denken Sie um. Das werden Ihnen nicht nur Ihr Darm und Ihr Magen danken.

ERST ZUM ARZT

Bevor Sie die Joggingschuhe anziehen und die Reifen vom Rad aufpumpen, sollten Sie sich einen Termin beim Arzt geben lassen. Besonders dann, wenn Sie lange keinen Sport mehr getrieben haben, stark übergewichtig sind oder wenn Sie an chronischen Beschwerden leiden. Der Arzt kann durch einen medizinischen Check-up prüfen, ob und welchen Sport Sie betreiben dürfen.

DAUERSTRESS – SCHÄDLICH IN JEDER HINSICHT

Stress ist nicht per se schlecht. Wird der Körper zum Beispiel durch einen Sprung in kaltes Wasser kurzzeitig in Alarmbereitschaft versetzt, schadet ihm dies nicht. Alles verkehrt sich jedoch ins Negative, wenn die Mechanismen zur Stressbewältigung beständig aktiviert werden. Dann bewirkt das, was die Evolution zum Schutz in akuten Gefahrensituationen entwickelt hat, genau das Gegenteil: gesundheitlichen Schaden.

TIPP

AUSDAUERSPORT

Magen und Darm profitieren am meisten, wenn Sie regelmäßig Ausdauersportarten betreiben: Joggen, Walken, Wandern, Radfahren oder Schwimmen. Krafttraining hingegen bringt Ihnen für die Erhaltung oder Wiederherstellung gesunder Verdauungsfunktionen nicht so viel.

!

Bei akutem Fieber (über 38 °C), Atemwegsinfektionen, Grippe oder sonstigen akuten Erkrankungen sollten Sie auf jeden Fall eine Sportpause einlegen. Ansonsten schaden Sie Ihrem Körper mehr, als ihm zu nutzen. Der hat nämlich jetzt alle Hände voll damit zu tun, gesund zu werden, und braucht absolut keine zusätzliche Anstrengung …

Denn anhaltender Stress macht unserem Körper auf allen Ebenen zu schaffen. Der Grund hierfür liegt allen anderen voran in bestimmten Botenstoffen, die von ihm in Stress auslösenden Situationen geradezu in Kaskaden ausgeschüttet werden.

Am Beginn dieser Reaktion steht der Hypothalamus, oberste Schaltzentrale im Hormonsystem. Er bringt den Stein ins Rollen, indem er den Corticotropin Releasing Factor (CRF) auf die Reise ins Blut schickt. Dieser bewirkt an der Hirnanhangsdrüse die Freisetzung des Adrenokortikotropen Hormons, kurz ACTH. Das ist der Stoff, aus dem der Stress ist, denn er gibt der Nebenniere das Signal, die Bildung der Stresshormone Adrenalin, Noradrenalin und Kortisol anzukurbeln. Diese drei Botenstoffe befähigen, schnell und angemessen auf die Situation zu reagieren, die den Stress auslöst. Steht der Hypothalamus jedoch unter Daueralarm, werden auch dauerhaft Stresshormone ausgeschüttet. Diese können den Körper durchaus in Erkrankungen führen, auch solche des Verdauungstrakts.

STRESS SCHLÄGT AUF DEN MAGEN

Was Magen und Darm ganz und gar nicht gut bekommt, ist Stress und damit einhergehend Hektik und Zeitdruck. Das gefährdet nicht nur Ihre Gesundheit in hohem Maße, sondern macht bereits bestehende Erkrankungen noch schlimmer, das heißt, die mit diesen Krankheiten einhergehenden Beschwerden verstärken sich. Im Urlaub hingegen sind diese bei vielen der Patienten wesentlich schwächer oder oftmals vollkommen verschwunden. Kaum kehren dann, wenn die Betroffenen wieder zurück zu Hause sind, der Alltag ein und der Stress zurück, geht es wieder los mit den Problemen. Das lässt sich ganz besonders bei jenen Menschen beobachten, die unter einem Reizdarm leiden (siehe ab Seite 187).

Wie negativ sich das eben geschilderte schädliche Treiben der Stresshormone auf die beiden Verdauungsorgane auswirken kann, belegen auch wissenschaftliche Forschungen jetzt immer mehr. Sie zeigen unter anderem, dass anhaltender Distress – also negativer Stress – das

Für die gute Teamarbeit mit Ihrem Darm benötigen Sie zum einen Messer und Gabel, zum anderen Körpereinsatz, aber auch mentales Training.

DER GUTE STRESS

Sind Leistungen durch Erfolgserlebnisse und Anerkennung gekrönt, hat Stress durchaus sein Gutes und heißt demnach – von griechisch »eu« für »gut« – Eustress. Ergeben sich beim Abgleich zwischen den gestellten Anforderungen und den persönlichen Möglichkeiten zu deren Bewältigung jedoch Lücken, entsteht Distress. Und in dem gibt es nur Minuspunkte zu sammeln.

enterische Nervensystem – also unser Bauchhirn – auf direktem Wege beeinflusst. Das macht sich alles andere als gut, und zwar für unseren gesamten Organismus. Aufgrund der Forschungsergebnisse sollte die bekannte Redewendung »Etwas hat mir auf den Magen geschlagen« auch besser zu »auf den Darm geschlagen« umgeändert werden. Denn er hat sich als wesentlich empfindlicher für Reize entpuppt – auch solche, die der Stress auslöst. Genaueres zu diesen Zusammenhängen lesen Sie ab Seite 61.

SO WERDEN SIE STRESSRESISTENTER

Nicht zuletzt auch der Gesundheit Ihres Magens und Darms zuliebe sollten Sie lernen, Stress zu reduzieren beziehungsweise besser mit ihm umzugehen. Der wichtigste Schritt, um herunter zu schalten und wieder aus der Stressspirale heraus zu kommen, ist eine bessere Stressbewältigung. Medizinisch nennt sich das »Steigerung der Anpassungskapazität«, was bedeutet, eine höhere Resistenz gegenüber stressigen Situationen zu bekommen. Eine Strategie, die vielen beim Stressabbau hilft, ist das Erlernen einer Technik zur gezielten Entspannung. Sehr bewährt hat sich in diesem Zusammenhang das sogenannte Autogene Training.

Genau genommen müsste es Autosuggestion, sprich Selbstbeeinflussung, heißen – denn was sich der deutsche Psychologe Johannes Heinrich Schultz Mitte der 1930er-Jahre ausdachte, verfolgt das Ziel, sich selbst in einen Zustand der tiefen Entspannung zu versetzen. Seine gut bekannte Methode ist heute international als wirksame Behandlung zahlreicher Beschwerden anerkannt.

Dabei findet statt, was biologisch prinzipiell nicht möglich ist: Verdauung, Atmung, Herzschlag, Blutdruck und andere Prozesse willentlich zu beeinflussen. Denn diese Funktionen unterliegen der Kontrolle des vegetativen Nervensystems. Und dieses agiert autonom – sprich, es lässt sich nicht reinreden. So können Sie beispielsweise nicht bewusst beschließen, dass Sie schneller verdauen oder dass Ihr Herz nun langsamer schlägt. Es sei denn, Sie gehen einen Umweg über das Gehirn. Durch »Ruheformeln« wie »Mein rechtes Bein ist schwer« oder »Mein linker Arm ist warm«, gesprochen in einer bestimmten Reihenfolge, werden Reaktionen ausgelöst, die körperliche Funktionen wie Atmung oder Verdauungstätigkeiten entspannter ablaufen lassen. Ihr vegetatives Nervensystem wird also gewissermaßen von Ihnen ausgetrickst.

Bis das klappt, bedarf es einiger Übung. Deshalb sollten Sie diese Entspannungstechnik im Rahmen eines Kurses erlernen.

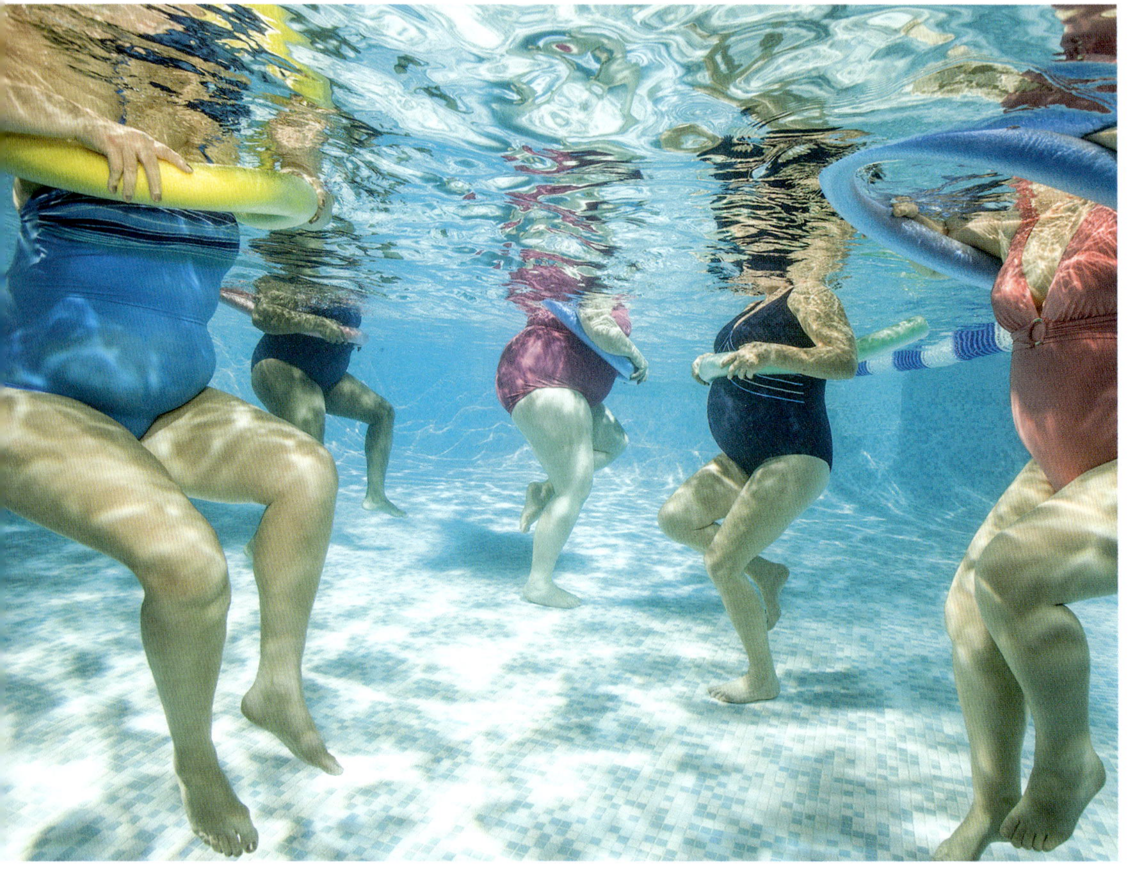

ÜBERGEWICHT: EINE SCHWERWIEGENDE EPIDEMIE

Eng mit der Thematik Ernährung verbunden sind die Folgen dessen, wenn man sich regelmäßig zu viel vom Essen gönnt. Was leider auf zunehmend mehr Menschen zutrifft: Die Zahl der Übergewichtigen und Fettleibigen nimmt dramatisch zu. Keineswegs nur in industrialisierten Nationen, auch immer mehr Entwicklungsländer sind davon betroffen. Während hier einerseits etwa Kindersterblichkeit und Infektionskrankheiten immer erfolgreicher bekämpft werden, breitet sich starkes Übergewicht ebenfalls extrem aus. So sind Übergewicht und Adipositas, wie die krankhafte Fettleibigkeit medizinisch genannt wird, inzwischen zu den größten Herausforderungen des 21. Jahrhunderts geworden – wie auch die Weltgesundheitsorganisation (WHO) in ihrem Report »The Global Health Journey 2007–2017« warnt. Da kann man nur sagen: »Ran an den Speck!«

WELTWEITE ZEITBOMBE

Dass die Menschheit zusehends verfettet, führen folgende Zahlen deutlich vor Augen:

> Seit dem Jahr 1980 hat sich in über 70 Ländern die Rate der Menschen mit Übergewicht und Adipositas verdoppelt. So waren laut einer Studie, die im renommierten »New England Journal of Medicine« vorgestellt wurde, im Jahr 2015 weltweit insgesamt 107,7 Millionen Kinder und 603,7 Millionen Erwachsene übergewichtig oder adipös. Bei der jetzigen Weltbevölkerung sind das knapp zehn Prozent.

> Der Blick vom Robert Koch-Institut in Berlin auf Deutschland zeigt: Zwei Drittel der Männer und die Hälfte der Frauen sind übergewichtig. Adipös sind bereits ein Viertel der erwachsenen Bundesbürger.

Um den gesundheitlichen Sprengstoff, den diese weltweite Epidemie von Übergewicht und Adipositas birgt, wissen wir bereits länger. Inzwischen zeigte sich, dass er ganz besonders explosiv ist: Zu viele Kilos sind noch weitaus gefährlicher als bislang befürchtet. Das zeigen die folgenden Zahlen zu Erkrankungsrisiko und Lebenserwartung.

TODESURSACHE ZU HOHER BMI

Welche enormen Gefahren bei Übergewicht und Adipositas tatsächlich lauern, belegte drastisch eine groß angelegte Studie aus Europa und den USA. Für diese haben Wissenschaftler über einen Zeitraum von mehr als zehn Jahren die Daten von über 120.000 Männern und Frauen ausgewertet.

Das erschreckende Fazit lautet: Bereits wer »nur« übergewichtig ist, hat ein doppelt so hohes Risiko für koronare Herzerkrankungen, Schlaganfall und Diabetes. Bei Adipositas Grad 1 ist die Gefahr dafür fünfmal höher als bei Normalgewichtigen. Im Falle einer Adipositas 2. und 3. Grades steigt das Risiko um das beachtliche Fünfzehnfache an. Passend dazu sind die Resultate anderer Untersuchungen, denen zufolge die Lebenserwartung bei Fettleibigen niedriger ist: Bei einem Body-Mass-Index, kurz BMI (siehe Seite 94), von über 40 sind es zwölf Jahre.

Diese Ergebnisse lassen nachvollziehen, warum 2016 global etwa neun Millionen Todesfälle auf einen zu hohen BMI zurückzuführen waren. Und sie unterstreichen einmal mehr, wie extrem wichtig weltweit die Bekämpfung von Übergewicht ist.

SCHWERE LAST

Parallel mit jedem Kilo zu viel auf den Rippen klettert das Risiko für viele Erkrankungen in die Höhe – nicht nur für die von Herz und Kreislauf. So führt Adipositas oft auch zu ernsten anderen Folgeerkrankungen wie Diabetes, Fettleber und Demenz. Gelenkerkrankungen treten bei Fettleibigkeit ebenso deutlich häufiger auf – klar, jedes Kilo zu viel macht den Gelenken zu schaffen.

Die Epidemie unserer Zeit lastet allerdings auch sehr schwer auf der Gesundheit des Verdauungssystems. So begünstigt ein Übermaß an Körpergewicht beispielsweise die Entstehung der Reflux-Krankheit (siehe Seite 147)

Übergewicht und Adipositas gelten auch in der Gastroenterologie inzwischen als große Risikofaktoren.

TIPP

BODY-MASS-INDEX

Ideal- und Normalgewicht war gestern. Heute ist der BMI angesagt, wenn es um die Gretchenfrage geht: »Stimmt mein Gewicht?«
Dividieren Sie dazu Ihr Körpergewicht in Kilogramm durch das Quadrat Ihrer Körpergröße in Metern – also kg/m². Was dabei rauskommt, ist Ihr Body-Mass-Index, kurz BMI. Er ist das Kriterium der Weltgesundheitsorganisation (WHO) für die Einstufung der Leibesfülle. Die Gewichtsklassen im Einzelnen:

> Ein BMI unter 18,4 bedeutet Untergewicht,
> bei 18,5 bis 24,9 hat der Betreffende Normalgewicht.
> Bei einem BMI von 25,0 bis 29,9 besteht Übergewicht,
> bei 30,0 Adipositas.

Letztere wird noch einmal in Schweregrade eingeteilt: Bei einem BMI zwischen 30 und 35 liegt eine Adipositas Grad 1 vor, bei einem BMI zwischen 35 und 40 handelt es sich um eine schwere Adipositas 2. Grades. Ist der BMI über 40, besteht eine besonders schwere Adipositas 3. Grades.

oder die Entwicklung von von Divertikeln im Darm (siehe Seite 200). Gefahrenzonen also im ganzen Verdauungstrakt: von der Speiseröhre bis hinunter zum Dickdarm …
Das ist noch nicht alles: Adipositas ist, wie heute hinlänglich erwiesen, auch ein gewichtiger Risikofaktor für Krebserkrankungen, und zwar jeder Art. Mit auf ihr Konto gehen etwa bösartige Tumore der Speiseröhre, des Magens und des Darms – Beispiele, die das Thema dieses Buches betreffen. Natürlich sind auch weitere Krebsarten durch Fettleibigkeit bedingt.

AUCH MAGEN UND DARM KÖNNEN MITMISCHEN

An der explosiven Zunahme der zu Dicken tragen zweifelsohne die heutigen Ernährungsgewohnheiten und ein Mangel an Bewegung die Schuld. Aber nicht nur. An Übergewicht und Fettleibigkeit können auch Magen und Darm beteiligt sein: Deren Hormone haben nämlich direkten Einfluss auf unser Hunger- und Sättigungsgefühl. Sie entpuppten sich bereits in mehreren wissenschaftlichen Untersuchungen als entscheidend dafür, ob wir satt sind oder nicht. Sie können demnach also mitverantwortlich dafür sein, dass so viele Menschen so viel dicker werden.
Da gibt es beispielsweise ein Hormon namens Ghrelin. Es stammt aus dem Magen und regt uns zum Essen an, indem es unser Hungerzentrum im Gehirn aktiviert. Sind wir gesättigt, nimmt dieses Hormon im Blut wieder ab. Deshalb suchen eine Reihe von pharmazeutischen Unternehmen jetzt nach Möglichkeiten, die Wirkung von Ghrelin im Hungerzentrum zu blockieren. Damit ließe sich das Empfinden von Appetit und Hunger bei Adipösen gezielt unterdrücken.

Das Gleiche ist der Fall bei Cholecystokinin, einem Hormon aus dem Darm. Werden seine Effekte ausgeschaltet, kommt es zu einer deutlichen Gewichtsabnahme. Denn dann nimmt der Darm weniger Fett aus der Nahrung auf, und zugleich steigt der Energieverbrauch. Andersherum wirkt das Darmhormon Inkretin. Dieses verzögert die Magenentleerung, führt zu früherem Sättigungsgefühl und dämpft den Appetit. Neue Medikamente, die Inkretin-Analoga, ahmen die Wirkung des Darmhormons nach.

DIE ACHSE ZWISCHEN BAUCH UND KOPF

Die eben dargelegten Befunde sind natürlich keineswegs ein Freibrief für ungehemmtes Schlemmen und auch keine Ausrede nach dem Motto »Ich kann nichts dafür, dass ich so dick bin; das sind die Dinger aus meinem Magen und Darm …«. Die Erkenntnisse über die hormonellen Zusammenhänge sind jedoch ein weiterer von immer mehr Belegen dafür, wie eng unser Kopf und unser Verdauungstrakt zusammenarbeiten. Dazu haben Sie im vorherigen Kapitel ja schon sehr viel Beeindruckendes lesen können (Seite 56 bis 65).

> **!**
>
> Wer zu viele Kilos auf die Waage bringt, sollte diese unbedingt reduzieren. Das ist eine der wichtigsten Voraussetzungen dafür, dass Magen und Darm gesund bleiben oder es wieder werden können.

Diese Verbindung zwischen Bauch und Gehirn hat erheblichen Einfluss auf unser körperliches und seelisches Befinden. Mehr über diese spektakulären Zusammenhänge erfahren Sie ab Seite 50 und 62.

OPERATIV GEGEN DIE LEIBESFÜLLE

Mitunter kann es sein, dass im Kampf gegen die überflüssigen Pfunde nur noch das Skalpell hilft. Denn bei starker Fettleibigkeit greifen die üblichen Maßnahmen wie weniger Kalorien durch eine Ernährungsumstellung und mehr körperliche Aktivität oft nicht mehr. In solchen Fällen empfiehlt sich für die Betroffenen eine Magenverkleinerung oder ein Magenbypass. Diese Eingriffe werden durch die sogenannte bariatrische Chirurgie durchgeführt. Sie können das Körpergewicht verlässlich senken, und zwar dauerhaft. Inzwischen ist der Vorteil dieser Maßnahmen auch wissenschaftlich belegt: Sie sind erheblich erfolgreicher, als wenn »nur« Kalorien reduziert und Bewegung aufgestockt wird.

Die meisten der bariatrischen Eingriffe erfolgen endoskopisch (siehe Seite 127) im Inneren des Bauchraumes. Die Bauchdecke muss also nicht operativ geöffnet werden.

Bei der Verkleinerung des Magens wird diesem ein kleines Stück abgenäht. Für den Magenbypass wird kurz nach jener Stelle, an der die Speiseröhre eintritt, ein kleines Stück des Magens abgetrennt. Und dieses Stück wird dann mit einer Schlinge des Dünndarms verbunden. Diese Umleitung verkürzt den Weg, den der Nahrungsbrei zurücklegt. Dadurch können weniger Nahrungsbestandteile verdaut werden – was die Kalorienzufuhr wie gewünscht drosselt.

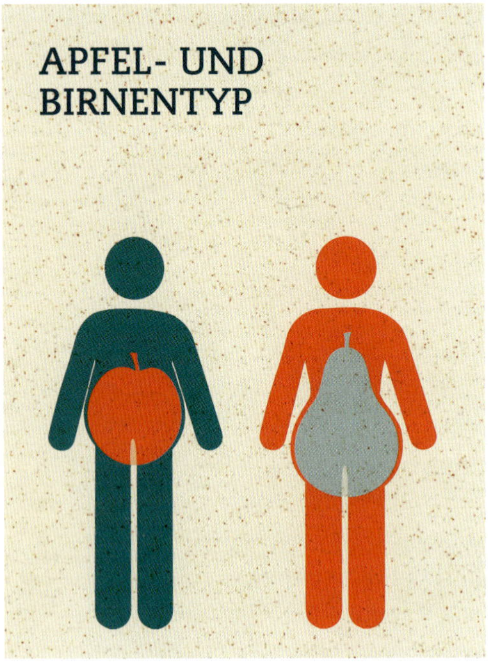

Gesundheitlich gesehen ist es wesentlich vorteilhafter, zu den Birnentypen zu gehören.

BESSER BIRNE

Was das Deponieren von Fett angeht, unterscheidet die medizinische Wissenschaft zwei Arten von Menschen: den Apfel- und den Birnentyp. Zum Apfeltyp gehören all jene, bei denen sich die Polster am Bauch anlagern. Also alle, die so einen dicken Bierbauch herumtragen, unabhängig davon, ob sie Bier trinken … Beim Birnentyp sammeln sich die überflüssigen Pfunde an Hüften und Po. Apfeltypen gelten als gesundheitlich gefährdeter. Denn Bauchfett ist ziemlich schädlich.

DIE FETTVERTEILUNG IST AUSSCHLAGGEBEND

Fett ist nicht gleich Fett: Wie Sie bereits gelesen haben, ist dies eine wichtige Erkenntnis und eine, die nicht nur für die Art von Fett in unserer Nahrung zutrifft: also wie viel wir an guten Fetten, nämlich jene mit ungesättigten Fettsäuren, und an schlechten Fetten, die mit den gesättigten Fettsäuren, zu uns nehmen (siehe Seite 74 bis 77). Denn ganz entscheidend für unsere Gesundheit ist auch, wo der Körper die Röllchen hinpackt. So weiß die Wissenschaft nämlich heute, dass Fett am Bauch (beim Apfeltyp) wesentlich schädlicher ist als das Fett an den Oberschenkeln, den Hüften und am Po (beim Birnentyp). Das haben Studien übereinstimmend gezeigt. Schließlich schlummert das Fettgewebe zwischen den inneren Organen in der Leibesmitte keineswegs einfach dick und rund vor sich hin. Ganz im Gegenteil ist es sehr aktiv: Es setzt fleißig in den Blutkreislauf frei, was wir überhaupt nicht brauchen können, etwa schädliche Fettsäuren sowie Zytokine. Bei Letzteren handelt es sich um Stresshormone, die sehr gefährlich werden können. So vermögen sie unter anderem, Entzündungen in unserem Körper zu provozieren.

RISIKO BAUCHFETT 2.0

Durch das Zuviel an Bauchfett verändern sich auch der Fett- und Zuckerstoffwechsel. Beide sind eng mit dem Bauchspeicheldrüsenhormon Insulin verwoben. Dieser lebenswichtige Botenstoff hat die Aufgabe, Zucker aus dem Blut in die Körperzellen zu schleusen, damit diese daraus Energie gewinnen. Doch bei einem zu mächtigen Bauch kann das Hormon nicht mehr richtig wirken. Denn die Fettzellen bilden Hormone, die das Insulin in seiner Effizienz einschränken. Das heißt: Je mehr Fettdepots am Bauch, desto weniger kann der Stoff der Bauchspeicheldrüse ausrichten.
Dass die Signale des Insulins ungehört verhallen, liegt daran, dass die Zellen unseres Kör-

BAUCHFETTPROGNOSE

Bislang wurde der BMI (Body-Mass-Index) zur gesundheitlichen Prognose herangezogen. Dieser erfasst jedoch nur das Verhältnis von Körpergröße zu Gewicht. Zukünftig wird auch das Verhältnis von Taillenumfang und Hüftumfang eine wichtige Rolle spielen. Denn es verrät, wie viel krank machendes Fett im Bauch die Gesundheit bedroht. Bei Männern besteht bei einem Bauchmaß über 102 Zentimetern, bei Frauen bereits ab 88 Zentimetern ein erhöhtes Risiko, unterschiedliche Krankheiten zu entwickeln.

pers zunehmend weniger darauf reagieren. Ihre Empfangsorte, die Insulinrezeptoren, werden gewissermaßen immun dagegen. Diese herabgesetzte Ansprechbarkeit heißt medizinisch Insulinresistenz.

Was die Gesundheitsbilanz angeht, sind also nicht nur die überflüssigen Pfunde selbst ausschlaggebend, sondern auch die Frage, wo diese verteilt sind. Sitzen die Rettungsringe vor allem in Bauchhöhe, geht das mit einem höheren gesundheitlichen Risiko einher: Bauchbetonte Fettverteilung, so hat die Wissenschaft herausgefunden, bedroht die Gesundheit stärker als eine hüftbetonte.

ES GIBT VIEL ZU TUN …

… packen wir es an. Das ist gerade bei Übergewicht und Adipositas das richtige Motto. Denn eine zu große oder gar krankhaft überhöhte Körperfülle ist keine schicksalhafte Fügung, sondern in fast allen Fällen selbst inszeniert. So bestehen bei den allerwenigsten Übergewichtigen oder Fettleibigen tatsächlich Erkrankungen, die zu den überflüssigen Kilos geführt haben. Vor diesem Hintergrund haben auch nahezu alle der Betroffenen die Möglichkeit, das Problem wieder selbst in den Griff zu bekommen. Sofern nicht massiv Gewicht reduziert werden muss, genügen dazu bereits Veränderungen im Lebensstil. Das gilt natürlich allem voran für die Ernährung (siehe dazu Seite 68 bis 87). Die weitere wichtige Strategie lautet regelmäßige körperliche Aktivität: Mit Bewegung lässt sich ebenfalls sehr viel gegen die weltweite Epidemie ausrichten. Fangen Sie also – gegebenenfalls – bei sich selbst an.

Diese Zeilen leiten über zu unserem nächsten Thema: aufhören zu rauchen. Auch hierbei handelt es sich nämlich um etwas, was einzig wir allein beeinflussen und damit unsere Gesundheit, auch die von Magen und Darm, verbessern können.

Zu viel Gewicht ist nicht nur für die Betroffenen ein schwerwiegendes Problem, sondern für uns alle. Denn dadurch entstehen dem Gesundheits- und Sozialsystem beträchtliche Kosten.

ABSCHIED VON KIPPE UND NIKOTIN

Ein gutes italienisches Essen, dazu ein Glas Rotwein an der schönsten Piazza, die man sich vorstellen kann. Und dann: eine Zigarette. Klingt gut? Ist es aber nicht. Zu einem gesunden Lebensstil passt die Kippe einfach nicht.

Natürlich wäre es dringend notwendig, aufzuhören. Das wissen Sie. Und wollen es ja doch auch unbedingt. Sie und viele andere mit Ihnen: Mehr als zwei Drittel der deutschen Raucher, das ergeben Umfragen immer wieder, würden gerne qualmfrei leben. Weitere zwei Drittel davon haben es schon einmal versucht – erfolglos.

WARUM IST ES SO SCHWER?

Warum so viele nicht von der Zigarette lassen können, hat mehrere Gründe. Sie legitimieren die Sucht keineswegs, erklären sie aber: Nikotin erregt und entspannt zugleich, es bringt das zentrale Nervensystem auf Touren. Das macht wach und fördert die Konzentration. Rauchen verringert sogar Angst. Dennoch, Nikotin ist ein Gift – nicht nur für die Nerven, sondern für den gesamten Körper. Und für die Schönheit obendrein.

Okay, Sie wollen ja aufhören. Die Argumente dafür kennen Sie ohnehin auswendig. Nun stellt sich die Frage: Wie? Das hängt von einigen Faktoren ab. Unter anderem davon, in welchen Situationen und aufgrund welcher Motive Sie zur Zigarette greifen. Und natürlich davon, wie viele Sie täglich rauchen – sprich, wie stark Ihre Sucht ist. Um von ihr loszukommen, braucht man ausreichend Motivation und die richtige Methode, da Abhängigkeit verschiedene Ausprägungen hat. Willenskraft allein reicht selten, um dauerhaft rauchfrei zu bleiben.

Besonders Willensstarke schaffen es zwar von heute auf morgen – werfen die halb leere Schachtel weg und fangen nie wieder an. Das sind jedoch die wenigsten. Den meisten fällt das Aufhören enorm schwer, und sie fangen irgendwann wieder an. Wessen Bemühungen um Abstinenz mehrfach gescheitert sind, kommt – wiederholt frustriert – oftmals zu der irrigen Überzeugung, nicht ohne das Nikotin existieren zu können. Was es noch schwerer macht, den Kippen »Ade« zu sagen.

Deshalb die Empfehlung, bereits nach dem ersten misslungenen Entzug professionelle Hilfe in Anspruch zu nehmen: durch einen Arzt, Psychotherapeuten oder in speziellen Suchtkliniken. Auch Akupunktur (siehe Seite 198) hat sich bei einigen als wirksam erwiesen. Die Wirkung dieser Behandlungsmethode aus der traditionellen chinesischen Medizin ist zwar wissenschaftlich nicht belegt, dient aber vor allem in der ersten Zeit als gute Unterstützung, standhaft zu bleiben.

Und fragen Sie bei Ihrer Krankenkasse nach. Die meisten von ihnen bieten inzwischen Raucher-Entwöhnungsprogramme an, um die Versicherten in der Mission »Rauchfreies Leben« zu unterstützen. Denn langfristig sparen die Krankenkassen viel Geld, wenn der Rauchstopp gelingt, da viele Krankheiten im späteren Leben vermieden werden können.

DIE SACHE MIT DEM ENTZUG

Bewerten Sie Entzugserscheinungen nicht über und nicht falsch. Körperliche Symptome wie Reizbarkeit, Schlafstörungen und nervöse Anspannung sind meist nach wenigen Tagen verschwunden. Bei vielen Menschen fehlen sie sogar völlig. Die Beschwerden, die frischgebackene Exraucher in der Anfangsphase erleben, sind vielfach nicht auf den Nikotinmangel zurückzuführen. Was die guten Vorsätze zu zerstören droht, ist oftmals schlicht ein Schnippchen, das die Psyche schlägt: Befindlichkeitsstörungen, die das Verlangen nach einer Zigarette rechtfertigen sollen.

DAS KANN HELFEN

Keine Frage: Es ist eine reine Kopfsache. Sprich, nur Sie allein können mit Ihrer Willenskraft dem blauen Dunst entsagen. Doch es gibt ein paar hilfreiche Begleiter auf dem Weg zum Nicht-mehr-Raucher.

> Ganz wichtig: die Wahl des geeigneten Augenblicks, um mit dem Rauchen aufzuhören. Der beste Vorsatz für das neue Jahr hat keine Aussicht auf Erfolg, wenn Sie in dieser Zeit viel Stress haben. Deshalb möglichst im Urlaub oder eben in weniger angespannten Phasen ins rauchfreie Leben starten.

> In Gruppen fällt es vielen Rauchern leichter, aufzuhören. Wenn Sie niemanden im Bekannten- oder Freundeskreis haben, der mitmacht, können Sie sich auch einer Selbsthilfegruppe anschließen.

> Wenn Sie sich bewusst machen, in welchen Situationen Sie zur Zigarette greifen, können Sie leichter Alternativen dazu finden. Also beispielsweise statt Zigarette anzünden zum Bier Rohkost knabbern.

> Gehen Sie in der schweren Anfangszeit Situationen aus dem Weg, die zum Rauchen einladen – Partys etwa oder Kneipenbesuche.

> So mancher raucht schlicht aus Langeweile. Sorgen Sie daher für ausreichend Ablenkung, damit Sie erst gar nicht in Versuchung geraten. Dabei helfen ein klar strukturiertes Freizeitprogramm, viel Sport und Entspannung.

> Ersatz für den Qualm: Es fällt erfahrungsgemäß wesentlich leichter, mit dem Rauchen aufzuhören, wenn von außen Nikotin zugeführt wird; etwa durch Nikotinpflaster. Sie geben – einmal auf der Haut – über 24 Stunden hinweg eine bestimmte Nikotinmenge ab und sorgen somit für einen konstanten Nikotingehalt im Blut. Da so der Spiegel nicht schwankt, unterbleibt das zwanghafte Rauchverlangen und führt allmählich zu einer Änderung des Verhaltens. Wichtig: Steigen Sie nach etwa 4 Wochen auf die nächstkleinere Pflastergröße um. So lässt sich nach und nach der Nikotinbedarf verringern, bis Sie schließlich gar kein Pflaster mehr brauchen.

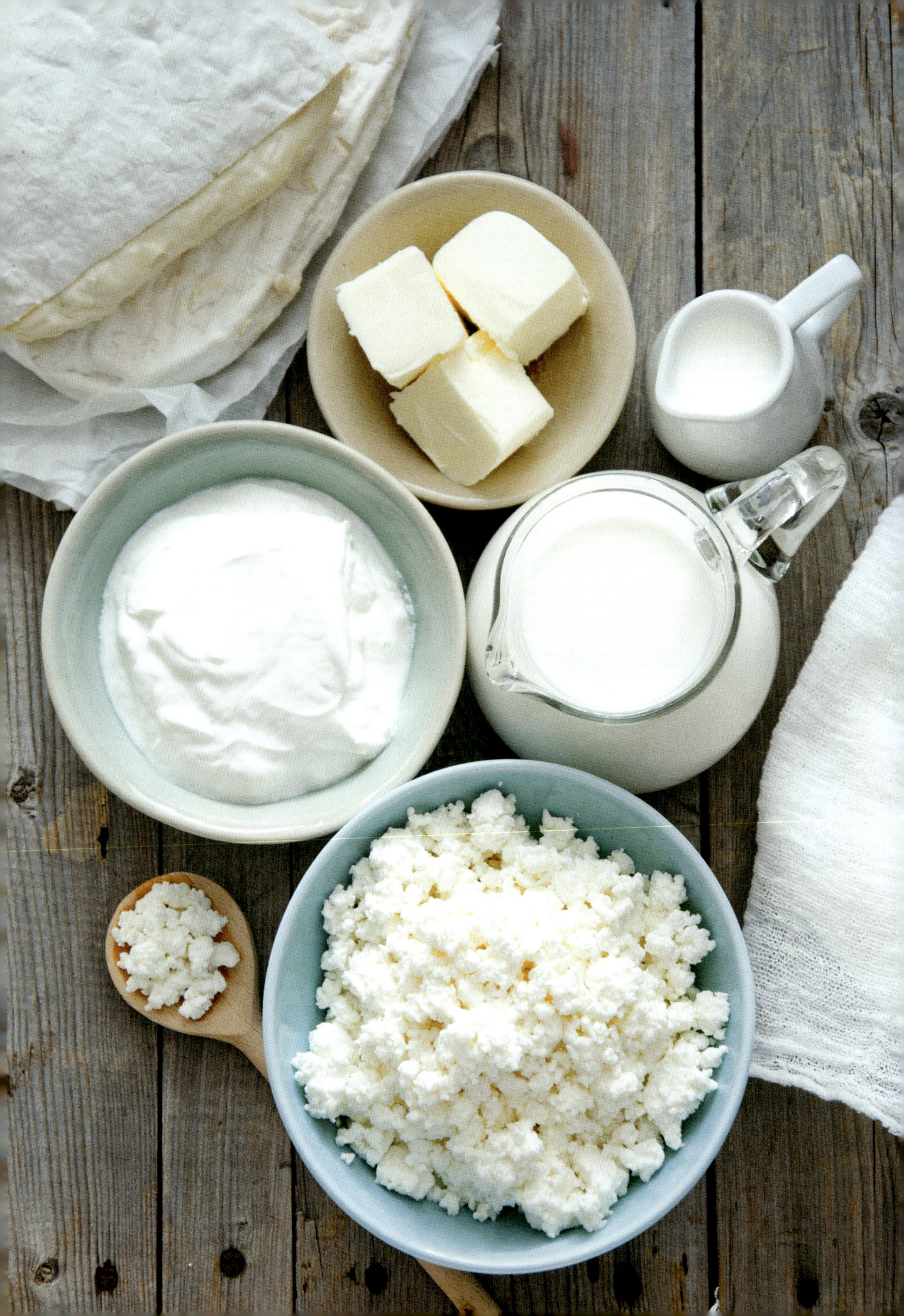

5

LIEGT VOLL IM TREND – »ICH VERTRAGE DAS NICHT!«

Nahrungsmittelunverträglichkeiten sind in den letzten Jahren geradezu »in« geworden. Dahinter steckt oft falscher Alarm. Doch warum ist das so? Welche möglichen Gründe lassen sich dafür ausfindig machen?

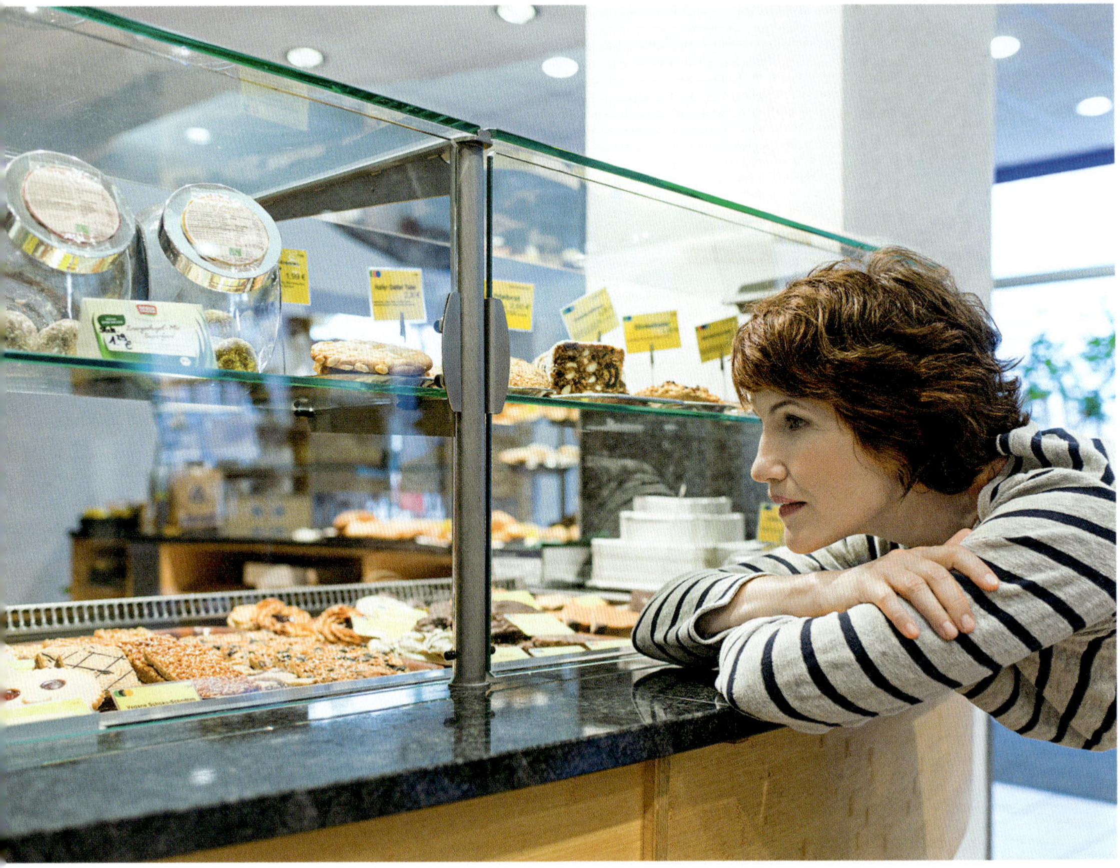

DIE GRETCHENFRAGE: HABE ICH WIRKLICH EINE UNVERTRÄGLICHKEIT?

Immer mehr von uns meinen, unter einer Unverträglichkeit eines Stoffes zu leiden, den uns die tägliche Ernährung liefert. Sei es Laktose, zu Deutsch Milchzucker, oder Gluten, ein Eiweiß, das in vielen Getreidearten enthalten ist, die wir konsumieren – in Weizen und vor allem auch in Roggen, um nur einige zu nennen. Doch das ist noch lange nicht alles, was wir offensichtlich nicht mehr vertragen (sollen). Da gibt es etwa noch die Fruktose, den Fruchtzucker, und das Histamin. Bei Letzterem handelt es sich um einen Botenstoff, ein Hormon. Dieses wird unter anderem dann ausgeschüttet, wenn wir Käse und Schokolade essen oder Rotwein trinken. Also vieles von dem, was so vielen von uns so gut schmeckt … Die Liste der potenziellen Unverträglichkeitsverursacher ist allerdings weitaus länger. Da ist beispielsweise noch das Sorbit. Der Stoff, der Zucker ersetzt und der inzwischen in so vielen

Nahrungsmitteln steckt. Auch darauf reagieren (angeblich) immer mehr Menschen mit einer Unverträglichkeit.

Was ist denn da los? Und warum steht hier auf einmal etwas in Klammern? Auf diese Fragen will Ihnen dieses Kapitel unseres Buches antworten. Rund um das Thema Nahrungsunverträglichkeiten läuft nämlich ordentlich was schief. Das fängt bereits damit an, dass viele Menschen sie gar nicht wirklich haben – auch wenn ihnen das sogar von einem Arzt erzählt wird –, und geht weiter damit, dass das Ganze inzwischen zu einem super Marketingtrick geworden ist: Alles, was frei ist von diesem und jenem, verkauft sich bestens, und das auch noch zu horrenden Preisen.

Nicht zuletzt deshalb ist es gut, erst einmal zu schauen, worum es sich bei Nahrungsmittelunverträglichkeiten denn eigentlich grundsätzlich handelt.

UNVERTRÄGLICHKEIT IST NICHT ALLERGIE

Bevor wir uns gleich ausführlicher mit Nahrungsmittelunverträglichkeiten beschäftigen, wollen wir gleich vorab etwas klarstellen – und hierzu auf einen weit verbreiteten Irrtum hinweisen. Dieser besteht darin, eine Unverträglichkeit, also eine Intoleranz, mit einer Allergie gegen einen bestimmten Stoff gleichzusetzen. Diese Dinge werden leider oftmals in den gleichen Topf geworfen. Das ist jedoch falsch. Deshalb sollten Sie die wichtigsten Unterschiede zwischen den beiden Beschwerden kennen.

AUF DIE TOLERANZSCHWELLE KOMMT ES AN

Bei einer Unverträglichkeit reagiert nicht das Immunsystem, und es werden auch keine Antikörper gebildet (siehe Seite 44). Hier reagiert der Betroffene ab einer bestimmten Menge auf einen Stoff, die von anderen noch längst problemlos vertragen wird: Wird die ganz individuelle Toleranzschwelle überschritten, kann es zu Beschwerden kommen. Diese sind meist auf den Magen-Darm-Bereich beschränkt. Es können aber auch Symptome wie Müdigkeit oder Schmerzen in den Gliedmaßen auftreten.

WENN DAS IMMUNSYSTEM FALSCH REAGIERT

Bei einer Allergie dagegen ist es gleichgültig, ob der Körper mit einer großen oder recht geringen Menge eines kritischen Stoffes in Kontakt kommt. Der Betroffene reagiert immer, selbst wenn ihm nur eine winzige Dosis zugeführt wird.

Wenn wir an einer Allergie leiden, antwortet unser Immunsystem falsch auf eine bestimmte Substanz: Es irrt sich gewissermaßen. Denn normalerweise kann es nämlich zwischen harmlosen und schädlichen Stoffen unterscheiden (siehe Seite 46).

Rund 20.000 Allergene sind inzwischen identifiziert, die unser Immunsystem irritieren: in der Luft, der Nahrung sowie in Medikamenten. Wir nehmen sie über Haut, Mund oder Nase auf.

Bei Allergikern ist diese Fähigkeit jedoch außer Kontrolle geraten. Ihre körpereigene Abwehr stuft auch an sich harmlose Dinge wie etwa Erdbeeren oder Katzenhaare als gefährlich ein und bekämpft sie auf das Heftigste mit sogenannten Überempfindlichkeitsreaktionen: Die Nase läuft, wir müssen niesen und husten, es brennt und juckt, die Haut ist plötzlich von Quaddeln übersät und anderes Ungemach … Darmsymptome sind da eher die Ausnahme.
Der weitere Unterschied zur Unverträglichkeit ist, dass bei einer Allergie ganz spezielle Zellen vom Immunsystem gebildet werden, die Antikörper. Dies geschieht bereits beim ersten Kontakt mit der allergieauslösenden Substanz, dem Allergen. Die Antikörper sind mithilfe eines speziellen Tests im Blut des Betreffenden nachzuweisen.
Zur Diagnose einer Allergie wird jedoch der sogenannte Prick-Test gemacht: Dabei bringt der Arzt Stoffe, die verdächtig scheinen, mittels eines kleinen Stichs unter die Haut. Nach spätestens 48 Stunden hat sich dann bei dem Stoff, der tatsächlich für die Allergie verantwortlich ist, eine große, rote und juckende Stelle gebildet.

FALSCH GELAUFEN

Der Begriff Allergie bedeutet übersetzt so viel wie »andere Reaktion«. Damit ist das Wesen einer allergischen Reaktion bereits ausgedrückt: anders als normal und gesund. Denn das Immunsystem hat da etwas Entscheidendes verwechselt, nämlich Harmloses mit Gefährlichem.

URSACHEN FRAGLICH

Warum das Immunsystem einiger Menschen auf bestimmte Stoffe überreagiert, ist noch nicht geklärt. Man vermutet heute, dass die Veranlagung, im Laufe seines Lebens eine Allergie zu entwickeln, angeboren ist und somit vererbt werden kann. Auch Umweltverschmutzung und vermehrter Kontakt mit Schadstoffen, wie etwa Pestiziden, könnten zur Zunahme von Allergien beitragen – sie überfordern das Abwehrsystem und lassen seine Funktionen entgleisen. Möglicherweise, so schlussfolgern Experten, nehmen Allergien auch mit dem Wohlstand zu: Durch übertriebene Hygiene (siehe Seite 178 und 179) könnte das Immunsystem arbeitslos werden und sich infolgedessen neue Beschäftigungsfelder suchen. Studien haben zumindest ergeben, dass kleine Kinder, die häufig leichte Infekte durchmachen, seltener an Allergien leiden. Je früher und intensiver das Immunsystem also trainiert wird, desto besser kann es seine Aufgaben wahrnehmen.

LAKTOSE-UNVERTRÄGLICHKEIT

Unverträglichkeiten gegen Milchzucker (Laktose) und Gluten (Klebereiweiß) sind die derzeit häufigsten Nahrungsmittelintoleranzen – zumindest was die Anzahl der angeblich Betroffenen und die Diagnosestellungen angeht. Seltener sind Unverträglichkeiten hinsichtlich Fruktose und Histamin. Vor diesem Hintergrund widmen wir uns hier »nur« der Laktose- und später der Glutenintoleranz.
Die Unverträglichkeit von Milchzucker steht

im Ranking der Intoleranzen oben: zehn bis 15 Prozent der deutschen Bevölkerung leiden schätzungsweise darunter. Die Bezeichnung Laktose stammt aus dem Lateinischen. Sie leitet sich von dem Wort »lac« für »Milch« ab. Die Endung »-ose« wird in der Chemie für Zucker verwendet.

Wer von Laktoseunverträglichkeit betroffen ist, kann Milchzucker nicht gut oder gar nicht verdauen und muss nach dessen Verzehr mit unangenehmen Symptomen in Magen und Darm rechnen. Dazu gehören allen voran Blähungen. Denn wenn unsere Darmbakterien den Milchzucker verstoffwechseln, entstehen unter anderem Milchsäure, kurzkettige Fettsäuren sowie auch Gase, etwa Wasserstoff (H_2), Kohlenstoffdioxid (CO_2) und Methan (CH_4). Sie sammeln sich im Darm stark an und sorgen für Blähungen und dadurch für Bauchschmerzen. Das ist an sich schon unangenehm genug. Klar, die mitunter übel riechenden Darmwinde will man in der Öffentlichkeit verständlicherweise zurückhalten. Sie sich zu verkneifen verschlimmert aber die Bauchschmerzen, da die Luft nicht entweichen kann und sich der Darm weiter dehnt.

Ein anderes Symptom der Laktoseunverträglichkeit ist Durchfall. Denn das Übermaß an Milchsäure und Fettsäuren führt dazu, dass Wasser in den Darm hineingezogen wird – ein Vorgang, den die Fachwelt Osmose nennt. Das Wasser verflüssigt den Stuhl und verursacht auf diese Weise Durchfall.

Eine Laktoseintoleranz kann allerdings auch zu einer Verstopfung führen. Denn wenn beim Abbau des Milchzuckers überwiegend Methan produziert wird, verlangsamt sich die Darmtätigkeit. Die Folge dessen sind dann Verstopfungen. Weitere mögliche Beschwerden dieser Unverträglichkeit sind Völlegefühl und Übelkeit, gelegentlich mit Erbrechen.

MANGELWARE LAKTASE

Die Ursache für eine Laktoseintoleranz ist ein Mangel des Enzyms Laktase. Im Dünndarm wird entweder zu wenig oder gar nichts mehr davon produziert, weswegen der Milchzucker hier nicht gespalten werden kann. So wandert er unverändert weiter in den Dickdarm. Dort wird er dann in dessen Schleimhaut von unzähligen Mikroorganismen, überwiegend Bak-

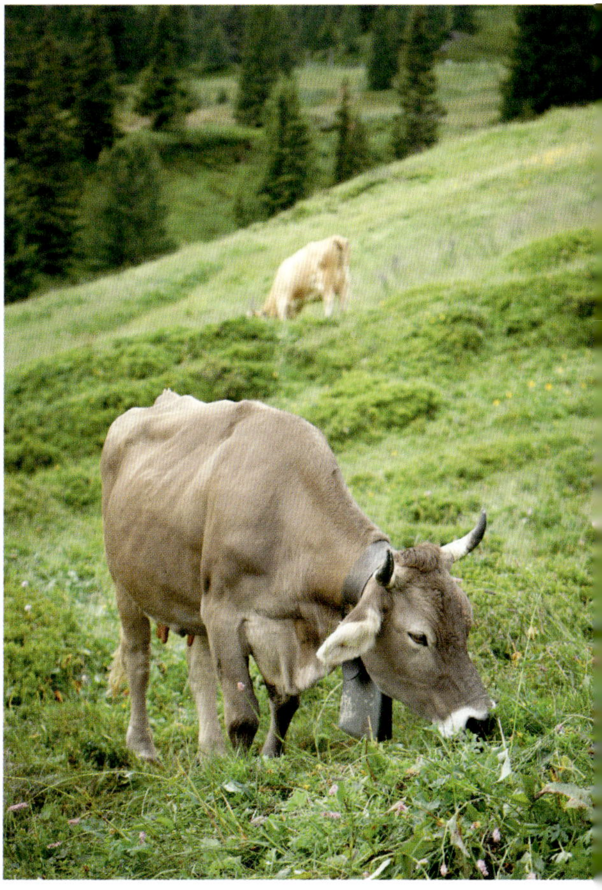

Auch wenn die Milchlieferantin niedlich anzusehen ist – wer wirklich an Laktoseintoleranz leidet, sollte Milchprodukte tunlichst meiden.

terien, zersetzt. Was zu den eben geschilderten typischen Symptomen führen kann.
Dass Laktase zur Mangelware wird, kann unterschiedliche Gründe haben. So etwa eine sogenannte primäre Laktoseintoleranz. Dabei kann die Laktose im Säuglingsalter noch ganz normal verwertet werden. Der Mangel an Laktase tritt dann jedoch im Kindes- und Jugendalter auf, vorausgesetzt, die Veranlagung dazu besteht.
Diese primäre Laktoseintoleranz ist mit Abstand die häufigste Form der Milchzuckerunverträglichkeit. Dabei fällt die Bildung von Laktase auch nicht vollständig aus: Die meisten der Betroffenen haben noch eine kleine Grundmenge des Enzyms.
Im Unterschied zur primären Laktoseintoleranz ist eine sekundäre Laktoseintoleranz die Folge einer entzündlichen Schädigung der Darmschleimhaut, die eine Abnahme des Enzyms Laktase nach sich zieht; zum Beispiel im Rahmen eines Morbus Crohn (siehe Seite 177) oder einer Zöliakie (siehe Seite 168).

GENE AUS DER PRÄHISTORISCHEN ZEIT

Genau genommen ist die Unverträglichkeit von Milchzucker nicht krankhaft, sondern vollkommen normal. Denn ursprünglich war unser Verdauungssystem so angelegt, dass die erste Nahrungsquelle für ein Neugeborenes die Muttermilch war. Nach dem Abstillen ließ dann die Verträglichkeit gegenüber Laktose nach. Sie war auch nicht notwendig. Denn noch vor vielen Tausend Jahren tranken wir Menschen keine Kuhmilch. Das etablierte sich erst mit der Domestizierung der Rinder. Infolge dieses lange andauernden Prozesses entwickelte sich bei manchen Menschen – nicht bei allen – ein Gen, das es ermöglichte, die in der Kuhmilch enthaltene Laktose zu verdauen: die Codierung des Enzyms Laktase.
Wer dieses Enzym jedoch nicht besitzt, bekommt diverse Beschwerden, nachdem er Milch getrunken hat. Er oder sie befindet sich indessen jedoch in guter Gesellschaft. Denn weltweit gesehen sind Menschen, die Laktose verdauen können, eigentlich die Ausnahme. Auch heute noch weist in vielen Regionen der Welt die Mehrheit der Bevölkerung eine Laktoseintoleranz auf, etwa in Südostasien. So stehen hier auch (fast) keine Milch und Milchprodukte auf dem Speiseplan.

NICHT VERWECHSELN

Ein weiterer Stolperstein, wenn es um die Verträglichkeit von Milch geht: Eine Laktoseintoleranz darf nicht mit einer Allergie (siehe Seite 103) gegen Milcheiweiß verwechselt werden. Bei Letzerer handelt es sich um eine Reaktion des Immunsystems auf Eiweißbestandteile wie Kasein und Molkenproteine.

NICHT NUR IN MILCH

Kuhmilch besteht zu etwa fünf Prozent aus Kohlenhydraten. Den größten Anteil davon macht der Milchzucker, die Laktose aus. Milchzucker dient zum einen als Energielieferant, zum anderen fördert er die Aufrechterhaltung einer gesunden Darmflora. Außer in Trinkmilch findet sich Milchzucker auch in den meisten Produkten, die aus oder mit Milch hergestellt werden.

Eine Allergie gegen Milcheiweiß zeigt sich meist unmittelbar nach dem Konsum von Milch, spätestens innerhalb von zwei Stunden. Bei schweren Ausprägungen der Allergie können bereits 0,3 Milligramm Milch dazu ausreichen – das heißt, Betroffene vertragen nicht einmal einen einzigen Tropfen Milch.
Was sich typischerweise bei einer Allergie gegen Milcheiweiß an Symptomen einstellt, sind Kribbeln im Mund, Juckreiz und Schwellungen an den Schleimhäuten und der Haut. Weiterhin kann es zu Übelkeit, Bauchschmerzen, Blähungen, Koliken, Erbrechen sowie Durchfall kommen.
Bei Anzeichen für diese Allergie wird zunächst empfohlen, zwei bis vier Wochen komplett auf Kuhmilch in der Ernährung zu verzichten, also die sogenannte Eliminationsdiät (siehe Seite 154). Verringern sich die Beschwerden daraufhin oder gehen sie völlig zurück, kann die Diagnose mit dem Prick-Test bestätigt werden (siehe Seite 104). Dabei wird ein Tropfen Milcheiweißlösung auf die Haut des Unterarmes des Patienten geträufelt und die Hautstelle oberflächlich eingeritzt. Besteht tatsächlich eine Allergie gegen Kuhmilcheiweiß, reagiert die Haut nach einigen Minuten mit einer Rötung, oft auch mit einer Schwellung oder Bläschenbildung.
Übrigens: Wer Milcheiweiß nicht verträgt, kann auf Milch anderer Tiere wie die von Schafen oder Ziegen umsteigen. Denn Milcheiweiß kommt nur in Kuhmilch vor.

GLUTENUNVERTRÄGLICHKEIT

Kommen wir nun zu ihr – der so häufig Verkannten. Selbst in Fachmedien wird die Intoleranz gegenüber dem Getreideeiweiß namens Gluten mit der Darmerkrankung namens

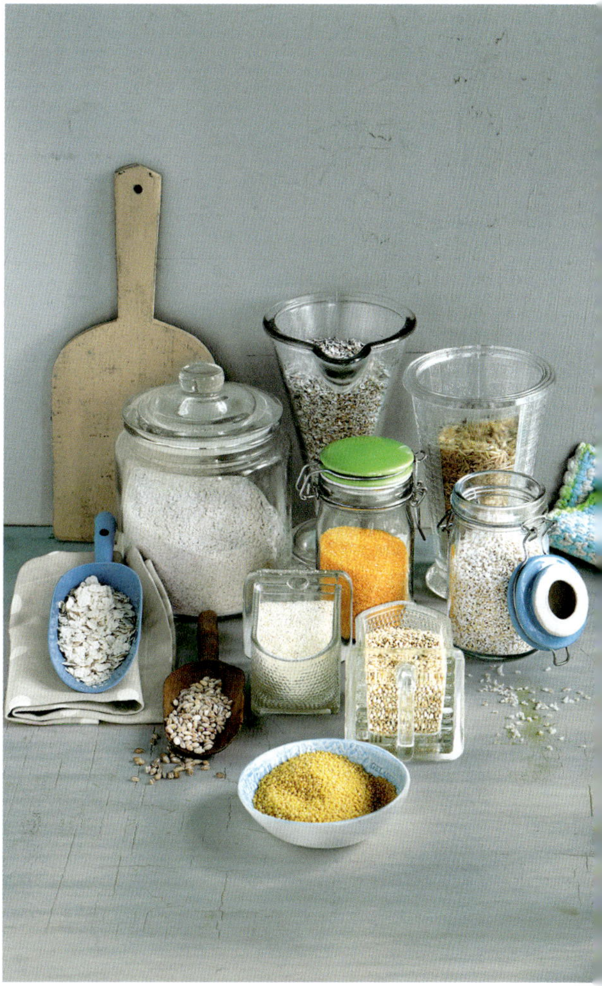

Viele Getreidesorten enthalten Klebereiweiß. Sie sollten bei Glutenintoleranz unbedingt vom Speiseplan gestrichen werden.

Zöliakie gleichgesetzt. Kein Ruhmesblatt, aber möglicherweise damit zu erklären, dass die Glutenunverträglichkeit und die Zöliakie so gleich in Erscheinung treten: Das klinische Bild, wie die Medizin das nennt und damit die Symptome meint, ist vollkommen identisch. Auch bei einer Unverträglichkeit von Gluten kommt es zu Bauchkrämpfen, Durchfall und teils starken Blähungen. Doch bei einer Zöliakie handelt es sich um eine organische Erkrankung – nämlich eine krankhafte Überreaktion des Immunsystems, infolge derer die Schleimhaut des Dünndarms chronische Entzündungen ausbildet. Also eine Autoimmunkrankheit, die keineswegs mit einer Glutenunverträglichkeit zu verwechseln ist.

NICHT GLAUBEN, SONDERN WISSEN

Wie eingangs dieses Kapitels erwähnt, landen nur allzu viele zu Unrecht in der Schublade mit der Aufschrift: »Habe eine Unverträglichkeit gegen …« Dafür, warum das überhaupt und immer häufiger passiert, lassen sich vielschichtige Gründe finden.
Einer davon ist, dass die Betreffenden von ihren Ärzten vorschnell zu hören bekommen, sie hätten eine Unverträglichkeit. Obwohl das keineswegs untersucht wurde und entsprechend gar nicht diagnostiziert werden kann. Allein die Schilderung der Beschwerden wird als ausreichende Begründung für diesen angeblichen Befund herangezogen – wobei man besser von »missbraucht« sprechen sollte. Die beiden beliebtesten Kandidaten dafür sind die Intoleranzen gegen Laktose oder gegen Gluten. Beide sind inzwischen regelrechte Modediagnosen geworden (mehr dazu ab Seite 112).
Jetzt erst einmal wieder zurück dazu, ob denn tatsächlich eine Unverträglichkeit vorliegt oder nicht. Der einzige Weg, dies herauszufinden ist, sich darauf untersuchen zu lassen. Heißt: Lassen Sie sich testen und glauben Sie nicht einfach, was man Ihnen erzählt hat.

GUT ZU WISSEN

Eine Nahrungsmittelunverträglichkeit ist keine Krankheit an sich. Wenn Sie davon betroffen sein sollten, haben Sie auch keine unmittelbaren Komplikationen oder Folgeerkrankungen zu befürchten.

UNTERSUCHUNG AUF LAKTOSEUNVERTRÄGLICHKEIT

Um herauszufinden, ob jemand eine Intoleranz von Milchzucker hat, wird der sogenannte H_2-Atemtest durchgeführt. Dabei bekommen die zu testenden Personen fünfzig Gramm Laktose verabreicht. Das ist enorm viel: Diese Menge an Laktose entspricht in etwa sechs ganzen Bechern Joghurt von jeweils 150 Gramm. Sie so auf einmal zu verputzen ist schwer zu schaffen. Deshalb wird ein solches Verfahren auch Provokationstest genannt.
Haben die Testpersonen ihre Ladung an Laktose intus, pusten sie alle dreißig Minuten in ein Röhrchen. Das Ganze geht über zwei Stunden hinweg und dient dazu, den H_2-Gehalt in der abgeatmeten Luft zu bestimmen. Die Konzentration dieses Gases H_2, Wasserstoff, in der Ausatemluft ist ein wichtiges Indiz: Je stärker diese ansteigt, desto höher ist die Wahrscheinlichkeit für eine Laktoseintoleranz. Denn wenn das Enzym Laktase Mangelware ist, können die Darmbakterien den Milchzucker nicht ausreichend verarbeiten. In der Folge davon sammelt sich Wasserstoff, H_2, an, der dann mit ausgeatmet wird.

Zur endgültigen Sicherung der Diagnose wird noch eine sogenannte Auslassdiät gemacht. Im Zuge derer sollen über einen bestimmten Zeitraum – meist vier Wochen – keinerlei laktosehaltigen Nahrungsmittel gegessen werden. Sind die Beschwerden dann vollkommen weg und kommen bei erneuter Zufuhr von Milchzucker wieder, ist die Sache klar.
So mancher, der sich diesen Tests unterzogen hatte, ist durchaus enttäuscht vom Ergebnis: »Aber ich dachte doch, war überzeugt, dass ich Laktose nicht vertragen kann …« Der Frust über das doch an sich gute Resultat ist schon verständlich. Schließlich geht dann die Suche nach den Auslösern jener Beschwerden weiter, die einst in die Arztpraxis geführt haben. Wo die Lösung dann ja auch präsentiert wurde. Nur war diese eben leider nicht zutreffend …

UNTERSUCHUNG AUF GLUTENUNVERTRÄGLICHKEIT

Zur Feststellung einer Glutenintoleranz gibt es bislang keinen eigenen Test. Das einzige Diagnosekriterium ist hier das Ansprechen auf den völligen Verzicht von Gluten. Es ist also wieder die eben erwähnte Auslassdiät angezeigt. Das heißt bei Verdacht auf Glutenunverträglichkeit, dass man sich vier Wochen lang strikt glutenfrei ernähren muss. Wenn die Beschwerden dann völlig verschwinden, ist das bereits ein deutlicher Hinweis. Um diese Vermutung zu erhärten, wird danach eine sogenannte Reexposition gemacht – hierbei handelt es sich um eine ganz klassische Methode der Medizin, auch bei möglichen Unverträglichkeiten. Dabei nimmt der Betreffende wieder Gluten zu sich. Kommen seine Probleme dann wieder zurück, ist der Beweis erbracht, dass hier tatsächlich eine Intoleranz gegenüber dem Kleberweiß besteht.

NICHT EIN PROZENT

Die Zahl jener, die tatsächlich unter einer Nahrungsmittelunverträglichkeit leiden, ist weitaus geringer, als gemeinhin behauptet oder vermutet wird. So ist von einer Glutenunverträglichkeit nicht einmal ein Prozent der Bundesbürger betroffen.

KONSEQUENT MEIDEN

Wer keinen Milchzucker und kein Gluten verträgt, dem hilft nur eines: beide Substanzen jeweils konsequent meiden. Klingt erst einmal nicht so schwierig. Eben alles weglassen, wo Laktose oder Gluten enthalten ist, und auf anderes ausweichen – etwa auf pflanzliche Alternativen ohne den riskanten Milchzucker, etwa auf Sojamilch.
In der gelebten Praxis, sprich im Alltag, lauern indessen viele Hürden, wenn jemand Gluten und Laktose vermeiden muss. Denn beide sind keineswegs nur darin enthalten, wo wir sie vermuten würden. Sie stecken leider auch in vielen anderen Lebensmitteln und mitunter auch in Medikamenten. Beim Milchzucker ist das etwa der Fall.

EXPERTE IN EIGENER SACHE WERDEN

Wenn Sie von einer Unverträglichkeit von Milchzucker oder dem Kleberweiß betroffen sind, sollten Sie in Ihrem eigenen Interesse ein Experte dahin gehend werden, wo diese Stoffe überall zu finden sind. Das sind wie eben erwähnt wesentlich mehr Produkte als gedacht. Sehr hilfreich ist es, sich professionell über alle möglichen Gefahrenquellen aufklären zu lassen: Das machen Ernährungsberater, die heute in vielen Arztpraxen mit im Boot sitzen oder eine eigene Praxis haben. Gehen Sie bitte zu einem zertifizierten Ernährungsberater. Manche Krankenkassen übernehmen übrigens heute die Kosten für die Ernährungsberatung oder beteiligen sich zumindest daran. Erkundigen Sie sich dazu einmal bei Ihrer.

DIE ÜBLICHEN VERDÄCHTIGEN

Kritisch sind bei einer Unverträglichkeit von Milchzucker vor allem Fertigprodukte. So wird Laktose beispielsweise häufig Brot, Würzmischungen, Wurstwaren, Fertiggerichten wie Tiefkühlpizza, Kartoffelbrei und Cremesuppen sowie Süßwaren wie Bonbons und Speiseeis zugesetzt, um den Geschmack positiv zu beeinflussen oder die Haltbarkeit zu verlängern. Entsprechend müssen Sie die Zutatenliste von verpackten Nahrungsmitteln sehr sorgfältig lesen. Schließlich sind die Lebensmittelhersteller seit November 2005 gesetzlich dazu verpflichtet, alle Inhalte auszuweisen. Stehen da auf der Verpackung Milcheiweiß, Magermilchpulver, Kasein, Molke oder Molkepulver, müssen Sie vorsichtig sein. Denn da ist überall auch Laktose mit von der Partie.

Milchzucker wird auch häufig als Trägersubstanz bei Arzneimitteln eingesetzt. Wobei die Mengen meist so minimal sind, dass sie auch bei Laktoseintoleranz keine Beschwerden auslösen. Dennoch, studieren Sie den Beipackzettel und fragen Sie Ihren Arzt, ob Sie auf andere Präparate umsteigen können.

Bei einer Unverträglichkeit von Gluten sollten zunächst natürlich alle Produkte aus Getreide auf dem kritischen Prüfstand stehen. Riskant sind leider nicht nur alle Arten an Getreide, die das Klebereiweiß enthalten: Dazu gehören Weizen, Roggen, Gerste, Dinkel, Grünkern, Emmer, Einkorn und Kamut. Nicht eben wenige … Das Problem, das sich hinzuaddiert, ist, dass viele Backwaren aus einer Mischung mehrerer Getreidearten hergestellt werden. Das müssen die Betroffenen natürlich auch berücksichtigen. »Glutenfreie« Backwaren sollten mithin tatsächlich ausschließlich nur beim Händler des Vertrauens erstanden werden.

Gut beraten bei einer Glutenintoleranz ist man auch mit selbst gebackenem Brot. Damit hat man die volle Kontrolle darüber, dass wirklich nur glutenfreie Zutaten verwendet werden. Sein »täglich Brot« selbst herzustellen macht darüber hinaus viel Spaß.

Wichtig zu wissen ist auch, dass Gluten vielen Nahrungsmitteln als Emulgator, zum Gelieren und Stabilisieren sowie als Aromastoff zugesetzt wird.

TIPP

BUCH FÜHREN

Bei einer Nahrungsmittelunverträglichkeit zahlt es sich sehr aus, ein Ernährungstagebuch zu führen. Darin schreiben Sie akribisch auf, was und wie viel Sie gegessen und wie Sie es vertragen haben. Nach einiger Zeit ergibt sich dann oft ein genaueres Bild, welche Lebensmittel von Ihrem Speiseplan verschwinden müssen und welche bleiben dürfen.

PFLANZLICHE »MILCH«-ALTERNATIVEN

Frei von Milchzucker, ist pflanzliche »Milch« bei einer Laktoseunverträglichkeit gut als Ersatz geeignet. Milch in Anführungsstrichen, denn die Bezeichnung ist eigentlich der nahrhaften Flüssigkeit vorbehalten, die in den Milchdrüsen weiblicher Säugetiere – einschließlich des Menschen – produziert wird.

> **Kokosmilch:** Mit ihrem angenehmen fruchtig-nussigen Geschmack ist sie in ihrer Heimat seit Langem fester Bestandteil des Speiseplans. Auch bei uns hat sich diese pflanzliche »Milch« inzwischen etabliert. Gut so, denn sie ist vollgepackt mit vielen Vitaminen, Mineralstoffen und Spurenelementen. Darunter befinden sich Vitamine der B-Gruppe, Kalium, Natrium, Magnesium sowie Kupfer. Das Fett der Kokosmilch wird rasch verdaut und in Energie für uns umgewandelt.

Wichtig zu berücksichtigen: In der Kokosnuss steckt Fruchtzucker, Fruktose. Wer diese nicht verträgt, für den kommt Kokosmilch nicht infrage.

> **Mandelmilch:** Zu den Vorzügen der Mandelmilch gehört allen voran ihr geringer Fett- und damit Kaloriengehalt. Sie enthält auch kaum Eiweiß, weshalb sie auch für Menschen mit einer Allergie gegen Milcheiweiß gut geeignet ist. Natürlich hat die Mandelmilch auch einiges an Vitaminen zu bieten, nämlich alle Vitamine der B-Gruppe sowie Vitamin C und E. Letzteres ist besonders reichlich vertreten, weshalb Mandelmilch auch gut für die Haut ist. Mineralstoffe und Spurenelemente hat sie auch zu bieten: Magnesium, Kalzium, Eisen, Kalium, Zink und Phosphor.

> **Reismilch:** Diese pflanzliche Alternative zur Kuhmilch wird stets aus Vollkornreis gewonnen. Er wird gemahlen, gekocht und dann fermentiert. Danach wird die fast fertige Reismilch gefiltert, mit Pflanzenöl versetzt und emulgiert. Der Vorteil dieser »Milch« ist ihr geringer Fettgehalt und ihr hoher Kohlenhydratgehalt. Wenn Sie morgens ein Glas davon trinken, spendet Sie Ihnen anhaltende Energie. Nachteilig ist der verhältnismäßig niedrige Gehalt an Vitaminen und Mineralstoffen. Dennoch ist die Reismilch eine nennenswerte Alternative zur Kuhmilch, da sie eben keine Laktose enthält. Das gilt auch bei einer Allergie gegen Milcheiweiß.

> **Sojamilch:** Hergestellt aus Sojabohnen und Wasser, gehört Sojamilch in den asiatischen Ländern – besonders in China und Japan – zu den Lebensmitteln mit einer langen Tradition. Hierzulande haben sich Sojamilch und Produkte daraus erst seit wenigen Jahrzehnten ihren festen Platz in den Regalen des Lebensmittelhandels erobert. Dazu verholfen hat ihnen neben Menschen mit Milchzuckerunverträglichkeit die wachsende Zahl an Veganern. Sie greifen ebenso auf die pflanzliche Sojamilch als Ersatz für tierische Milcharten zurück. Ein weiteres Plus dieser fettarmen Milch ist ihr hoher Gehalt an ungesättigten Fettsäuren, die für unseren Körper sehr wichtig und gesund sind. Zu berücksichtigen ist allerdings, dass das in der Sojamilch enthaltene Eiweiß durchaus Allergien auslösen kann. Bekannt sind beispielsweise sogenannte Kreuzallergien bei Birkenpollen-Allergikern. Daneben ist die Herkunft der Sojamilch ausschlaggebend. In Deutschland kommen keine genmanipulierten Sojaprodukte in den Handel, wohl aber außerhalb unserer Grenzen. Wer Sojamilch im Asialaden oder über das Internet kauft, läuft Gefahr, dass die Sojabohnen gentechnisch behandelt wurden.

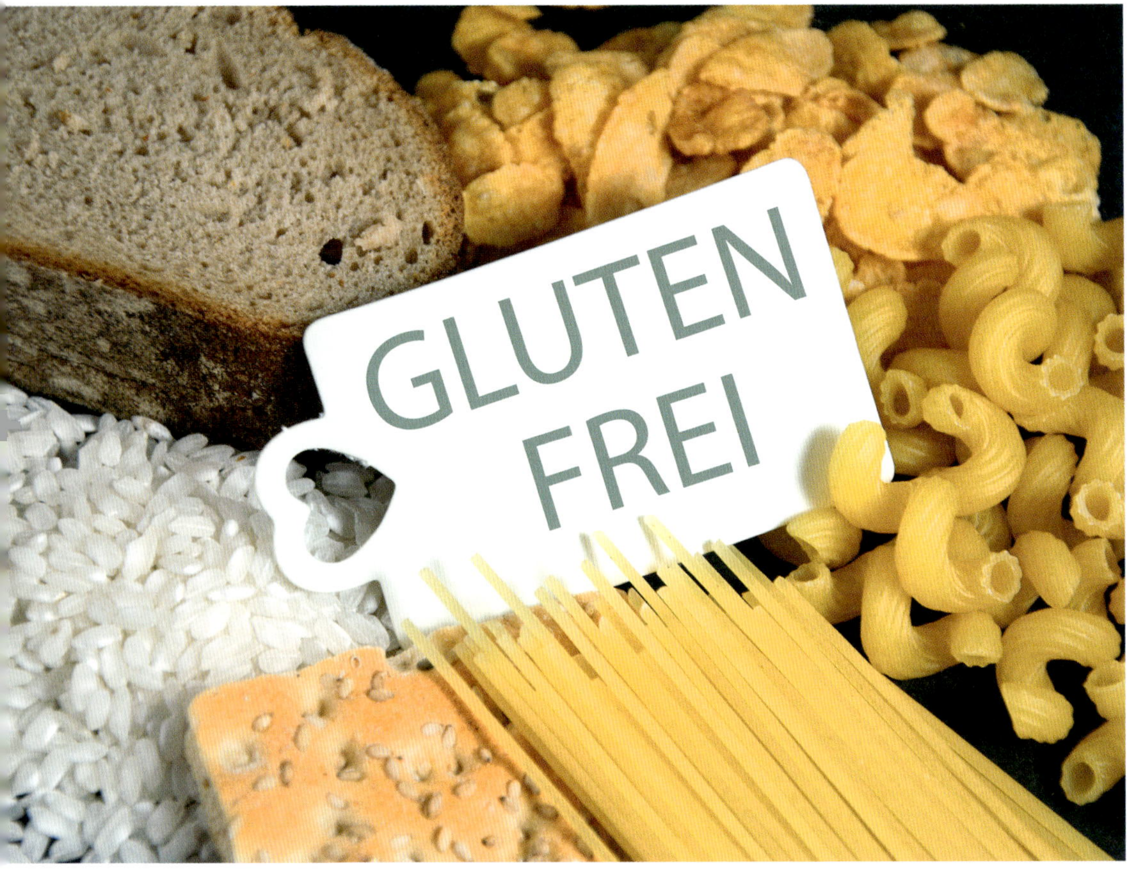

UNSICHER UND VERÄNGSTIGT DURCH CLEVERE PANIKMACHE

Die Angst vor Laktose, Gluten & Co. grassiert. Keineswegs jedoch in erster Linie bei jenen, die tatsächlich an einer Unverträglichkeit gegenüber diesen oder anderen Stoffen in unseren Nahrungsmitteln leiden. Interessanterweise ist deren Verhalten in der Regel ziemlich entspannt. Denn die Betroffenen sind meist sehr gut informiert darüber, was ernährungstechnisch für sie in Ordnung ist und was nicht.

Ganz anders sieht es bei denen aus, die sich ohne Grund »frei von …« auf ihren Speiseplan und ihren Einkaufszettel geschrieben haben. Weil sie etwa gelesen oder gehört haben, dass beispielsweise Milchzucker, Fruchtzucker und dieses Klebereiweiß generell so furchtbar ungesund wären. Oder weil die besten Freunde den guten Tipp geben, »diese Stoffe« tunlichst zu meiden. Da hat man doch ja schon so viel Schlimmes gehört … Merken Sie was? Ja, das klingt durchaus nach einer gewissen Panik. Die herrscht in unseren Landen und anderen gutsituierten Regionen unseres Planeten. Denn in den Industrienationen hat sich ein echter Hype darum etabliert, was uns in unserem Essen möglicherweise alles nicht gut bekommen könnte. Da sitzen dann Gäste im Restaurant und löchern den Kellner mit Fragen nach möglichen Allergenen im bestellten Gericht. Oder und zudem suchen sie hektisch in der (selbstverständlich schon lange heruntergeladenen) App nach den drohenden Sachverhalten auf ihrem Teller. Ob's schmeckt, ist heute vielfach zweitrangig geworden. Hauptsache, es steckt nichts von diesem »Unverträglichen« im Essen.

Ja, es ist leider weit gekommen mit dem, »was Leib und Seele zusammenhält«. Mal jenseits von Sättigung und Energiezufuhr: Essen war seit Anbeginn unserer Kultur ein zentraler Faktor unseres Wohlbefindens und damit auch entscheidend für unsere Evolution. Eine Mahlzeit war Genuss, Zufriedenheit, Kommunikation und Miteinander, um hier nur einige der schönen Assoziationen im Zusammenhang mit Essen aufzuführen.

Doch jetzt, jetzt droht es auf einmal zum Problem zu werden. Es ist schwer zu glauben, aber dennoch wahr: Inzwischen können viele Industriezweige mit der Panik rund um das, was wir uns täglich servieren, großen Profit generieren. Vor allem die Lebensmittelindustrie nutzt die Angst vor angeblich ungesunden Stoffen in unseren Nahrungsmitteln gewinnbringend aus. Unterstützung erhält sie dabei von den Medien. Deren Schlagzeilen schüren die Sorgen der Verbraucher zusätzlich – zweifelsohne ein wirksamer Trigger.

WIR KÖNNEN ES UNS (OFFENBAR) LEISTEN

Alle von uns kennen es sehr wahrscheinlich, aber stellen Sie es sich bitte wieder einmal vor: Sie betreten einen großen Supermarkt und begeben sich in die Gemüse- und Obstabteilung. Wow, was es da alles gibt. Selbst im tiefsten Winter können Sie erntefrische Erdbeeren oder Spargel kaufen. Toll, und dann diese Tomaten. Alles im Einkaufskorb verstaut, gehen Sie weiter zur Kühltheke. Hier präsentiert sich Ihnen das gleiche Bild: eine enorme Vielfalt an Produkten. Aus Milch, Fleisch, Fisch, Meerestieren und noch vielem mehr …

Kurz gesagt gibt es so gut wie nichts, was es nicht gibt. In anderen wohlhabenden Industrienationen präsentiert sich uns ein ganz ähnliches Bild. Was sich ebenfalls hier wie dort präsentiert, ist eine scheinbar steigende Zunahme an Nahrungsmittelunverträglichkeiten. Dies entspricht jedoch nicht der Wirklichkeit. Denn zugenommen hat nur die Wahrnehmung in der Bevölkerung dafür. Dass auch die scheinbar vorhandenen Unverträglichkeiten oftmals auch gar nicht wirklich bestehen, ist eine andere Sache.

In Ländern, in denen nicht so viel Überfluss herrscht wie in unserer Wohlstandsgesellschaft, sind Unverträglichkeiten von Nahrungsstoffen weitgehend unbekannt.

Ein Blick über den Tellerrand in Entwicklungs- und Schwellenländer zeigt: Die Zahl der (tatsächlich) von einer Nahrungsmittelunverträglichkeit betroffenen Menschen ist dort verschwindend gering. Könnte es sein, dass die Menschen in diesen ärmeren Regionen unserer Erde einfach andere Sorgen haben als die, dass ihnen irgendetwas auf ihrem Teller nicht so gut bekommt?

HYPE UMS ESSEN: EIN WOHLSTANDSPHÄNOMEN

Wie soll ich mich ernähren: vegetarisch, vegan oder …? Die Auseinandersetzung mit diesen und anderen Fragen rund um das Thema Essen nimmt in unseren Breiten rasant zu: ein Phänomen unserer Überflussgesellschaft, das die tägliche Ernährung in einem zuvor nie da gewesenen Ausmaß hinterfragt.
Prinzipiell ist es ja zu begrüßen, dass in der Bevölkerung ein starkes Bewusstsein für das richtige und gesunde Essen herrscht – sofern daraus keine Ideologie gemacht wird. Was leider inzwischen häufig der Fall ist. Und proportional zum steigenden Übermaß an Menge und Auswahl bei unseren Nahrungsmitteln, findet nun vielfach auch die Beschäftigung damit im Übermaß statt.
Futter dafür – im doppelten Wortsinn – bekommen wir kontinuierlich geliefert: Beinahe täglich servieren uns Forscher neue Erkenntnisse zur Ernährung. Doch an den Früchten der Erkenntnis kann man sich auch überessen. Die wachsende Informationsflut aus den Medien und dem Internet stiftet nämlich reichlich Verwirrung. Irritierend an den Ratschlägen zum richtigen Essen ist dabei nicht nur deren Vielzahl, sondern auch deren Widersprüchlichkeit. Denn nur allzu häufig ist das, was gestern als gesund galt, am nächsten Tag ein Problembär.

FRAGEZEICHEN AUF DEM TELLER

Kaum etwas verunsichert derzeit so, wie das, was auf den Tisch beziehungsweise den Teller kommen soll und was nicht. So ergab eine im Sommer 2015 durchgeführte repräsentative Umfrage des Meinungsforschungsinstitutes TNS Emnid bei 1005 Personen, dass fast die Hälfte der Deutschen, nämlich 46 Prozent, verunsichert ist, wenn es um das Thema Ernährung geht. Wissenschaftliche Veröffentlichungen, wie unter anderem vom Bundesministerium für Bildung und Forschung, belegen ebenfalls die große Verunsicherung der Verbraucher hinsichtlich des Essens.
Während sich die Menschheit über Jahrtausende hinweg ohne Expertenrat ernähren konnte, sind inzwischen also offenbar Fachleute dafür nötig. Der US-amerikanische Food-Aktivist Michael Pollan sprach in diesem Zusammenhang bei einem Interview mit dem Nachrichtenmagazin »Der Spiegel« (12/2016) von Nutritionismus: »Er reduziert Essen auf die Summe seiner Nährstoffe und entsprechend sind Experten nötig, die uns erklären, was wir essen sollen.«

Antworten auf die Frage, wie gesunde Ernährung geht, sind vollkommen unübersichtlich geworden.

ICH ESSE, ALSO BIN ICH

Wenig in unserem Alltag hat eine so große Bedeutung erlangt wie die tägliche Nahrungsaufnahme. Von ihrem eigentlichen Sinn, den Körper mit ausreichend Nährstoffen, Vitaminen, Mineralstoffen und Spurenelementen zu versorgen, entfernt sich Ernährung immer mehr. Inzwischen ist Essen oftmals zur Selbstinszenierung mit Messer und Gabel geworden: Weil ich so esse, bin ich hip und voll im Zeitgeist … Denn durch eine bestimmte Ernährungsweise lässt sich die Zugehörigkeit zu einer bestimmten Peergroup demonstrieren, ähnlich wie mit einer teuren Designerjeans. Die Aussage lautet: »Ich gehöre auch mit dazu.« Und vor allem auch: »Ich kann mir das finanziell leisten.« Essen ist ja auch ein Statussymbol: Der individuelle Ernährungsstil erlaubt Rückschlüsse auf Bildungsniveau und soziale wie wirtschaftliche Stellung.

WENN GESUND ESSEN ZUM ZWANG WIRD

Welche Blüten die intensive Auseinandersetzung mit der Ernährung treiben kann, führt uns die Orthorexia nervosa vor Augen. So wird das zwanghafte Bemühen darum genannt, gesunde Nahrungsmittel zu sich zu nehmen. Ob es sich dabei tatsächlich um eine krankhafte Essstörung oder »nur« um eine Modeerscheinung handelt, wird in Expertenkreisen noch kontrovers diskutiert.
Einerlei: Die geradezu besessene Fixierung auf perfektes Essen kann ziemlich ungesunde Folgen haben. Davon Betroffene sind teilweise gefährlich untergewichtig und weisen massive Mängel an lebenswichtigen Vitaminen oder Mineralstoffen auf. Dazu addieren sich bei Frauen – die nebenbei bemerkt am häufigsten unter Orthorexia nervosa leiden – Zyklusanomalien wie eine ausbleibende Monatsblutung sowie mitunter sogar Unfruchtbarkeit. Eine weitere Konsequenz des »Gesundessens« ist eine deutlich erhöhte Infektanfälligkeit.
Alle diese Auswirkungen sind gut nachvollziehbar. Denn im fanatischen Bemühen um die richtige Qualität der Nahrung landet vieles mit auf dem Index, was für unsere Gesunderhaltung wichtig ist (siehe dazu Seite 68 bis 84). Gesünder hat uns die eingehende Beschäftigung mit unserer Ernährung also bislang nicht gemacht. Eher im Gegenteil. Das zeigt unter anderem auch die Tatsache, dass inzwischen weltweit mehr Menschen an den Folgen von Über- und Fehlernährung versterben als von Unterernährung. Selbstverständlich ist es ein unwahrscheinlich schöner und wichtiger Fortschritt, dass der Hunger besser bekämpft wird. Die Freude darüber darf allerdings nicht darüber hinweg täuschen, was auf der anderen Schale der Waage liegt: nämlich eine gesundheitliche Zeitbombe mit enormer Sprengkraft. Wie schwer an Übergewicht und Adipositas zu schleppen ist, haben wir bereits auf Seite 92 bis 97 dargelegt.

PERFEKT MUSS ES SEIN

Anders als bei der Anorexia nervosa, der Magersucht, geht es bei der Orthorexia nervosa nicht darum, möglichst wenig, sondern möglichst perfekt zu essen. Im Mittelpunkt steht also nicht die Menge, sondern die Qualität.

WAS NICHT IST, KÖNNTE JA NOCH WERDEN

Vor dem Hintergrund dieser Entwicklungen rund um das Essen wird auch besser verständlich, dass immer mehr Menschen unter die vermeintlich Intoleranten gehen: Bestimmte Stoffe in unserer Nahrung nicht »abzukönnen« – sprich: nicht »zu vertragen« – und deshalb zu meiden ist heute ziemlich angesagt. Das scheint dazuzugehören, wenn man mit bei den gut informierten und bewusst lebenden Zeitgenossen dabei sein möchte … Wer dagegen im Restaurant mit gutem Appetit bestellt und genießt, was ihm schmeckt, ohne sich vorher gewissenhaft mit den Zutaten des Gerichts befasst zu haben – der ist, mit Verlaub, doch eigentlich von gestern.
Warum aber greifen immer mehr Verbraucher auch ohne die entsprechende Diagnose zu Produkten mit der Aufschrift »frei von«? Weil sie glauben, dass das sicher gesünder ist. Nach dem Motto: Je mehr man weglässt, desto weniger kann einen krank machen. So wird es wohl generell besser sein, Gluten, Laktose oder Fruktose zu meiden. Und, was noch nicht ist, kann ja noch werden. Möglicherweise – man hat ja schon so viel gehört – können die Übeltäter Gluten & Co. ja potenziell zu einer Unverträglichkeit und zu den damit einhergehenden Beschwerden führen.
Dieser Generalverdacht ist die ideale Steilvorlage für die Lebensmittelindustrie: Im Zuge dieser Einstellung kommen inzwischen nämlich immer mehr laktose- und glutenfreie Nahrungsmittel auf den Markt, die aufgrund ihrer Art und Herkunft – man höre und staune – überhaupt keine Laktose oder kein Gluten enthalten können.

DAS GUTE GESCHÄFT MIT »FREI VON …«

Was, dieser Schinken enthält keine Laktose? Landet sofort im Einkaufskorb. Und der Käse da ist frei von Gluten? Super, bitte auch gleich mit einpacken. Ja aber, diese beiden Nahrungsmittel enthalten doch sowieso von Natur aus keinen Milchzucker und kein Klebereiweiß aus Getreide. Stimmt, doch »glutenfreier« Käse und andere dieser Wunderkinder verkaufen sich einfach hervorragend.
Die Lebensmittelindustrie hat längst erkannt, dass ihr solche Produkte wachsende Umsätze bescheren. So liegt etwa der Preis für jedwede laktosefreien Lebensmittel durchschnittlich um das 2,4-Fache höher. Das lohnt sich.

GRASSIERENDER ZEITGEIST MIT EINIGEN RISIKEN

Das – wohlgemerkt unnötige – strikte Meiden von bestimmten Nahrungsmittelgruppen kann durchaus einige Gefahren bergen. Wer beispielsweise gar keine Milch und Produkte daraus zu sich nimmt, handelt sich dadurch nämlich möglicherweise einen Mangel an Vitaminen der B-Gruppe sowie einen Kalziummangel ein. Beides sind sehr wichtige Komponenten unserer Ernährung, deren Reduktion unser Körper auf Dauer nicht eben so einfach wegstecken kann.

Nahrungsmittelunverträglichkeiten sind sehr modern geworden in unserer Gesellschaft.

Der Verzicht auf glutenhaltige Nahrungsmittel hat ebenso seine Tücken. Denn hier droht unter anderem eine zu geringe Zufuhr von Ballaststoffen. Diese sind jedoch vor allem für die Gesundheit unseres Verdauungssystems unerlässlich (siehe Seite 77 bis 79).
Auch die streng vegetarische oder vegane Ernährung birgt gewisse Risiken. Zum Beispiel einen Eisenmangel, der so ausgeprägt sein kann, dass eine Behandlung mit Eisentabletten oder Eiseninfusionen notwendig werden kann. Außerdem nehmen Veganer oft überdurchschnittlich viele Kohlenhydrate zu sich, um ihren Kalorienbedarf zu decken. Diese Überlastung mit Kohlenhydraten führt wiederum oft zu Darmbeschwerden wie Blähungen und Durchfall – Symptome, die den Veganer dann zum Arzt führen.

SCHLUSS MIT DER GERÜCHTEKÜCHE

Na Mahlzeit, ist das alles kompliziert … Nein, sich gesund zu ernähren ist gar nicht schwer. Am wichtigsten ist, dass man ausgewogen isst. Das bedeutet, jeden Tag von jeder Lebensmittelgruppe etwas auf dem Teller zu haben: reichlich Obst und Gemüse sowie Fisch, in Maßen Fleisch sowie Milch- und Getreideprodukte. Mit einer derart ausgewogenen Mischkost muss man sich keine Gedanken über gesunde Ernährung machen – die ist dann kein Problem mehr.
Essen Sie zudem so wenig industriell verarbeitete Nahrungsmittel wie möglich. Denn je naturbelassener die Waren sind, desto nährstoffreicher und damit gesünder sind sie. Statt etwa einen fertigen Erdbeerjoghurt zu kaufen, sollten Sie lieber selbst frische Erdbeeren – wenn die Saison dafür ist – in den Joghurt mischen. So wissen Sie genau, was drin ist, und servieren sich keine Zusatz- und Geschmacksstoffe. Apropos: Bei verpackten Lebensmitteln sollten Sie immer einen Blick auf die Liste der Zutaten und Inhaltsstoffe werfen. Je kürzer diese ist, desto besser: Dann ist die betreffende Ware näher am ursprünglichen Ausgangsprodukt dran und enthält nicht noch diese und jene Zusatzstoffe.
Bevorzugen Sie möglichst Produkte der Saison. Spargel an Weihnachten, woher auch immer, ist möglicherweise mehr belastet als der hiesige. Gute Erzeuger in Ihrer Region können Sie sich selbst aussuchen. Und, kurze Transportwege schonen auch die Umwelt. Es gilt also: regional und saisonal.

GUT ZU WISSEN

Um sich in Sachen Ernährung zuverlässig über den aktuellen Stand der Erkenntnisse zu informieren, gibt es verschiedene Institutionen, die aufklären: Die ortsansässigen Verbraucherzentralen (www.vzbv.de) und das Bundesinstitut für Risikobewertung (www.bfr.bund.de) etwa helfen weiter. Das Bundeszentrum für Ernährung (www.bzfe.de) richtet darüber hinaus in Zeiten von Lebensmittelkrisen, die tatsächlich für die Gesundheit gefährlich sein können, Foren ein.

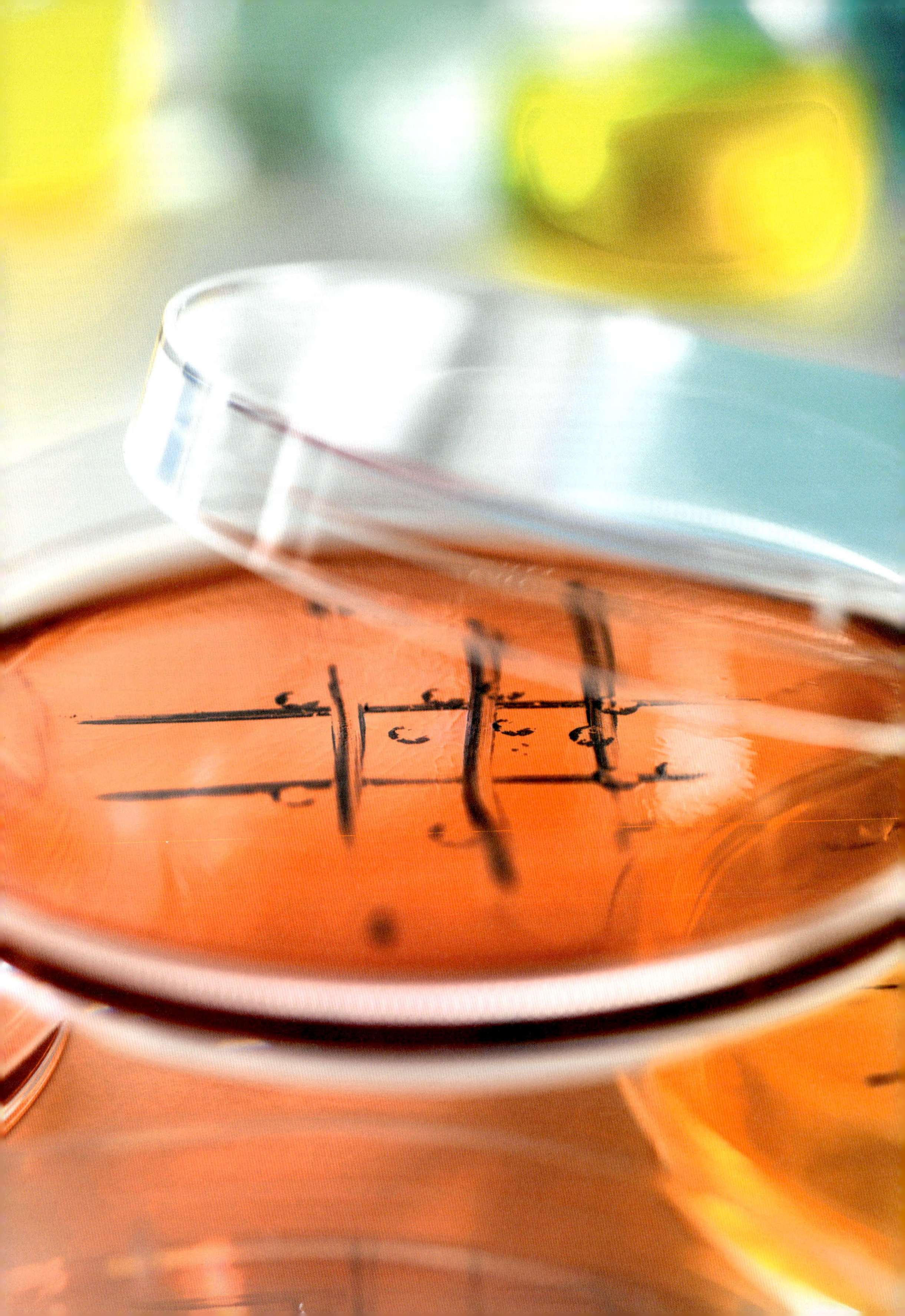

6

KEIN GUTES BAUCHGEFÜHL? – DIE MEDIZINISCHE BEHANDLUNG

Das Verdauungssystem kann vielfältige Probleme bereiten. Da ist es gut zu wissen, wie sie sich zeigen und – vor allem – was dagegen hilft.

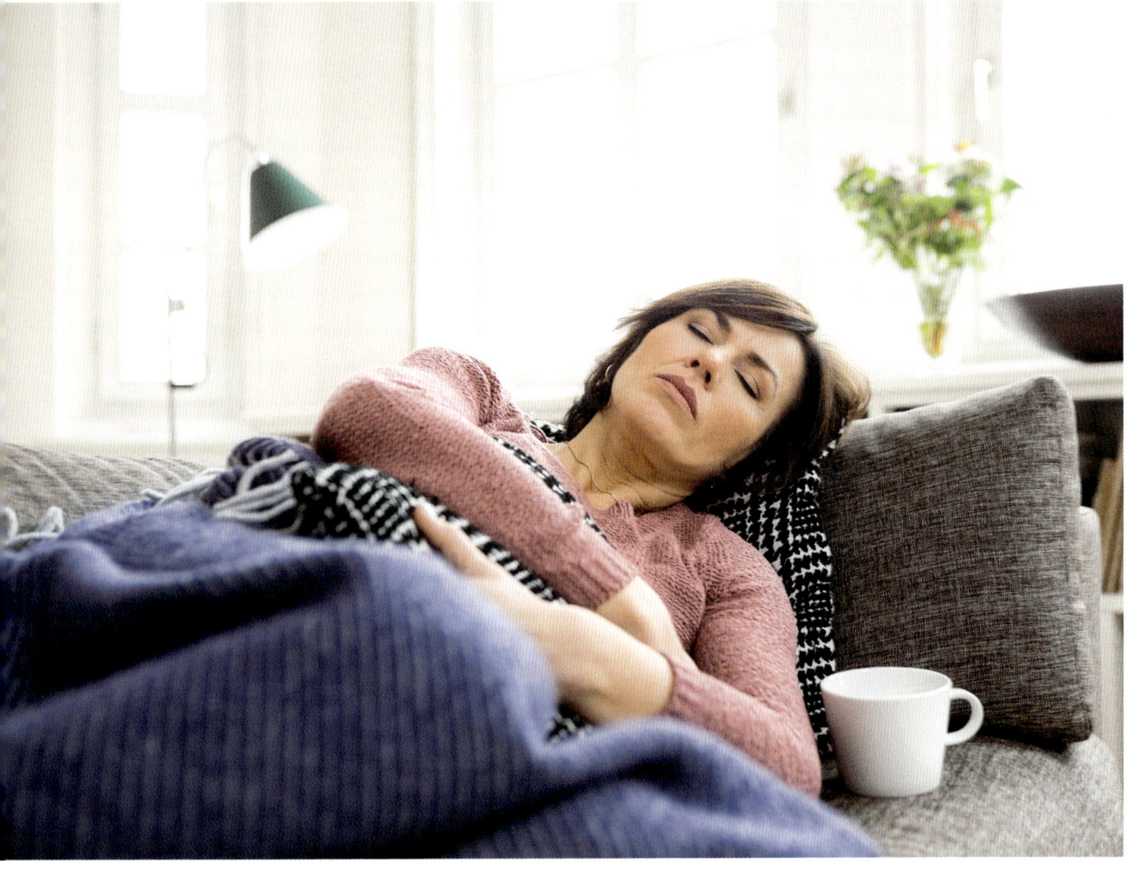

MANCHE KENNEN SIE VIELLEICHT AUCH: HÄUFIGE BESCHWERDEN

Unser Verdauungstrakt und besonders der Darm sind, wie Sie jetzt hoffentlich auch aus Ihrer Sicht bestätigen können, in vieler Hinsicht faszinierend. Dabei sind sie allerdings auch sehr komplex: Während sich Funktion und Aufgaben des Herzens vergleichsweise kurz und einfach darstellen lassen, sieht es bei unseren Verdauungsorganen Magen und Darm ganz anders aus. Um deren fein abgestimmtes Räderwerk zu erklären und verständlich zu machen, muss schon erheblich weiter ausgeholt werden. Vor diesem Hintergrund lässt sich auch gut nachvollziehen, dass und warum im Magen-Darm-Trakt eine große Zahl ganz unterschiedlicher Erkrankungen auftreten können.

Das Erstaunliche ist, wie überschaubar dennoch die Beschwerden sind, mit denen sich die Krankheiten bemerkbar machen. Das zeigt die Auflistung auf der folgenden Seite.

ZEHN TYPISCHE BEGLEITER

So groß das Spektrum der Erkrankungen im Verdauungstrakt ist, so klein ist das Spektrum ihrer Symptome: Sie lassen sich an zwei Händen aufzählen, im wahrsten Sinn des Wortes. Nämlich folgende zehn Beschwerden sind die Begleiter, die typischerweise mit den Krankheiten einhergehen.

Deren alphabetische Anordnung hat übrigens nichts mit ihrer Häufigkeit und ihrem Stellenwert zu tun.

- Aufstoßen
- Blähungen
- Blutungen
- Durchfall
- Erbrechen
- Schmerzen
- Sodbrennen
- Übelkeit
- Verstopfung
- Völlegefühl

Zu den meisten dieser Symptome ist keine weitere Erklärung notwendig – vermutlich wissen wir alle, wie sich Völlegefühl und Sodbrennen anfühlen. Auch Aufstoßen und Schmerzen im Bauchraum sind sehr wahrscheinlich jedem von uns bekannt.

Wo es allerdings so manche irrtümliche Ansichten und Fragezeichen gibt, sind Stuhlveränderungen wie Durchfall und Verstopfung sowie Blähungen. Deshalb nehmen wir uns diese beiden häufigen Begleiter von Darmbeschwerden genauer vor.

WIE OFT MÜSSEN MÜSSEN?

Ebenso wie die Schlafdauer variiert auch die Dauer der Darmpassage von Mensch zu Mensch – entsprechend weist auch die Frequenz des Stuhlgangs eine große Bandbreite auf. Da der Besuch in den gekachelten Räumen also individuell unterschiedlich häufig erforderlich wird, existieren auch ziemlich unterschiedliche Ansichten darüber, was in diesem Zusammenhang eigentlich »normal« ist – mitunter auch sehr falsche.

So gibt es durchaus Patienten, die maximal einmal pro Woche oder nur alle zehn Tage Stuhlgang haben – das aber vollkommen in Ordnung finden. Die Probleme, die sie in die Praxis des Gastroenterologen geführt haben, sind nämlich ganz andere. Wenn ihnen der Arzt dann bescheinigt, dass sie unter einer ausgeprägten Verstopfung leiden, sind sie bass erstaunt. Das hätten sie ja nun nicht gedacht und auch nicht, dass ihre Beschwerden daher kommen könnten. Dem ist aber so. Unter anderem können häufige und starke Blähungen ebenso wie Darmkrämpfe typische Folgen einer lahmen Darmtätigkeit sein. In dem gerade vorgestellten Fall waren genau diese Beschwerden der Grund für den Besuch beim Facharzt. Dieser hat dann logischerweise erst einmal die Störungen der Motilität behandelt. So heißt es gastroenterologisch, wenn die Bewegungen im Magen-Darm-Trakt beeinträchtigt sind. Kaum war die schwere Verstopfung dann vorbei, verschwanden auch die lästigen Blähungen und Darmkrämpfe …

Andererseits sind so manche Zeitgenossen der Überzeugung, dass sie ganz eindeutig unter Durchfall leiden. Schließlich haben sie einmal, mitunter auch zweimal täglich Stuhldrang. Diarrhö, wie Durchfall medizinisch heißt, ist das allerdings noch lange nicht.

Die eigene Wahrnehmung dessen, was zu oft oder zu selten ist, geht mithin oftmals in die verkehrte Richtung. Eine einfache »Dreierregel« hilft bei der Orientierung.

> Bei Durchfall geht ordentlich Flüssigkeit verloren und damit Wasser und Elektrolyte wie Kalium oder Magnesium. Diese sind wichtig für unsere Zellfunktion und müssen wieder ersetzt werden. Besonders bei sehr wässrigem Durchfall sollten Sie deshalb drei Liter täglich trinken. Erlaubt ist alles, was schmeckt (ohne Alkohol, versteht sich).

MERKEN SIE SICH: DREIMAL

Auch wenn der Stuhlgang zwar natürlich individuell variabel ist, gibt es Anhaltspunkte. Diese hat die World Health Organization, kurz WHO, wie folgt definiert: mindestens dreimal pro Woche und nicht mehr als dreimal am Tag. Darunter versteht man eine normale und damit gesunde Frequenz der Stuhlentleerung. Alles, was darunter oder darüber ist, gilt als gestörte Stuhlfrequenz.

ÜBLE WINDE AUS DEM DARM

Unser toller Darm ist, wie Sie ja nun wissen, rund um die Uhr extrem fleißig. Und wo gehobelt wird, fallen bekanntlich Späne. In diesem Fall handelt es sich unter anderem auch um Gase. Sie entstehen im Zuge der Verdauung – produziert von den Abermillionen unserer Darmbakterien. Täglich sind es zwischen 700 und 1500 Milliliter an Gasen, welche die Darmflora herstellt. Immer abhängig von unserer Ernährung; davon war bereits die Rede (siehe Seite 39 und 105).

Bei den Gasen handelt es sich konkret meist um Kohlendioxid, Methan und Wasserstoff. Sie sammeln sich im Inneren des Darms an und heißen dann, wenn sie als störend empfunden werden, Blähungen oder medizinisch Flatulenzen. Diese sind im Prinzip vollkommen normal und nicht krankhaft. Bei jedem Menschen entstehen und entweichen permanent kleinere Mengen an Gasen aus dem Darm. In den meisten Fällen bemerken wir das gar nicht.

Mitunter kommt es jedoch vor, dass sich im Laufe der Verdauung zu viele Gase im Darm bilden. Dann können Blähungen durchaus mal sehr peinlich werden … Und auch unangenehm. Kann das Zuviel nicht raus, zwickt und nervt es im Darm. Suchen sich die Blähungen einen Ausweg nach oben, sorgt das oftmals für Schmerzen: im Magen und durch den Druck auf das Zwerchfell auch in den Lungen.

VORSICHT: EIERBOMBEN

Können Sie sich noch an Stink- oder Eierbomben erinnern? Ein beliebter Streich aus der Schulzeit, der mitunter Evakuierungen erforderlich machte. Denn der Gestank ist einfach unerträglich. Verantwortlich dafür ist Schwefelwasserstoff, ein alter Bekannter aus dem Chemieunterricht. Er kann sich auch in unserem Körper bilden, oft infolge einer Ernährung, die reich an Eiweißen ist. Werden diese von den Darmbakterien abgebaut, fällt dabei auch das »Stinktier« an und entfleucht zusammen mit anderen Gasen aus unserem Inneren.

IN DER SCHWANGERSCHAFT

Warum leiden eigentlich schwangere Frauen vermehrt unter Blähungen? Weil ihr Körper das Hormon Progesteron produziert. Das ist sehr wichtig für den Erhalt der Schwanger-

TIPP

BLÄHUNGEN VORBEUGEN

> Essen Sie in Ruhe und kauen Sie langsam und gründlich.
> Trinken Sie nicht zu viel, vor allem nicht nach jedem Happen während der Mahlzeiten.
> Nach dem Essen ist ein Spaziergang angezeigt.
> Reduzieren Sie kohlensäurehaltige Getränke beziehungsweise vermeiden Sie diese ganz.
> Hören Sie – gegebenenfalls – auf zu rauchen, denn auch dieses Laster begünstigt die Entstehung von zu vielen Gasen im Darm.

schaft und das Wachstum des Ungeborenen. Allerdings sorgt dieses Hormon auch dafür, dass sich die glatte Muskulatur im Darm entspannt. Dadurch verlangsamt sich die Peristaltik (siehe Seite 22) – mit der Folge, dass der Nahrungsbrei länger im Darm liegen bleibt. Durch diese erhöhte Verweildauer bilden sich vermehrt Gase.

SCHWERWIEGENDE ANZEICHEN

Wie erwähnt, sind Blähungen eine völlig normale »Begleitmusik« unserer Verdauung. Auch harmlose Ursachen wie kohlensäurehaltige Getränke, hastiges Essen oder zu fette und üppige Speisen können dahinterstecken. Aber: Die Darmwinde treten auch als Beschwerden bei Erkrankungen im Darmtrakt auf. Deshalb muss stets genau abgeklärt werden, was es damit auf sich hat. Denn als Symptom liefern sie wichtige Indizien. Deshalb ist es auch bei Weitem nicht damit getan und sogar riskant, sie einfach »wegzubehandeln«, wie Sie gleich noch lesen werden.

WAS SIND LEITSYMPTOME?

Bei der Präsentation der Erkrankungen, die Sie in diesem Kapitel erwartet, werden Sie immer wieder auf den Begriff Leitsymptome stoßen. Was es damit auf sich hat, ist: Die darunter genannten Beschwerden sind die jeweils wichtigsten Symptome der betreffenden Krankheit. Anders formuliert: Es handelt sich dabei um die Klassiker, die am häufigsten von den Betroffenen beklagt werden. Das heißt allerdings nicht, dass bei dieser oder jener Erkrankung nicht auch noch andere Symptome auftreten können oder dass nicht auch eine andere Erkrankung als diejenige, für das Leitsymptom typisch ist, Ursache für die vorliegenden Beschwerden sein kann.
Die Erörterung dieser anderen Beschwerden würde jedoch zu sehr in die Tiefen gehen und so den Rahmen dieses Buches sprengen.

SYMPTOME ERLAUBEN KEINE DIAGNOSE!

Auf den vorangegangenen Seiten war viel die Rede von Symptomen. Mit diesen setzen wir uns auch weiter auseinander. Nämlich hinsichtlich dessen, was sie eigentlich sind und – mindestens genauso wichtig – wofür sie nicht dienen können und dürfen. Da gibt es einiges, was gerne unterschätzt wird und wenig bekannt ist.
Beginnen wir damit, was Symptome sind: Sie sind Anzeichen von Erkrankungen, aber keineswegs eine eigene Krankheit für sich. Dazu zwei Beispiele:

AUCH MAL SPANNEND …

Bei der Darstellung der Erkrankungen werden Sie immer mal wieder lesen »wie in den Leitlinien« oder »leitlinienkonform«. Bei diesen »Linien« handelt es sich um Empfehlungen für Ärzte, wie sie Patienten mit der Krankheit XY untersuchen und behandeln sollten. Diese werden von echten Experten des jeweiligen Fachgebiets in einem sehr aufwendigen Prozess erarbeitet und basieren auf den jeweils neuesten Erkenntnissen der medizinischen Forschung. Auch für medizinische Laien sind diese Leitlinien mal durchaus spannend zu lesen. Dann können Sie als »informierter Patient« noch besser mitreden … Jeder kann zu jedem medizinischen Fachgebiet beziehungsweise zu jeder Erkrankung im Internet die Leitlinien nachgucken. Die für unser Thema finden Sie bei der Deutschen Gesellschaft für Gastroenterologie, Verdauungs- und Stoffwechselkrankheiten (DGVS), unter www.dgvs.de/leitlinien.

Als Erstes nehmen wir Kopfschmerzen. Hinter dieser so häufigen Beschwerde kann eine Vielzahl von Erkrankungen stecken. So kann es zum Beispiel sein, dass dauerhaft verspannte Muskeln im Nacken- und Schulterbereich oder eine Migräne die Ursache dafür sind. Oder aber, und weitaus schlimmer, es verbirgt sich ein bösartiger Tumor im Gehirn dahinter. Unser zweites Beispiel sollen Zahnschmerzen sein. Wenn Sie diese zum Gang in die Zahnarztpraxis zwingen, wissen Sie nicht, was da in Ihrem Gebiss los ist und Ihnen solchen unangenehmen Kummer bereitet. Der könnte unter anderem eine entzündete Zahnwurzel oder Karies als Ursache haben. Worum genau es sich handelt, erfahren Sie erst, wenn Sie der Zahnarzt gründlich untersucht hat.
Damit kommen wir zu dem, wofür Symptome auf keinen Fall herangezogen werden dürfen, nämlich dazu, aus ihnen Rückschlüsse auf die Diagnose zu ziehen. Denn allein aufgrund bestimmter Beschwerden des Patienten kann nicht einfach mal so gesagt werden, welche Erkrankung dahinter steckt.
Um die Ursache zu klären, muss jeweils erst eine gründliche Diagnostik durchgeführt werden. Wenn wir wieder die Kopfschmerzen nehmen, muss zum Beispiel ein Orthopäde und/oder ein Neurologe untersuchen, ob sich dahinter möglicherweise eingeklemmte Nerven aufgrund von Nackenverspannungen verbergen könnten. Bei unserer Thematik bedeutet es etwa, dass zur Abklärung von Unterbauchbeschwerden bei einer Frau neben der Darmspiegelung auch eine gynäkologische Untersuchung erforderlich ist. Von den Beschwerden beziehungsweise Symptomen geht es also keinesfalls automatisch zur Diagnose. Aussagen zu einer Erkrankung zu treffen, bevor überhaupt irgendeine Untersuchung der oder des Betroffenen stattgefunden hat, ist jedoch leider ein weit verbreitetes Problem. Für diesen erschreckenden Umstand gibt es übrigens auch Belege aus Studien.

FALSCHE FRAGE: WAS MACHE ICH GEGEN …?

Und noch ein Aspekt zum Thema Symptome: »Was tun gegen X,Y, Z?« ist die falsche Frage. Es gibt zwar, wie stets schön gesagt wird, keine falschen Fragen, sondern nur falsche Antworten … Doch in diesem Zusammenhang verhält es sich anders.

Denn die Entstehung von Symptomen im Magen-Darm-Trakt ist sehr kompliziert und vielgestaltig. Solange nicht klar ist, was die Ursachen dafür sind, kann nicht korrekt behandelt werden. Bei einem Kind mit einem Blähbauch etwa könnte eine Zöliakie dahinterstecken. Das wissen Sie aber nur, wenn der kleine Patient genau untersucht worden ist. Seine Behandlung ist erst dann möglich, wenn die Ursachen für sein aufgetriebenes Bäuchlein bekannt sind. Diese gilt es zu beseitigen, nicht die Symptome!

> **!**
>
> Alle Beschwerden, die chronisch sind – das heißt, die länger als drei Monate bestehen –, sollten Sie in jedem Fall immer durch einen Facharzt abklären lassen.

MÖGLICHST BALD ZUM FACHARZT

Wohin gehen Sie, wenn Sie Zahnschmerzen haben? Sehr wahrscheinlich schnellstmöglich zum Zahnarzt. Bei Beschwerden im Knie gehen Sie vermutlich zum Orthopäden. Und auch bei Beschwerden im Bauch sollten Sie den Facharzt, also den Gastroenterologen, aufsuchen, wenn Sie Symptome haben, die länger als drei Monate bestehen. Verschlimmern sich die Krankheitszeichen, sollten Sie bereits früher einen Termin beim – jeweils zuständigen – Facharzt vereinbaren. Denn es ist sehr wichtig, dass Ihre Beschwerden frühzeitig abgeklärt werden. So ersparen Sie sich unter Umständen auch eine lange Odyssee von Arzt zu Arzt. Viele Menschen mit Problemen im Verdauungstrakt brachten eine solche Irrfahrt hinter sich, bevor sie endlich wirksam behandelt wurden. Unterwegs haben sie vielfach nicht nur unnötig wertvolle Zeit, sondern oft auch einiges an Geld verloren. So mancher vermeintliche Experte in Sachen Darm bittet seine Patienten nämlich ordentlich zur Kasse … Denn die von ihm angeratenen Maßnahmen werden häufig nicht von den gesetzlichen Krankenkassen erstattet.

Noch eines: Lassen Sie sich auch nie ohne eine klare Diagnose behandeln; sprich: Lassen Sie nicht an sich herumdoktern. Denn das bringt Ihnen möglicherweise nichts und kann Sie, wie Sie gelesen haben, schlimmstenfalls sogar noch gefährden.

Solange Sie an den Symptomen herumdoktern, pusten Sie nur den Rauch weg. Aber Sie löschen nicht das Feuer.

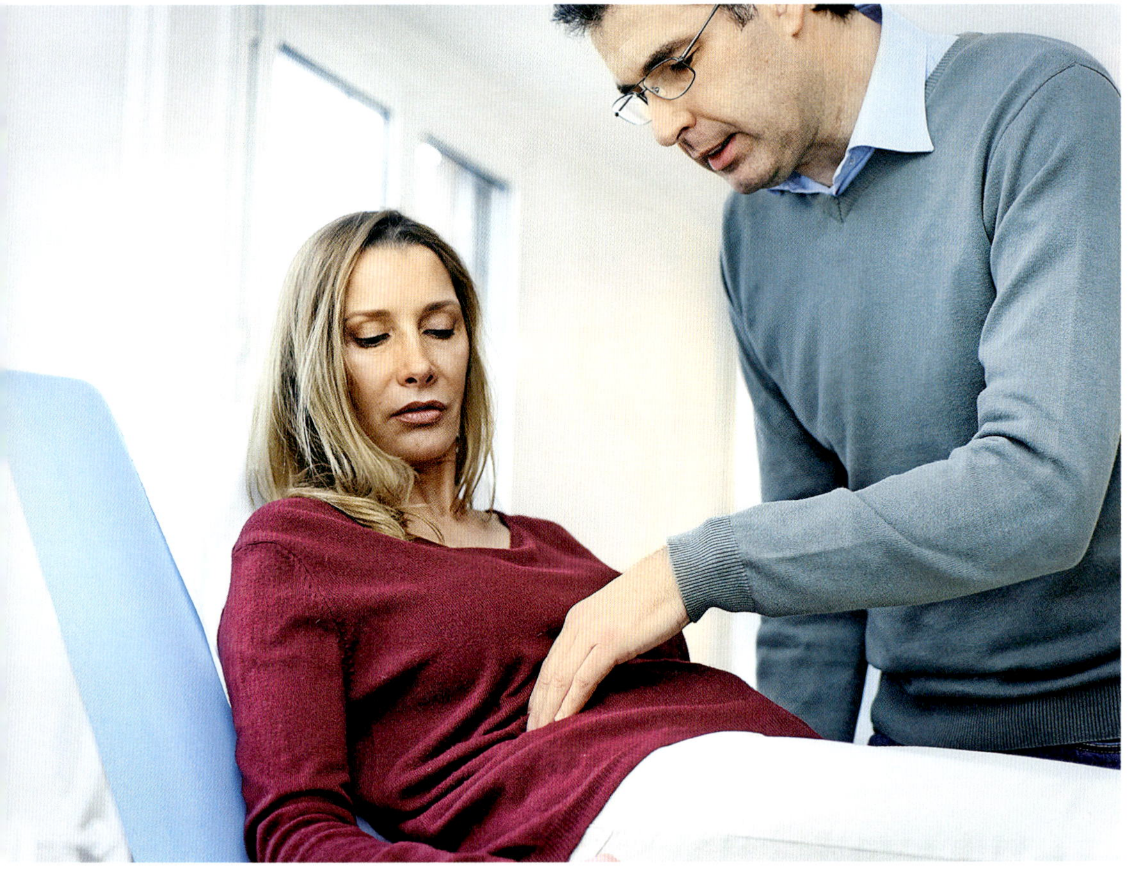

BLICK HINTER DIE KULISSEN: DIE WICHTIGSTEN UNTERSUCHUNGEN

Auf den vorangegangenen Seiten war wiederholt die Rede davon: Es ist immens wichtig, die Beschwerden, die im Bauch auftreten, genau abzuklären. Und wie wird das gemacht? Das lesen Sie nun: die bedeutsamsten Diagnosemethoden zur Untersuchung von Darm und Magen. Eine der wichtigsten Untersuchungen, wenn es um die Diagnostik bei Beschwerden im Magen-Darm-Bereich geht, ist die Endoskopie. Der Begriff Endoskopie setzt sich aus den beiden griechischen Wörtern »endo« für »innen« und »skopein« für »betrachten« zusammen. Hier werden also bestimmte Bereiche in unserem Körper, nämlich Hohlräume, von innen angesehen. Die Gerätschaft, deren es dazu bedarf, ist das Endoskop. Dabei handelt es sich kurz gesagt um ein optisches Instrument. Nur kurz gesagt, denn bei genauerer Betrachtung ist das ein ziemlich dolles Ding, so ein Endoskop. Es besteht aus einem Gefüge mehrerer Abteilungen, die alle ineinandergreifen, um das gewünschte Resultat zu liefern. Klingt komplex. Ist es auch, und deshalb genehmigen wir uns, es ein wenig einfacher zu machen.

DAS ENDOSKOP – EIN VIELSEITIG BEGABTER SCHLAUCH

Endoskope variieren zwar entsprechend ihrem Einsatzgebiet, doch ihr Grundprinzip bleibt stets gleich. Nämlich ein schlauchförmiges Instrument, welches je nach Untersuchungszweck einen Durchmesser von wenigen Millimetern bis zu knapp zwei Zentimetern hat. An der Spitze des Endoskops befindet sich eine Lichtquelle. Klar, denn schließlich ist es in unserem Körperinneren recht finster. Diese Beleuchtung erfolgt mit Kaltlicht. Damit sind Hitzeschäden an den zu untersuchenden Organen ausgeschlossen. Neben der Lichtquelle ist das Endoskop an seiner Spitze mit einem optischen System ausgestattet. Dieses besteht aus extrem leistungsfähigen Linsen und Prismen sowie einer hochwertigen Miniaturkamera. Sie macht während der Untersuchung ständig Videoaufnahmen, die in Echtzeit auf einen Monitor übertragen werden – so hat der untersuchende Arzt stets alles im Blick. Und das rundherum. Denn über Knopfdruck kann der Arzt das Endoskop im Körper dirigieren: Es windet sich wie ein winziger Wurm um bis zu 180 Grad in alle Richtungen.

Das ist noch nicht alles, was in einem Endoskop steckt. Um die Hohlorgane oder Körperhöhlen zugänglich zu machen, verfügt es zudem über eine Luftpumpe und Vorrichtungen zum Spülen oder Absaugen. Dazu addiert sich der sogenannte Arbeitskanal. Durch ihn können spezielle Instrumente – wie eine kleine Zange zur Entnahme von Gewebeproben und zur Entfernung von Polypen oder kleinsten Tumoren – eingeführt werden. Ist eben ein vielseitig begabtes Instrument, so ein Endoskop und – wenn man etwas darüber weiß – auch alles andere als Furcht einflößend …

EINSATZBEREICHE

Mit dem dollen Ding lassen sich grundsätzlich fast alle Hohlräume und Körperhöhlen von innen betrachten. Vor allem kommt eine Endoskopie jedoch im Bereich des Magen-Darm-Trakts zum Einsatz. Das werden Sie auch bei den einzelnen Beschwerden beziehungsweise Krankheiten (ab Seite 146) feststellen.

GUT ZU WISSEN

Bei dieser Untersuchung können nicht nur innere Strukturen betrachtet, sondern auch sogenannte minimalinvasive Eingriffe vorgenommen werden. Ein schonendes Verfahren für Patienten, denen so eine größere Operation oftmals erspart bleibt, etwa wenn bei einer Darmspiegelung mithilfe des Endoskops kleinere Polypen entfernt werden.
Die Endoskopie dient damit sowohl der Diagnostik als auch der Behandlung und der Vorbeugung schwerer Krankheiten.

KEINE ANGST

Obwohl so manche Menschen angesichts ihrer bevorstehenden Untersuchung kurz vor der Schnappatmung stehen: Gleich vorab sollen Sie wissen, dass Darmspiegelung & Co. extrem sichere und risikoarme Verfahren sind. Da wird aber doch so ein Schlauch in mich eingeführt? Klar, das ist so. Aber der tut Ihnen nichts. Auch wenn er »nicht nur spielen« will …

MAGENSPIEGELUNG – GASTROSKOPIE

Sie dient der Spurensuche – nein, nicht nur im Magen –, sondern auch in Speiseröhre und Zwölffingerdarm. Deshalb wird sie von Medizinern auch Ösophagogastroduodenoskopie, kurz ÖGD, genannt. Bei unklaren Beschwerden in diesen Bereichen wird eine solche Untersuchung durchgeführt. Sie soll klären, ob und welche krankhaften Veränderungen in diesen Regionen vorliegen. So kann zum Beispiel ein Reflux-Erkrankung (siehe Seite 147) damit diagnostiziert werden oder ein Ulkus (siehe Seite 165).

SO BEREITEN SIE SICH VOR

Für die Untersuchung müssen Magen, Speiseröhre und Zwölffingerdarm vollständig frei von Speiseresten sein. Sie riechen den Braten sicherlich schon … Ja sorry, aber ab acht Stunden vor der Untersuchung dürfen Sie keine Nahrung mehr zu sich nehmen. Trinken können Sie, so viel Sie mögen. Allerdings auch nur bis zwei Stunden vor der Magenspiegelung. Hmpf, leider.

ABLAUF DER UNTERSUCHUNG

Wenn Sie möchten, kriegen Sie vor der Untersuchung ein Beruhigungsmittel. Dabei handelt es sich in der Regel um den Wirkstoff namens Propofol (siehe Seite 26). Damit das Endoskop und die Zähne nicht beschädigt werden, bekommen Sie einen kleinen Beißring aus Kunststoff zwischen die Zähne. Durch diesen wird das Endoskop in die Mundhöhle eingeführt und unter Sicht über Speiseröhre und Magen hindurch bis zum Zwölffingerdarm vorgeschoben. Mithilfe der kleinen Lampe an der Spitze des Endoskops beleuchtet der untersuchende Arzt dann die Schleimhaut der Organe. Eine Kamera zeichnet dabei permanent auf, und alles wird auf einen Monitor übertragen und kann dort besichtigt werden.
Insgesamt dauert die Magenspiegelung nur circa fünf Minuten.

Wenn Sie blutverdünnende Mittel einnehmen müssen, besprechen Sie bitte mit Ihrem Arzt, ob Sie diese Medikamente vor der Magenspiegelung absetzen sollen. Falls Sie einen »mobilen« Zahnersatz tragen, nehmen Sie diesen bitte vor der Gastroskopie aus dem Mund.

DÜNNDARM IM FOKUS – KAPSELENDOSKOPIE

Sollen Bereiche des Dünndarms untersucht werden, die für herkömmliche Endoskope unzugänglich sind, kann die sogenannte Kapselendoskopie weiterhelfen. Dabei schluckt der Patient eine winzige Kapsel, in der eine Videokamera, Sendeelektronik sowie Akkus stecken. Jetzt wissen Sie auch, warum diese Untersuchung so heißt. Sie kommt allerdings nur bei ganz bestimmten Fragestellungen zum Einsatz – und ist mithin eine Spezialität im Repertoire der Gastroenterologie.

SO BEREITEN SIE SICH VOR

Wenig überraschend: Auch für diese Untersuchung muss der Darm frei von Verdauungsresten sein. Denn je sauberer er ist, desto besser sind mögliche krankhafte Veränderungen ausfindig zu machen. Daher müssen Sie sich für diese Untersuchung in ähnlicher Weise vorbereiten wie für eine Darmspiegelung (siehe Seite 25 bis 27); dies beinhaltet neben dem zeitweisen Verzicht auf Nahrung auch Abführen. Der weitere Verlauf gestaltet sich jedoch wesentlich einfacher.

ABLAUF DER UNTERSUCHUNG

Die Kapsel ist etwa 26 Millimeter lang und hat einen Durchmesser von elf Millimetern. Der Patient schluckt sie mit Wasser hinunter, und dann startet ihre Reise. Als Transportmittel dient ihr die rege Tätigkeit der Muskeln in unserem Verdauungstrakt, die Peristaltik (siehe Seite 22).Während der Passage durch den Dünndarm sammelt die Kamera fleißig Bildmaterial und sendet dieses mehrmals pro Sekunde per Funk an einen Datenrekorder. Dieser liefert dann die wichtigen Informationen. Der Patient kann sich im Verlauf der Untersuchung stets frei bewegen und ist keineswegs beeinträchtigt. Zur Kapselendoskopie ist auch kein Betäubungs- oder Beruhigungsmittel erforderlich. Nach der Untersuchung wird die Kapsel ganz normal mit dem Stuhlgang ausgeschieden. Dies manchmal erst nach mehreren Tagen, was aber völlig unproblematisch ist.

DARMSPIEGELUNG – KOLOSKOPIE

Der Darmspiegelung, medizinisch Koloskopie genannt, haben wir einen eigenen ausführlichen Abschnitt gewidmet. Und das bereits im ersten Kapitel. Sie ist nämlich nicht nur angesagt, wenn Sie Darmprobleme haben. Welch große Bedeutung diese Untersuchung hat – auch und vor allem im Hinblick auf Vorbeugung –, wie sie abläuft und was Sie dabei beachten müssen, lesen Sie ab Seite 25.

STUHLUNTERSUCHUNGEN

Fast jeder kennt sie, diese Prozedur: In einem kleinen Plastikröhrchen heißt es einsammeln, was uns am Ende der Verdauung verlässt. Gut, dass es da diesen kleinen Löffel gibt, der im Deckel des Röhrchens angebracht ist … Da es die modernen Toiletten nicht eben einfach machen, den Stuhl vor seinem Weg in die Kanalisation zu retten, nehmen Sie die Probe am besten vom Toilettenpapier ab.
Ist es geschafft und das Ganze in der Arztpraxis abgegeben, wird es im Labor unter die Lupe genommen – im Rahmen mikrobiologischer Untersuchungen und mit dem Mikroskop. Die Fahndung zielt vor allem auf Krankheitserreger wie Bakterien oder Viren sowie auf kleinste Mengen an Blut ab. Dieses soge-

nannte okkulte, zu Deutsch versteckte, Blut im Stuhl fällt den Betroffenen beim Toilettengang nämlich nicht auf. Prekär, denn okkultes Blut kann auf Polypen und Entzündungen der Darmwand und im schlimmsten Fall auf Darmkrebs hinweisen. Auch Divertikel (siehe Seite 200) geben sich damit zu erkennen.

GUCKST DU …

Auch unserem bloßen Auge offenbaren sich manchmal erste und wichtige Anhaltspunkte über den Zustand unseres Verdauungstraktes. Deshalb sollten Sie auf der Toilette, auch wenn das vielleicht schwerfällt, vor dem Spülen regelmäßig mal einen Blick hinter sich werfen. Hellrote Beimischungen von Blut könnten zum Beispiel ein Hinweis auf Polypen oder Divertikel sein.

Ist der Stuhl sehr dunkel oder fast schwarz, hat ihn vielleicht die Magensäure so gefärbt. Das kann unter anderem bei Blutungen im oberen Magen-Darm-Trakt der Fall sein. Doch auch die Einnahme von Eisenpräparaten kann dazu führen. Deshalb: Bitte ziehen Sie einen Arzt zurate, wenn Ihnen etwas Ungewöhnliches an Ihrem Stuhl auffällt. Das gilt ganz besonders für sichtbares Blut.

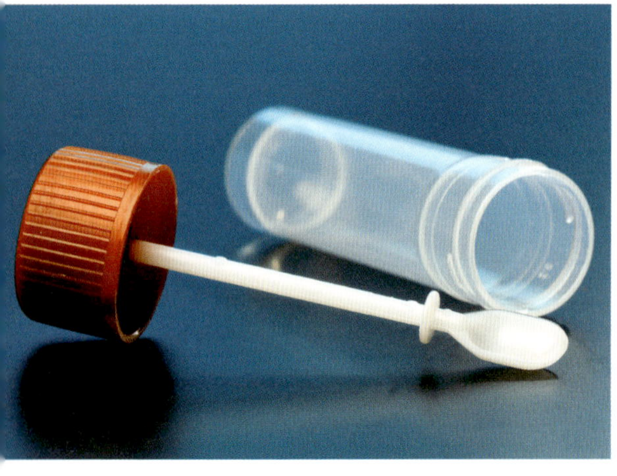

Das Röhrchen mit Spatel und Deckel kommt zum Einsatz, wenn eine Stuhluntersuchung nötig ist.

VIEL WASSER

Normalerweise, also bei einem gesunden Verdauungssystem, besteht unser Stuhl zu drei Vierteln aus Wasser. Das restliche Viertel der Stuhlmenge sind unverdaute Nahrungsreste, Teile gestorbener Bakterien und abgetragene Schleimhautzellen. Dies alles können Sie jedoch mit Ihrem bloßen Auge nicht erkennen …

Das Inspizieren unserer Hinterlassenschaften hat übrigens eine lange Tradition in der Medizin. So hielten bereits die altägyptischen Pharaonenärzte regelmäßig ihre Stuhlschau bei den Herrschern des Landes. Dies war auch bei den Leibärzten der Kaiser im alten China fester Bestandteil der gesundheitlichen Betreuung des Regenten. Um hier nur zwei von vielen Beispielen aufzuführen.

Zeigten sich bei der Prüfung des Stuhls Abweichungen vom gewohnten Bild oder fand sich gar Besorgniserregendes wie Blut, läuteten die Alarmglocken. Denn irgendetwas schien da mit der gesundheitlichen Verfassung der oder des Betreffenden nicht zu stimmen. Auch wenn es noch lange dauern sollte, bis Mikroskope und Laboruntersuchungen verfügbar waren: Der Stuhl lieferte schon sehr früh auch in der Medizingeschichte des Westens wichtige Indizien für den Gesundheitszustand eines Menschen – und tut es heute noch.

VOLL IM BILD MIT DEM ULTRASCHALL

Wenn auch für den Darm nicht ganz so bedeutsam wie die anderen bisher vorgestellten Diagnoseverfahren, haben doch auch Ultraschalluntersuchungen ihren Platz in der Praxis des Gastroenterologen. Dort sind sie bei Patienten beliebt, schließlich erfordern sie keine großen Umstände und keine Vorbereitung.

KEIN ERSATZ FÜR DIE ENDOSKOPIE

Die Sonografie, wie die Untersuchung mit Ultraschall medizinisch genannt wird, stellt jedoch auf gar keinen Fall eine Alternative zur Endoskopie (siehe Seite 126 bis 129) dar. Viele Patienten meinen das jedoch und fragen den Arzt, ob denn statt mit einer Darmspiegelung (siehe Seite 25 bis 27) – weil »die ist ja so nervig« – nicht einfach auch mit Ultraschall nachgesehen werden könnte … Zu erklären, dass das nicht funktioniert, erfordert oftmals viel Überzeugungsarbeit. Deshalb sei hier noch einmal darauf hingewiesen.

SO WIRD´S GEMACHT

Das Prinzip dieser Diagnosemethode beruht darauf, dass sich Ultraschallwellen im Körper unterschiedlich ausbreiten: Aus einem sogenannten Schallkopf werden die Wellen durch die zu untersuchenden Gewebe geschickt. An den Grenzen zwischen den einzelnen Organen und Geweben werden sie dann in unterschiedlichem Ausmaß reflektiert. Diese reflektierten Ultraschallwellen nimmt der Schallkopf dann wieder auf.
Aus diesen empfangenen Wellen, den Daten, errechnet der Schallkopf dann computergestützt Bilder. Diese digitalen Aufnahmen können sofort auf einem Monitor vom untersuchenden Arzt betrachtet und beurteilt werden. Die Diagnose kann also wie auch bei der Endoskopie umgehend erfolgen.

ABLAUF DER UNTERSUCHUNG

Eine Ultraschalluntersuchung wird in der Regel im Liegen durchgeführt. Der Schallkopf wird sanft auf die Bauchhaut aufgesetzt und dann mit leichtem Druck auf dem zu untersuchenden Areal hin und her gefahren, mitunter auch schief gehalten. Damit die Schallwellen überhaupt in das Körperinnere eindringen können, gibt der Arzt zuvor etwas Gel auf die Haut. Sie können es nach der Untersuchung einfach wieder mit einem Papiertuch abwischen, das Ihnen der Arzt dann natürlich zur Verfügung stellt.

ULTRASCHALL

In den 1970er-Jahren hat der Ultraschall Einzug in die Medizin gehalten. Seitdem hat dieses bildgebende Verfahren eine äußerst beeindruckende Entwicklung genommen.
Die Sonografie, wie diese Methode fachlich heißt, ist inzwischen in der Lage, winzige Strukturen darzustellen: Selbst eine Größe von nur wenigen Millimetern schafft die heutige extrem genaue Bildauflösung locker. In der Pionierzeit der Sonografie vor vierzig Jahren konnten Mediziner solche Winzlinge allenfalls erahnen.

WAS HEISST EIGENTLICH SCHULMEDIZIN?

Sie hat ein Problem, nämlich ein reichlich negatives Image. Schulmedizin geriet zum Synonym für böse Chemie, seelenlose Apparatemedizin und Hightech-Methoden. Und für Massenabfertigung: der Patient als Nummer unter tausend anderen auf dem Abrechnungscode der Ärzte – Rezept für Pille und tschüss.

Keine Frage, es ist schon toll, wenn heute Schwerverletzte auf der Intensivstation vor dem Tod gerettet werden können oder die Herz-Lungen-Maschine einen Eingriff am offenen Herzen ermöglicht. Doch das sind ja Worst-Case-Szenarien – da muss dann halt eben dieses notwendige Übel sein.

SCHLUSS MIT DEM HALBWISSEN

Der Begriff Schulmedizin bezeichnet alle medizinischen Maßnahmen – einerlei ob zur Behandlung oder zur Diagnose –, deren Wirksamkeit wissenschaftlich gesichert ist. Das heißt, die wissenschaftliche Evidenz besitzen. Denn: Es wurde durch klinische Studien belegt, dass beispielsweise der Wirkstoff X die Wirkung hat, die zur Behandlung der Erkrankung Y erforderlich ist. Dieser Wirksamkeitsnachweis erfolgt zum Beispiel durch sogenannte placebokontrollierte Studien. Dabei wird, was geprüft werden soll, im Vergleich zu einem Scheinmedikament getestet. Was dabei herauskommt, hat wissenschaftliche Evidenz. Evidenzbasiert heißen alle Maßnahmen, für die diese Evidenz nachgewiesen wurde.

Sehen wir uns dieses Prozedere am Beispiel eines Medikaments zur Behandlung des Reizdarms (siehe Seite 187) genauer an. Für die Studie erhält eine Hälfte der Patienten Tabletten, die den zu testenden Wirkstoff enthalten. Die andere Hälfte bekommt äußerlich identisch aussehende Tabletten ohne den Wirkstoff, nämlich die Placebos. So weiß keiner, was er einnimmt – auch nicht der Arzt. Das genau ist auch Sinn der Sache, nennt sich doppelblind und verhindert, dass bei einer Studie geschummelt werden kann. Nach einem bestimmten Zeitraum, sagen wir einmal sechs Wochen, wird dann untersucht, wie es den Reizdarmpatienten geht. In jener Gruppe, die den Wirkstoff tatsächlich eingenommen hat, geht es 60 Prozent der Patienten wesentlich besser. Bei der anderen Gruppe mit den Placebos ist bei 40 Prozent das Gleiche der Fall – obwohl sie ein leeres Scheinmedikament ohne den Wirkstoff genommen haben. Das nennt man den Placeboeffekt, der gerade beim Reizdarmsyndrom typischerweise relativ hoch ist. Der Benefit, der Gewinn des Wirkstoffs gegenüber Placebo beträgt mithin 20 Prozent. Anders formuliert:

Der Nutzen ist um 20 Prozent höher. Das ist dann die wissenschaftliche Evidenz des betreffenden Medikaments.

Eine weitere Methode der Schulmedizin sind kontrollierte Studien, in denen eine neue Therapie mit einer bereits etablierten oder zugelassenen Therapie verglichen wird. Die neue Therapie muss dann mindestens gleich gut oder besser als die etablierte sein, um nach schulmedizinischen Kriterien einen Nutzen für die Patienten zu haben.

AUCH SCHULMEDIZIN KANN »NATÜRLICH« SEIN

Nachdem wir nun geklärt haben, was mit Schulmedizin eigentlich genau gemeint ist, räumen wir weiter im Wirrwarr der Begrifflichkeiten auf: Was viele medizinische Laien möglicherweise erstaunen wird – auch Präparate mit pflanzlichen Wirkstoffen, die Phytotherapeutika, können zur Schulmedizin gehören. Dann nämlich, wenn sie die eben vorgestellte wissenschaftliche Evidenz besitzen, ihre Wirksamkeit also in klinischen Studien nachgewiesen wurde. Dieses Kriterium erfüllt heute eine ganze Reihe von pflanzlichen Präparaten. Dafür dürfen sie mit in den Reigen der sogenannten rationalen Phytotherapie – hier werden alle »grünen Arzneien« aufgenommen, die auf dem wissenschaftlichen Prüfstand bestanden haben. Vor diesem Hintergrund werden sie offiziell von den Leitlinien und auch in diesem Buch zur Behandlung bestimmter Erkrankungen von Magen und Darm empfohlen – unter anderem beim Reizdarm.

Und übrigens: Man vergisst nur allzu leicht, dass über 90 Prozent der auf dem Markt befindlichen Arzneimittel primär pflanzlichen Ursprungs sind. Was unreflektiert als »böse Chemie« abgestempelt wird, basiert oft auf einer Heilpflanze. Man denke nur an Acetylsalicylsäure, die aus der Weidenrinde stammt, an Atropin aus der Tollkirsche oder an Digitalis aus dem Fingerhut.

Neben Arzneimitteln mit pflanzlichen Wirkstoffen sind auch sogenannte alternative Therapieverfahren in der Schulmedizin vertreten. Beispielsweise die Akupunktur, eine auch hierzulande inzwischen gut bekannte Behandlung, die aus der traditionellen chinesischen Medizin stammt. Wissenschaftliche Studien haben die jahrhundertealten guten Erfahrungen und das überlieferte Wissen über ihre hohe Wirksamkeit inzwischen bestätigt. Das gilt für die Linderung von Reizdarmbeschwerden ebenso wie für die Behandlung so manch anderer Erkrankungen.

LIEBER MITEINANDER STATT GEGENEINANDER

»Geht nicht, gibts nicht ...« – so könnte man es salopp formulieren: In der Schulmedizin hat alles seinen Platz, was wissenschaftlich nachgewiesenermaßen wirksam ist. Es wird nichts einfach ausgrenzt, weil es etwa eine uralte Tradition in der Volksheilkunde hat oder Inhaltsstoffe, die nicht aus dem Labor stammen.

Schließlich soll und darf es keine Schwarz-Weiß-Welt geben. Denn es geht immer und ausschließlich um das Wohl des Patienten.

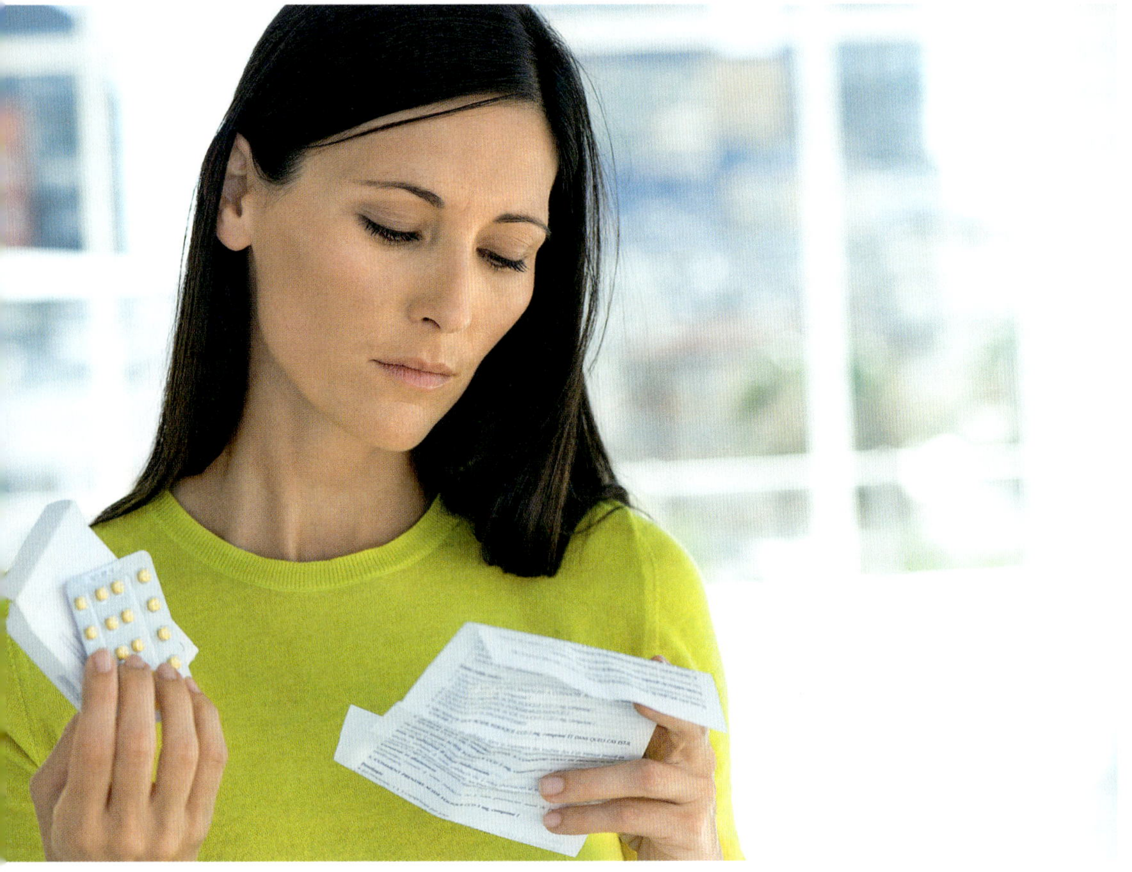

»ZU RISIKEN UND NEBENWIRKUNGEN LESEN SIE …«

In diesem Buch und vor allem im Kapitel rund um die Beschwerden im Bauch (ab Seite 146) geht es immer wieder auch um Medikamente – nur logisch. Deshalb finden wir Autoren, dass es auch so etwas wie eine »Arzneimittelkunde« geben soll. Denn zu allem, was Sie als Patient anwenden – einerlei ob innerlich oder äußerlich –, gibt es so einige Fragezeichen. Nach wie vor hoher Aufklärungsbedarf herrscht besonders beim Beipackzettel, der jedem Arzneimittel beiliegt. Dass er so oft ungelesen bleibt, ist sehr problematisch, auch und vor allem bei Magen-Darm-Krankheiten. Denn darin werden Sie als Patient über alles aufgeklärt, was Sie zur Anwendung des betreffenden Präparates wissen müssen. Von der Dosierung bis hin zu den unerwünschten Effekten: Neben- und Wechselwirkungen, Gegenanzeigen sowie auch, ob das Präparat das Reaktionsvermögen beeinträchtigt oder noch

andere nachteilige beziehungsweise gefährliche Wirkungen zeitigen kann.
Diese Informationen dienen einerseits Ihrem Schutz. Schließlich sollten Sie wissen, wie und wann Sie ein Medikament einzunehmen und zu dosieren haben. Andererseits schützt der Beipackzettel auch die Hersteller der Arzneimittel. Denn sie sind gesetzlich dazu verpflichtet, ihre Kunden – mithin Sie als Patienten – über alles in Kenntnis zu setzen, was ihr Präparat anbelangt. Das beinhaltet nicht nur Angaben zur Zusammensetzung, zu den Inhaltsstoffen, Anwendungsgebieten und der Dosierung, sondern auch – und das ist besonders wichtig – Angaben zu möglichen Risiken, die mit der Anwendung des Präparates einhergehen können. Die Hersteller müssen also beispielsweise auch Nebenwirkungen angeben, die extrem selten auftreten. Dasselbe gilt auch für Angaben zu möglichen Wechselwirkungen. Auch bei ihnen ist der Hersteller verpflichtet, akribisch aufzuführen, was bei dem betreffenden Medikament im Verbund mit anderen zu berücksichtigen ist.

KEINE ANGST VOR DEM BEIPACKZETTEL

Das Motto »Was ich nicht weiß, macht mich nicht heiß« ist meist das vollkommen falsche. Es gilt aber auf keinen Fall für Informationen zu Medikamenten, die Sie einnehmen. Sie sollen nämlich unbedingt alles wissen, was Sie wissen müssen. Das heißt, dass Sie den Beipackzettel lesen sollten, aber damit auch etwas anfangen können. Deshalb nun als Nachhilfe zur Lektüre etwas »Beipackzettelisch«.
Lesen Sie den Beipackzettel am besten in der hier gewählten Reihenfolge. Zuerst Zusammensetzung und Anwendungsgebiete, dann

GUT ZU WISSEN

Über rezeptfrei oder nicht entscheiden Experten des BfArM, des Bundesinstituts für Arzneimittel und Medizinprodukte. Hat sich ein Medikament über viele Jahre hinweg als sicher in Wirksamkeit und Anwendung erwiesen, kann es aus der Rezeptpflichtigkeit entlassen werden. Dabei kann es vorkommen, dass dieser Schritt für ein Arzneimittel nur in einer bestimmten Dosierung unternommen wird. Höhere Dosierungen desselben Mittels bleiben dagegen weiter rezeptpflichtig. Daneben entscheiden die möglichen Risiken, die mit der Einnahme einhergehen können, über den Griff zum Rezeptblock. Sind diese gering, kann das Medikament seiner Rezeptpflichtigkeit enthoben werden.
Beide, rezeptpflichtige wie rezeptfreie Arzneimittel, können Sie in der Apotheke erhalten, sofern das BfArM sie für apothekenpflichtig erklärt hat. Frei verkäuflich – das bedeutet auch außerhalb von Apotheken – sind hingegen Mittel, die nur schwach wirksame Stoffe enthalten. Mit diesen können ohne Risiken jene Beschwerden behandelt werden, für die weder ärztliche Diagnose noch Beratung in der Apotheke als erforderlich gelten.

die Dosierung. Als Nächstes dann die Gegenanzeigen und anschließend die Wechselwirkungen. Doch vorab noch etwas zum Namen des betreffenden Medikaments.

BEZEICHNUNG

Der Name für ein Arzneimittel kann frei gewählt werden – sofern er nicht falsche Erwartungen bei Ihnen als Patient weckt und nicht mit anderen Arzneimitteln zu verwechseln ist.

ZUSAMMENSETZUNG

Ein Arzneimittel besteht aus arzneilichen Wirkstoffen und anderen Substanzen, die gewissermaßen als Verpackung der Wirkstoffe dienen. Nun reagieren nicht wenige Menschen allergisch auf einige dieser Verpackungsmittel. Deshalb müssen neben dem eigentlichen Wirkstoff immer auch alle anderen Inhaltsstoffe mit angegeben werden.

ANWENDUNGSGEBIETE (INDIKATION)

In diesem Abschnitt finden Sie die Einsatzgebiete, bei denen sich das betreffende Arzneimittel als wirksam erwiesen hat und zu denen es für seine Zulassung geprüft worden ist. In vielen Fällen gibt es nicht nur eine Indikation, sondern mehrere zugleich.

Gelegentlich stehen unter dem Punkt Anwendungsgebiete auch ergänzende Hinweise für Sie als Patient. Beispielsweise, dass nicht alle Schlafstörungen eine medikamentöse Behandlung erforderlich machen. Oder dass Sie einen Arzt aufsuchen müssen, wenn nach einigen Tagen der Einnahme noch keine Besserung eingetreten ist.

ALLERGIE GEGEN EINE ARZNEI?

Wenn Sie wissen, dass Sie auf einen bestimmten Wirkstoff allergisch reagieren, müssen Sie Präparate, die diese Substanz enthalten, natürlich meiden. In der Regel haben Sie von Ihrem Arzt einen Allergiepass ausgestellt bekommen, in dem angegeben ist, gegen welchen Arzneistoff Sie allergisch sind. Diesen Pass sollten Sie immer mit sich führen. Haben Sie nämlich einmal einen Unfall, können Sie vielleicht nicht mehr selbst dafür Sorge tragen, dass die kritische Substanz bei Ihnen nicht eingesetzt wird. Das könnte zum Beispiel bei einer Allergie gegen ein Narkosemittel gravierende Folgen haben. Es kann aber auch vorkommen, dass ein Mittel schon bei der ersten Einnahme eine allergische Reaktion hervorruft, weil eine andere Substanz irgendwann zuvor das Immunsystem entsprechend sensibilisiert hat. Bei Arzneistoffen, die bekannt dafür sind, dass sie relativ häufig Allergien auslösen, finden Sie einen entsprechenden Vermerk unter den Nebenwirkungen.

DOSIERUNGSANLEITUNG, ART UND DAUER DER ANWENDUNG

Ihr Arzneimittel kann Ihnen nur dann gut helfen, wenn Sie es in der richtigen Menge, zum richtigen Zeitpunkt oder in den richtigen Zeitabständen und in der richtigen Weise einnehmen. Wie viel, wann und wie, erfahren Sie unter der Dosierungsanleitung. Sie gibt Ihnen Auskunft darüber, wie hoch die Einzeldosis und die Tagesdosis sein soll, um den gewünschten Behandlungserfolg zu erzielen. Nehmen Sie nie eigenmächtig eine höhere Dosis eines Arzneimittels ein, als im Beipackzettel angegeben beziehungsweise vom Arzt verordnet ist. »Mehr hilft mehr« ist ein Irrtum – oft auch ein gefährlicher. Zudem steigern Sie bei höherer Dosierung meist zwar die unerwünschten Nebenwirkungen, nicht aber die erwünschten Effekte. Halten Sie sich deshalb an die empfohlene Dosierung. Sie wurde vor der Zulassung des Arzneimittels in aufwendigen klinischen Studien ermittelt und gewährt das beste Verhältnis zwischen Nutzen und Risiken, zwischen Wirkung und Nebenwirkungen. Und damit den besten Schutz für Sie.

GEGENANZEIGEN

Die Anwendung eines Medikaments kann bei manchen Erkrankungen und Stoffwechselstörungen Probleme bereiten. Auch bestimmte Lebenssituationen wie Schwangerschaft und Stillzeit können den Einsatz eines Arzneimittels verbieten, ebenso wie die gleichzeitige Einnahme eines anderen Präparates.

Alle diese Ausschlusskriterien sind bei den Gegenanzeigen aufgeführt, die Sie natürlich beachten müssen. Wenden Sie keinen Arzneistoff an, der bei einer Krankheit, unter der Sie ebenfalls leiden, kontraindiziert ist (von lateinisch »contra« für »gegen« und »indicare« für »anzeigen«). Denn dabei gehen Sie möglicherweise ein Risiko für Ihre Gesundheit ein: Das Medikament kann das Krankheitsgeschehen unter Umständen verschlimmern – Ihnen mithin mehr schaden als helfen.

Ungeachtet all dessen dürfen Sie sich aber von den Gegenanzeigen auch nicht verunsichern lassen. Bei den Krankheiten, die dort genannt sind, handelt es sich überwiegend um seltene bis sehr seltene. Im Zweifel halten Sie bitte Rücksprache mit Ihrem Arzt.

WECHSELWIRKUNGEN

Hier lesen Sie, mit welchen anderen Medikamenten sich Ihres nicht verträgt. Denn wenn Sie mehrere Arzneimittel zugleich anwenden, kann es passieren, dass sich diese gegenseitig beeinflussen – nicht immer zum Besten. Entweder eines der beiden Präparate schwächt das andere in seiner Wirkung ab. Oder aber eines verstärkt die Wirkung des anderen. Was zum einen die Dosierung außer Kontrolle setzen und zum anderen auch die unerwünschten Wirkungen des Medikaments stärker zum Tragen bringen kann. Manchmal kommt es auch vor, dass sich durch die Kombination vollkommen neue Nebenwirkungen einstellen. Beispielsweise bei Antibiotika: Sie bringen häufig die Darmflora (siehe Seite 34 bis 53) durcheinander und damit die Aufnahme von arzneilichen Wirkstoffen in den Körper. So wird beispielsweise die antibiotische Wirkung von Penicillinen verstärkt, wenn Sie gleichzeitig Acetylsalicylsäure einnehmen. N-Acetylcystein zusammen mit Penicillinen genommen, setzt deren Wirkungen fast vollkommen außer Kraft. Ähnliches trifft für entwässernde Medikamente zu, weshalb die Penicillindosen erhöht werden müssen, wenn Sie auf solche Arzneimittel angewiesen sind.

NEBENWIRKUNGEN

Neben dem erwünschten Behandlungseffekt kann ein Arzneimittel auch unerwünschte Wirkungen haben – die sogenannten Nebenwirkungen. Sie müssen im Beipackzettel explizit aufgeführt werden. Aus der Formulierung, die der Arzneimittelhersteller dabei gewählt hat, können Sie Rückschlüsse auf das Ausmaß der unerwünschten Wirkungen ziehen. Je nach Wortwahl lässt sich die Häufigkeit, mit der diese Effekte in der Regel auftreten, einordnen. Dabei bedeutet:

> »**sehr häufig**«, dass mehr als zehn Prozent der Anwender betroffen sind,
> »**häufig**«, dass mehr als ein Prozent der Anwender betroffen sind,
> »**gelegentlich**«, dass über 0,1 Prozent der Anwender betroffen sind,
> »**selten**«, dass über 0,01 Prozent der Anwender betroffen sind,
> »**sehr selten**«, dass weniger als 0,01 Prozent der Anwender betroffen sind.

Sollten Nebenwirkungen bei Ihnen auftreten, halten Sie Rücksprache mit Ihrem Arzt. Unter Umständen sorgt ein Präparatewechsel dafür, dass die unerwünschten Effekte ausbleiben. Bedenken Sie auch, dass nicht alles, was während der Einnahme auftritt, eine Nebenwirkung ist. Stellt sich zeitgleich mit der Anwendung eines Arzneimittels eine Beschwerde ein, kann das auch an der Erkrankung liegen, die Sie gerade behandeln.

!

Was die wenigsten Frauen wissen, ist, dass Penicilline auch die Wirkung der Antibabypille vermindern können. Das bedeutet für Sie, dass Sie entweder höher dosierte hormonelle Verhütung betreiben oder zusätzliche empfängnisverhütende Maßnahmen ergreifen sollten.

GEFAHR AUF DEM TELLER

Nachdem Sie die Pflichtlektüre des Beipackzettels absolviert haben, sollten Sie noch einige weitere Besonderheiten kennen, die mit Arzneimitteln einhergehen können.

In einigen Fällen beispielsweise servieren Sie sich Probleme mit Medikamenten selbst – nämlich mit Speisen, Getränken und Gewohnheiten. Das fängt bereits beim Zeitpunkt der Einnahme an: Es macht bei vielen Wirkstoffen einen großen Unterschied, ob Sie diese vor oder nach einer Mahlzeit nehmen. Denn ein voller Magen benötigt eine gewisse Zeit, bis er sich entleert hat. Das kann die Aufnahme in den Stoffwechsel und damit den Eintritt der Wirkung verzögern. Nehmen Sie dagegen ein Arzneimittel auf leeren Magen ein, gelangt es schneller in den Dünndarm und kann von dort zügiger und besser in den Körper aufgenommen werden.

Umgekehrt gibt es aber auch einige Wirkstoffe, die gerade eine gute Grundlage brauchen, um richtig zu wirken – und daher zu den Mahlzeiten oder gleich anschließend geschluckt werden sollten.

Abgesehen davon, dass der Zeitpunkt der Medikamenteneinnahme wichtig ist: So manche Arzneistoffe vertragen sich nicht mit bestimmten Nahrungsmitteln. Die einen beeinträchtigen die Aufnahme der Substanz in den Magen-Darm-Trakt, die anderen machen einen

!

Grapefruitsaft kann die Wirkung von Arzneimitteln gehörig aufmischen. In der herben Frucht stecken Stoffe, sogenannte Flavonoide, die die Leberenzyme Zytochrom-P-450 hemmen. Dadurch können die Konzentrationen einer ganzen Reihe von Arzneistoffen ansteigen. Diese Enzyme können aber auch gefördert werden, etwa durch eiweißreiche Nahrung, Kohlgemüse und Gegrilltes. Dann kann der Pegel verschiedener Arzneistoffe deutlich sinken – und damit die Wirksamkeit der Behandlung.

Stoff unlöslich und damit seiner Wirksamkeit den Garaus. Wieder andere verstärken die Wirkung eines Arzneimittels und bringen auf diese Weise ein gesundheitliches Risiko auf den Tisch. Sehen Sie dazu den Warnhinweis oben auf der Seite.

AKRIBISCHE DETEKTIVARBEIT IN DEN GENEN

Bei Ihnen wirkt ein Medikament gar nicht, bei jemand anderem hingegen ist die gleiche Menge bereits deutlich überdosiert. Die Erklärung für dieses paradoxe Phänomen liegt in der Familie. Genauer gesagt in den Genen: »Fehler« im Erbgut, sogenannte Mutationen, können die Aktivität bestimmter Enzyme im Körper beeinflussen – und damit die Wirksamkeit von Arzneimitteln. Das betrifft allen voran die im Kasten links erwähnten Enzyme namens Zytochrom-P-450. Denn deren Aufgabe ist es, arzneiliche Wirkstoffe abzubauen. Je nachdem, wie aktiv sie dabei vorgehen, dauert es länger oder kürzer, bis ein Medikament verstoffwechselt wird. Und entsprechend kann ein und dasselbe Arzneimittel in der gleichen Dosierung von Patient zu Patient sowohl unterschiedliche Wirkungen wie auch unterschiedliche Nebenwirkungen entfalten.

Veränderungen im Erbgut können zu Defekten der Zytochrom-Enzyme und in der Folge zu deren komplettem Ausfall führen. Fehlen diese Handwerker dem Stoffwechsel, kann ein Medikament entweder gar keine oder aber zu starke Effekte entfalten. Zwei Prozent der Bevölkerung beispielsweise bauen Wirkstoffe – einerlei welche – sehr rasch in ihrem Stoffwechsel ab – sie benötigen daher eine höhere Dosis als der Duchschnittsbürger. Andersherum kann es sein, dass jemand einen Wirkstoff überaus langsam abbaut. Dadurch können sich Nebenwirkungen verstärken und sogar gewichtiger werden als die eigentliche erwünschte Wirkung des Medikaments.

PHARMAKOGENETIK

Um solche Risiken einzudämmen, forscht man derzeit intensiv in den Genen. Im Rahmen der sogenannten Pharmakogenetik ist es möglich, anhand der Gene auf die Wirksamkeit von Medikamenten zu schließen. Mit der Entschlüsselung des menschlichen Erbguts gelingt es also heute, Mutationen auf bestimmten Chromosomen mit der Aktivität von Enzymen und eben auch der Zytochrome zu koppeln: Die Rasterfahndung in den Genen kann so helfen, das für einen Patienten am besten geeignete Arzneimittel und die beste Dosierung zu finden.

!

Wenn Sie ein Medikament ständig einnehmen müssen, sollten Sie umgehend Ihren Arzt um Rat fragen, sobald Sie erfahren haben, dass Sie Mutter werden.

IN ANDEREN UMSTÄNDEN? – RAT HOLEN!

Eine Schwangerschaft ist eine ganz besondere Situation: Ein neuer Lebensabschnitt beginnt, denn mit dem Kind wird vieles anders werden. Der gesamte Organismus stellt sich um und bereitet die werdende Mutter sowohl körperlich wie auch seelisch auf ihre Aufgaben vor. Auch was die Einnahme von Arzneimitteln anbelangt, haben die Monate, in denen das Kind im Mutterleib heranwächst, einen Sonderstatus. Schließlich sind das Ungeborene und seine Mutter über den Blutkreislauf miteinander verbunden. Was bedeutet, dass fast alles, was im Blut der Schwangeren kursiert, auch den zukünftigen Erdenbürger erreicht – also auch arzneiliche Wirkstoffe. Und genau hier liegt das Problem, da deren Effekte durchaus einigen Schaden anrichten können. Denn das Ungeborene reagiert ganz besonders empfindlich auf Arzneimittel.
Äußerst kritisch für die Entstehung zum Beispiel von Fehlbildungen ist das erste Drittel der Schwangerschaft. Aber auch in den nächsten Monaten ist noch Vorsicht geboten. Bestimmte Arzneimittel können beispielsweise das Wachstum des Ungeborenen beeinträchtigen oder wichtige Funktionsabläufe in seinem winzigen Körper stören.

Um diese Risiken so gering wie möglich zu halten, gilt die Prämisse: In der Schwangerschaft so wenig Arzneimittel wie möglich.

KINDER UND SENIOREN – ZWEI FÄLLE FÜR SICH

Kinder sind keine kleinen Erwachsenen. Sondern Patienten, die eine eigene, auf ihren heranwachsenden Organismus und dessen spezielle Bedürfnisse abgestimmte Behandlung benötigen. Das bringt jedoch gerade bei der Anwendung von Arzneimitteln einige Probleme mit sich. Denn für viele Arzneistoffe gibt es keine klinisch-pharmakologischen Daten, die etwas über ihre Wirkung bei Kindern aussagen. Das gilt auch für die Dosierung – Anga-

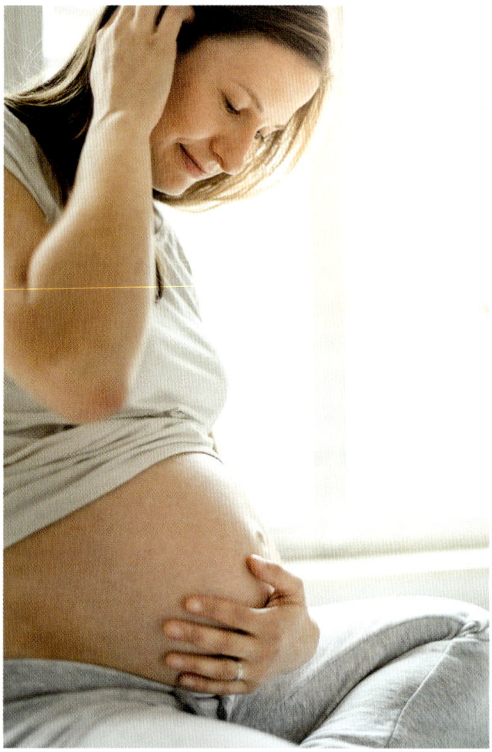

Ein sorgsamer Umgang mit Medikamenten ist in der Schwangerschaft besonders wichtig.

ben darüber beruhen nur allzu oft auf Erfahrungswerten und nicht auf gesicherten Studienergebnissen.
Auch bei Senioren gilt es bei der Einnahme von Medikamenten etwas Vorsicht walten zu lassen. Denn bei älteren Menschen kann es vorkommen, dass Arzneimittel anders wirken als bei jüngeren. Das liegt unter anderem daran, dass die Aktivität des Stoffwechsels mit den Jahren allmählich geringer wird.
Darüber hinaus muss berücksichtigt werden, dass insbesondere bei sehr alten Menschen vielfach mehrere Erkrankungen zugleich bestehen. Aufgrund dieser sogenannten Multimorbidität müssen von den Betroffenen oft mehrere verschiedene Medikamente eingenommen werden. So kann es zu Wechselwirkungen kommen, die sich mitunter als riskant erweisen können.

SICHER GELAGERT, SICHER WIRKSAM

Schuhkartons, Küchenschubladen, Kulturbeutel, Badezimmerschränke ... Alles beliebte Aufbewahrungsorte für Pille & Co. und alle nicht eben geeignet. Denn Arzneimittel, gleich welcher Art, müssen angemessen aufbewahrt werden – wenn sie ihre Wirksamkeit nicht vorschnell verlieren sollen. Richtig aufbewahren bedeutet: trocken, kühl und dunkel. Was wiederum bedeutet, dass sich am besten ein verschlossener Schrank eignet, der keine Glastüren besitzt und nicht in einem beheizten Raum steht. Hier bieten sich Schlafzimmer, Flure oder unbeheizte Abstellräume an.
Außer den Medikamenten können Sie in Ihrer privaten Apotheke auch Verbandsmaterial verstauen und andere Dinge, die Sie ausschließlich für therapeutische Zwecke benutzen – Fieberthermometer beispielsweise oder die Wärmflasche. Alles andere – etwa Putzmittel, Spiritus, Fleckenentferner, Rohrreiniger ... – hat im Arzneischrank nichts zu suchen, denn es könnte die Wirkung der Medikamente beeinträchtigen.

ACHTUNG, KINDER!

Haben Sie Kinder mit im Haushalt – nicht nur Ihre eigenen, sondern vielleicht auch besuchsweise Kinder von Verwandten und Freunden –, muss der Arzneischrank abschließbar sein. Eine gewisse Höhe, in der der Schrank angebracht ist, gewährleistet weiteren Schutz vor den Zugriffen von erkundungsfreudigen Kin-

GUT ZU WISSEN

Bei vielen Erkrankungen von Darm und Magen gibt es so etwas wie eine »Zehn-Prozent-Regel«. Zehn Prozent der Patienten haben zum Beispiel diese Beschwerden, wiederum zehn Prozent von ihnen leiden unter jenen Komplikationen ... Ein interessantes Phänomen, dessen Grund jedoch nicht bekannt ist. Wir möchten Sie hier an dieser Stelle darauf hinweisen, damit Sie sich später bei der Lektüre zu den Beschwerden nicht etwa wundern und fragen, ob Sie denn auch richtig gelesen haben.

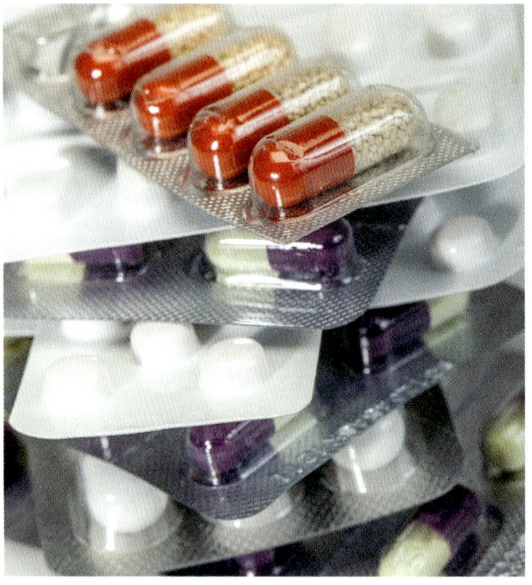

Arzneimittel sollten nicht offen herumliegen, sondern trocken, kühl, dunkel und in der Packung verwahrt werden.

dern, zumindest solange diese noch relativ klein sind.

MANCHE MÖGEN'S KÜHL

Bestimmte Arzneimittel, beispielsweise Augentropfen oder -sprays, müssen nach der ersten Anwendung im Kühlschrank aufbewahrt werden, da sie keine Konservierungsstoffe enthalten dürfen. Auch manche Enzympräparate sowie Mittel mit lebenden Bakterienkulturen bedürfen dauerhafter Kühlung. Lesen Sie also die Lagervorschriften im Beipackzettel immer sehr genau durch. Auch Ihr Apotheker gibt Ihnen hierzu gerne Auskunft.

»VERWENDBAR BIS ...«

Arzneimittel sind nur begrenzt haltbar, weshalb auf der Packung und oft auch im Beipackzettel ein Verfallsdatum angegeben ist. Dieses sollten Sie beachten und ein Medikament nicht mehr anwenden, dessen Zeit abgelaufen ist. Das betreffende Präparat richtet zwar keinen gesundheitlichen Schaden an, verliert indessen aber an Wirksamkeit. Das bedeutet, dass Sie sich nicht mehr sicher sein können, dass der enthaltene Wirkstoff noch im gewünschten Ausmaß gegen Ihre Beschwerden hilft. Aus diesem Grund ist der Hersteller eines Arzneimittels nach Ablauf des Verfallsdatums gegebenenfalls auch nicht mehr für die Eigenschaften und die Qualität seines Produkts zur Verantwortung zu ziehen.

Unabhängig vom Verfallsdatum sollten Sie Arzneimittel regelmäßig kontrollieren. Denn es kann sein, dass sie sich unter anderem bedingt durch Sonneneinstrahlung oder Hitze verändert haben und besser nicht mehr angewendet werden sollten – auch vor Ablauf ihres Verfallsdatums. Das ist dann der Fall, wenn:

> **Tabletten oder Dragees** dunkle Flecken oder Risse bekommen oder wenn sie sich ungleichmäßig verfärbt haben;

> **Salben oder Cremes** ihre Konsistenz verändert haben, also eingetrocknet oder flüssig sowie ranzig geworden sind. Letzteres erkennen Sie an der dunkel verfärbten Oberfläche. Tuben, die ein Loch bekommen haben, sollten Sie ebenfalls entsorgen;

> sich **Tropfen oder Säfte** in ihre Bestandteile aufgetrennt haben. Das erkennen Sie unter anderem daran, dass in einer ursprünglich klaren Flüssigkeit nun Flöckchen oder Kristalle zu sehen sind oder sich etwas am Boden der Flasche abgesetzt hat;

> **Zäpfchen** glitzernde, kristalline Ablagerungen auf der Oberfläche haben.

ZUM HAUSMÜLL?

Wohin mit den angebrochenen Medikamentenpackungen, mit Fläschchen und Tuben? Eine geringe Menge von Tabletten, Pillen oder Dragees darf durchaus mal im häuslichen

Mülleimer landen. Tropfen und Säfte übergeben Sie dem Ausguss, die Flaschen kommen wie andere auch in den Glascontainer. Was Sie jedoch bei der Durchsicht Ihrer Hausapotheke im großen Stil ausgemustert haben, bringen Sie am besten in Ihre Apotheke. Diese entsorgt die Arzneimittel kostenlos und sachgerecht im Sondermüll. Denn eine ganze Reihe von Wirkstoffen sollten nicht in den normalen Hausmüll und auf diese Weise möglicherweise ins Grundwasser gelangen. Dazu gehören unter anderem Arzneimittel mit hormonell wirksamen Stoffen oder auch Antibiotika.
Alternativ zum Gang in die Apotheke bringen Sie die ausgesonderten Arzneimittel zu speziellen Sammelstellen für Sondermüll – in Ihrer Umgebung gibt es sicher eine.

WIEDERVERWENDUNG

Haben Sie ein Medikament nicht vollständig aufgebraucht, können Sie es durchaus später einmal wiederverwenden. Wichtig ist, auch den Beipackzettel aufzuheben – also beispielsweise nicht die Tabletten aus der Schachtel nehmen und den Rest wegwerfen. Denn Sie müssen schließlich immer wissen, was bei der Einnahme eines Arzneimittels zu beachten ist: Dosierung, Nebenwirkungen, Gegenanzeigen und nicht zuletzt vor allem, gegen welche Beschwerden Sie es anwenden können. Es empfiehlt sich zudem, auf der Verpackung eines Medikamentes zu vermerken, wann dieses erstmals verwendet wurde sowie für wen und wogegen es dabei gedacht war.
Bei Tropfen, Lösungen und Säften, die Sie wiederverwenden wollen, sollten Sie darauf achten, dass die Flaschen fest zugedreht sind. Denn andernfalls kann Flüssigkeit verdunsten und die Lösung sich damit konzentrieren. Das gilt es zu vermeiden, denn die betreffende Lösung enthält dann eine höhere und nicht mehr einzuschätzende Konzentration an Wirkstoffen – was eine andere Dosierung erforderlich machen würde.

VON OBEN NACH UNTEN

Im Folgenden erfahren Sie ganz ausführlich alles über die Erkrankungen, die uns im Bauch ereilen können. Nun könnte man diese alphabetisch abhandeln, von A bis Z. Oder man teilt die Krankheiten in Komplexe ein – nach ähnlichen Symptomen oder Ursachen. Wir haben uns für die anatomische Reihenfolge entschieden. Das heißt, wir folgen dem Weg der Nahrung durch unseren Verdauungstrakt, wie Sie ihn bei »Unsere Nahrung: unterwegs durch Kurven und Schlingen« (ab Seite 28) kennengelernt haben. Entsprechend beginnen wir oben in der Speiseröhre und enden unten am Ausgang des Dickdarms. Dieses »von oben nach unten« gemäß dem Aufbau unseres Körpers hat auch den Vorteil, dass die Zusammenhänge der Entstehung und Auswirkungen der einzelnen Beschwerden besser verständlich werden.

WISSENSWERTES ÜBER PHYTOPHARMAKA

Die Zeichen stehen auf Grün: Rationale pflanzliche Arzneimittel werden immer beliebter. Das hat gute Gründe. Sie haben eine hohe, wissenschaftlich nachgewiesene Wirksamkeit und sind gut verträglich.

Bei der Behandlung von Erkrankungen sind unter anderem auch pflanzliche Präparate erwähnt. Daher ein paar Eckdaten dazu.

Griechisch »phytos«, »Pflanze«, und »pharmakon«, »Arzneimittel«, ergibt zusammen Phytopharmakon, pflanzliches Arzneimittel. Dieser Begriff umfasst jedoch sehr vieles, und sehr Unterschiedliches. Etwa 400 Arzneipflanzen hat die Pflanzenapotheke derzeit im Angebot – zu Arzneidrogen verarbeitete Blüten, Blätter oder Wurzeln sowie Rinden und Früchte, Samen oder ätherische Öle. Anwenden lassen sich die grünen Arzneien als Saft oder Tee, Pulver oder Tablette, Öl, Salbe oder Tinktur. Stets anders kombiniert, dosiert und aufbereitet.

TRADITIONELL UND RATIONAL

Vor allem in der Dosierung, der Herstellung und der Darreichung liegt der entscheidende Unterschied: Auch wenn tatsächlich gegen nahezu jede Krankheit »ein Kraut gewachsen ist«, kommt es doch sehr darauf an, in welcher Form es angewendet wird. Denn zwischen einer Tasse Kamillentee und einem Extrakt aus den Blüten der Kamille liegen Welten. Nicht nur, was die Konzentration an Wirkstoffen betrifft, die Sie sich damit jeweils verabreichen.

Worin der Unterschied besteht, wollen wir uns nun genauer ansehen.

Der Kamillentee, den Sie vielleicht beim Kräuterstand auf dem Wochenmarkt gekauft haben, gehört zu den sogenannten traditionellen pflanzlichen Mitteln. Deren Wirksamkeit ist nicht wissenschaftlich durch klinische Studien geprüft (siehe Seite 132). Dass sie die eine und andere Beschwerde wirksam lindern können, ist einzig durch ihre langjährige Anwendung bekannt. Das Wissen um ihre Wirksamkeit stützt sich mithin ausschließlich auf die damit gemachten Erfahrungen. Deshalb tragen solche Pflanzenheilmittel auch vielfach den Vermerk »traditionell angewendet bei …«.

Neben den traditionellen pflanzlichen Mitteln gibt es solche, die im Rahmen der rationalen Phytotherapie, also Pflanzenheilkunde angewendet werden. Sie enthalten meist spezielle Extrakte, die in Tabletten, Kapseln oder Dragees verpackt, mitunter auch als Tropfen oder Säfte angewendet werden können. Die Wirksamkeit dieser Mittel ist durch wissenschaftliche Untersuchungen belegt. Die rationale Phytotherapie ist also keine reine Erfahrungsmedizin: »Rational« ist ein Prädikat, das für Kriterien bürgt, die dem von der modernen Wissenschaft geforderten Standard gerecht werden. Denn rationale Phytopharmaka müssen sich an die gleichen Spielregeln halten wie Arzneimittel mit synthetischen Wirkstoffen. Zusätzlich zum Wirksamkeitsnachweis durch klinische Studien muss die Anwendungssicherheit eines rationalen pflanzlichen Präparates wissenschaftlich geprüft und gewährleistet sein. Das gilt auch für die pharmazeutische Qualität des Mittels.

Diese drei Dinge muss ein Medikament – einerlei ob es Wirkstoffe synthetischer oder pflanzlicher Herkunft enthält – vorweisen, um eine Zulassung für den Arzneimittelmarkt zu erhalten. Ebenso müssen diese pflanzlichen Medizinen Mindestgehalte jener Inhaltsstoffe haben, die für die Wirksamkeit relevant sind. Die Erfüllung dieser Anforderung wird durch die Standardisierung gewährleistet: So nennt man die Einstellung der Wirkstoffkonzentrationen auf eine ganz bestimmte Menge.

BASIS DER MEDIZIN

Dass pflanzliche Arzneimittel höchsten wissenschaftlichen Ansprüchen genügen und nach deren Kriterien eingesetzt werden, liegt nur nahe. Schließlich basiert nahezu die gesamte moderne Medizin auf natürlichen Heilmitteln: Neunzig Prozent der synthetischen Arzneimittel, die derzeit auf dem Markt sind, stammen ursprünglich von pflanzlichen Wirkstoffen ab. So gehen beispielsweise die Herzglykoside (Digitoxine) auf Digitalis purpurea, den roten Fingerhut, zurück. Atropin wird aus der Tollkirsche, Atropa belladonna, gewonnen und Morphin aus dem Schlafmohn, Papaver somniferum. Und die bekannte Acetylsalicylsäure ist ein Abkömmling des in der Weidenrinde enthaltenen Salicin.

Demzufolge dürfen und sollten pflanzliche Arzneimittel und solche mit synthetischen Wirkstoffen auch nicht in Konkurrenz zueinander gesehen werden. Es geht nicht um ein »Entweder-oder«, sondern um ein »Miteinander«: Hand in Hand ist die Devise. Denn die Vorzüge beider Behandlungsweisen lassen sich bestens vereinen. Das zeigt sich beispielsweise bei der Reizdarmbehandlung, wo auch rationale Phytopharmaka zum Einsatz kommen.

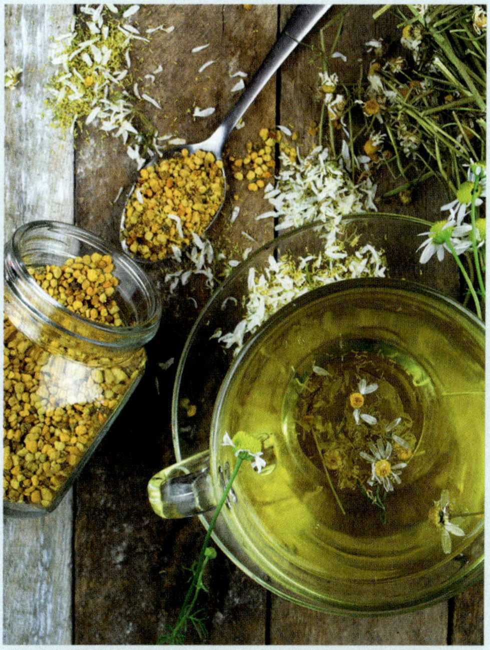

Arzneimittel aus Pflanzenteilen – etwa Kamillenblüten – werden auch bei Magen-Darm-Problemen angewendet.

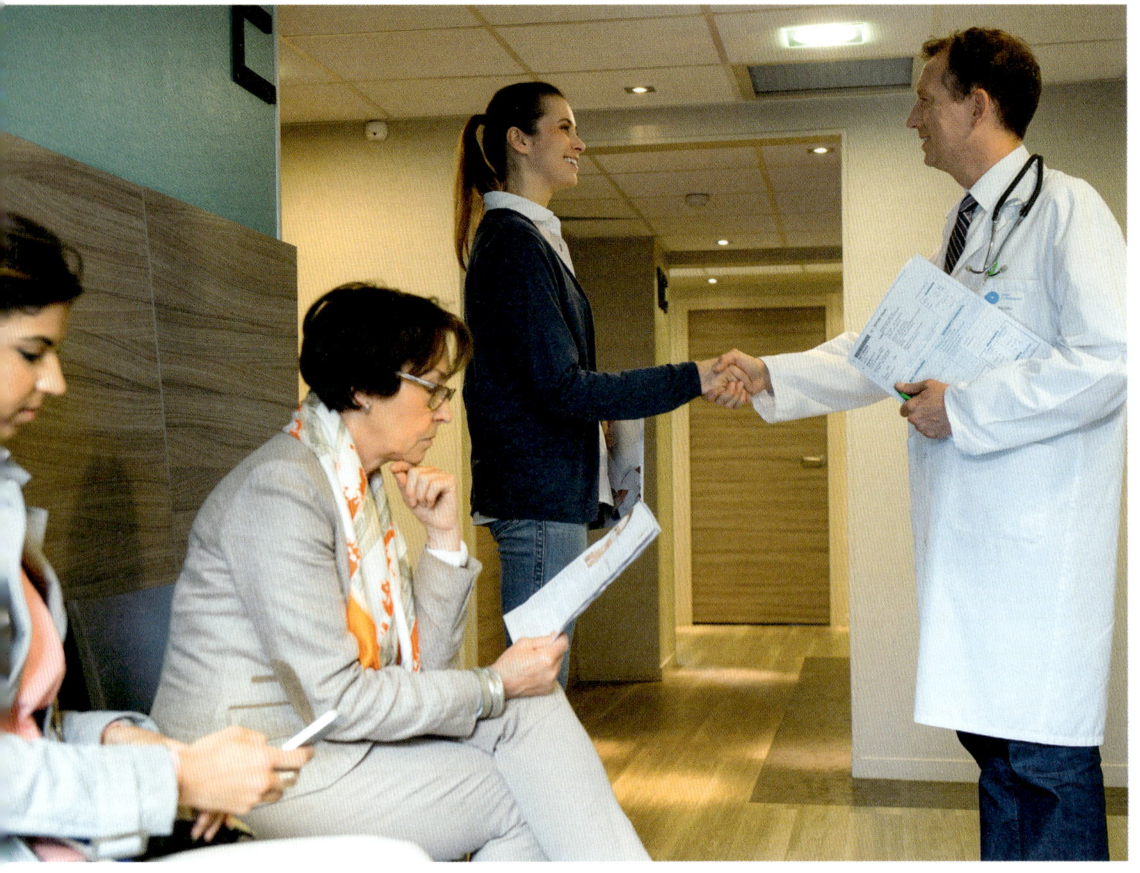

ERKRANKUNGEN VON SPEISERÖHRE BIS DICKDARM

Bislang haben wir uns in erster Linie mit dem Darm in seinen gesunden Tagen befasst – den vielen Aufgaben, die er erfüllt und dank deren er unser Leben und Wohlbefinden erhält. Wie Sie nun wissen, sind intakte Darmfunktionen eine wichtige Basis unserer Gesundheit.

Jetzt geht es um die Probleme, die dem Verdauungstrakt zu schaffen machen können. Auf den folgenden Seiten lernen Sie eine Auswahl jener Erkrankungen kennen, die hier häufig auftreten. Sie erfahren, mit welchen Beschwerden sie typischerweise einhergehen, wie man sie erkennt und was sie verursachen kann. Natürlich widmen wir uns auch der Behandlung der jeweiligen Erkrankung, das heißt jenen Maßnahmen, die ärztlich verordnet und durchgeführt werden. Was Sie selbst zur Erhaltung Ihrer Magen- und Darmgesundheit tun können, war bereits Thema.

REFLUX – SÄUREATTACKE IN DER SPEISERÖHRE

Inzwischen ist Reflux zur Volkskrankheit avanciert: 18 Prozent der erwachsenen Bundesbürger sind davon betroffen. Ihnen kommt immer wieder »die Galle hoch«. So fühlt sich das zumindest für jene an, die unter der Reflux-Krankheit leiden. Was da »hochkommt«, ist jedoch nicht Galle. Mit der Gallenblase hat diese Erkrankung nämlich gar nichts zu tun, sondern mit Magensaft, der seine Orientierung verloren hat: Er steigt hoch in die Speiseröhre, statt im Magen-Darm-Trakt zu bleiben. Die im Magensaft enthaltene Magensäure führt dann zu den typischen Beschwerden. Diese machen sich bei etwa 15 Prozent der Patienten sogar im Mundraum bemerkbar – so weit hinauf klettert bei ihnen der Magensaft.

LEITSYMPTOME

Sodbrennen und saures Aufstoßen sind die beiden klassischen Anzeichen, mit denen sich der Reflux zu erkennen gibt. Was den Patienten zu schaffen macht: Das Brennen in der Speiseröhre kann äußerst unangenehm und oftmals auch sehr schmerzhaft sein. Dazu addieren sich noch die Rülpser, mit denen sich die Speiseröhre der sauren Gase in ihr entledigt. Liebend gerne tut sie das dann, wenn es so gar nicht passt. Etwa mitten in einer Businesssitzung oder beim zärtlichen Kuss … Abgesehen vom schlechten Timing nervt auch der saure Geschmack, den der Gasablass hinterlässt. Nicht umsonst heißt es ja »saures« Aufstoßen.

Steigt der Magensaft bis hinauf in den Mund, kann er zu Heiserkeit führen und häufiges Räuspern verursachen. Jene, bei denen dies der Fall ist, suchen dann oft erst einmal Rat beim HNO-Arzt. Das ist dann meistens die falsche Adresse – doch bis das klar ist, dauert es leider mitunter eine Zeit.

URSACHEN

Ein Risikofaktor und damit auch eine wichtige Ursache ist Übergewicht (siehe Seite 92 bis 97). Denn wer zu viele Kilos auf die Waage bringt, hat deutlich häufiger mit dem Feuer in der Speiseröhre zu kämpfen. Wer es dann schafft abzuspecken, wird mit dem Rückgang der Beschwerden belohnt und benötigt weniger Medikamente. Das ist auch durch Studien inzwischen sehr gut belegt.

Aber es gibt auch schlanke Sportler, die Reflux bekommen. Das geht so: Beim Joggen etwa entspannt sich der untere Schließmuskel der Speiseröhre, medizinisch Sphinkter genannt. Denn Blut und Sauerstoff werden jetzt vermehrt in der Beinmuskulatur gebraucht. Damit steht weniger davon im Schließmuskel zur Verfügung – was ihn etwas erschlaffen lässt. Bedingt durch den schlappen Schließmuskel kann es dann dazu kommen, dass Magensäure in die Speiseröhre aufsteigt.

Was die Entstehung der Reflux-Krankheit weiterhin begünstigen kann: rauchen und zu oft zu tief ins Glas blicken. Mit auf der Liste der potenziellen Übeltäter stehen auch kohlensäurehaltige Getränke und Kaffee sowie schwarzer Tee. Die letztgenannten möglichen Auslöser wirken sich allerdings individuell verschieden aus. Sprich: Nicht bei jedem führt das zu Reflux-Beschwerden.

Gehen wir von den Getränken weiter zu den Speisen. Hier kommt es nicht so sehr darauf an, was wir uns servieren, sondern vielmehr auf Eckdaten wie: zu viel, zu fett, zu spät. Den altbekannten Spruch »Morgens wie ein Kaiser, mittags wie ein König und abends wie ein

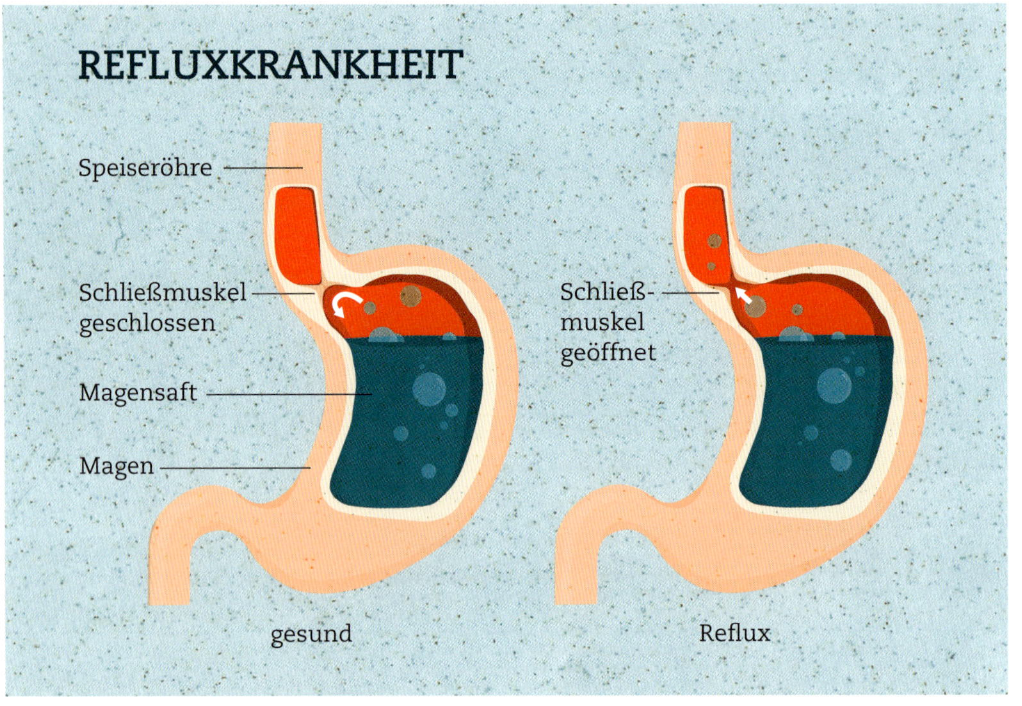

Normalerweise sorgt der untere Schließmuskel der Speiseröhre dafür, dass der Magensaft bleibt, wo er hingehört. Bei der Reflux-Erkrankung funktioniert dieser Mechanismus nicht mehr.

Bettler« sollten auch und besonders all jene beherzigen, die an Reflux leiden. Mehr dazu lesen Sie ab Seite 83.

DIAGNOSTIK

Chronisches Sodbrennen und saures Aufstoßen liefern bereits die entscheidenden Indizien dafür, dass es sich um die Reflux-Krankheit handelt. Um diese Diagnose zu sichern, empfehlen die offiziellen Leitlinien eine sogenannte Index-Endoskopie. Das bedeutet salopp formuliert »einmal reingucken«.

Durch die Untersuchung möchte man erkennen, ob eine Entzündung in der Speiseröhre vorliegt – dies ist bei 30 Prozent der Betroffenen der Fall. Zudem gilt es herauszufinden, ob sich eine sogenannte Barrett-Schleimhaut gebildet hat (siehe auch Seite 149). Dabei handelt es sich um eine gutartige Schleimhautveränderung, die allerdings in gewissen Abständen überwacht werden muss. Außerdem möchte man wissen, ob eine anatomische Veränderung vorliegt, die die Beschwerden begünstigt: eine sogenannte Hernie, die von medizinischen Laien häufig fälschlicherweise auch als »Bruch« bezeichnet wird. Dabei rutscht der obere Teil des Magens hoch. Dies führt dazu, dass der untere Schließmuskel der Speiseröhre und das Zwerchfell nicht mehr optimal zusammenarbeiten können. Dadurch wird die sogenannte Antirefluxbarriere gestört, und der Magensaft fließt in die Speiseröhre zurück.

Diese »Barriere« umfasst den komplexen Mechanismus, der normalerweise dafür sorgt, dass der Magensaft dort bleibt, wo er hingehört. Eine Hernie kann ihn aushebeln.

ABLAUF DER INDEX-ENDOSKOPIE

Das »Reingucken« erfolgt durch eine Spiegelung des oberen Verdauungstraktes mit einem dünnen und flexiblen Endoskop (siehe Seite 127). Dieses wird dem Patienten durch den Mund eingeführt, um dann in die Tiefe gehend die Speiseröhre, den Magen und den Zwölffingerdarm zu begutachten.

Für diese Untersuchung müssen Sie vollkommen nüchtern sein (siehe dazu auch Seite 128). Das bedeutet: Mindestens vier Stunden davor dürfen Sie weder etwas essen noch etwas trinken. Denn das Trio, das untersucht wird, muss komplett leer und sauber sein. Ansonsten kann die Endoskopie keine verlässlichen Ergebnisse liefern, und es könnte dann auch keine sichere Diagnose gestellt werden.

SPORTLER-REFLUX

Aber Sport ist doch gesund? Dass das nur eingeschränkt stimmt, erfahren all jene schmerzhaft, die ein Läuferknie haben: Beschwerden im Kniegelenk durch das Laufen. Als Nebenwirkung von Joggen und anderen sportlichen Aktivitäten kann es auch zu Reflux kommen. Was viele kennen, hat inzwischen auch eine Fülle an Studien bestätigt. Übrigens haben nicht nur Menschen, die sich rennend oder laufend betätigen, diese Probleme. Besonders auch Radfahrer kennen es, dass ihnen ihr Sport Sodbrennen und saures Aufstoßen beschert.

BARRETT-SCHLEIMHAUT

Was ist denn das? Etwas, was rund zehn Prozent der Menschen mit Reflux-Krankheit entwickelt haben: Damit reagiert die Schleimhaut auf ihre ständige Belästigung durch die Magensäure. Meist ist der untere Abschnitt der Speiseröhre davon betroffen.

Zu erkennen ist diese Veränderung anhand von Umbauten in der Struktur der Schleimhaut. Normalerweise ist diese aus Platten aufgebaut, die schichtweise aufeinander aufliegen – Plattenepithel genannt. Bei Barrett verändert sich die Schleimhaut von Platten in Zylinder – sie wird palisadenartig, wie auch die Schleimhaut im Magen – Zylinderepithel genannt. Durch diesen Umbau möchte sich die Schleimhaut der Speiseröhre besser vor Säureangriffen wappnen, also ebenso unempfindlich gegen die Säure werden wie ihre Kollegin im Magen. Die Fläche des veränderten Areals variiert zwischen wenigen Quadratmillimetern und mehreren Quadratzentimetern.

Patienten mit einer Barrett-Schleimhaut haben ein erhöhtes Risiko, an einem Speiseröhrenkrebs zu erkranken, und müssen deshalb überwacht werden. Diese Check-ups erfolgen wieder endoskopisch, in der Regel alle drei bis fünf Jahre. Sollten sich hier bösartige Zellen entwickeln, können sie auf diese Weise frühzeitig entdeckt und auch gleich mit dem Endoskop entfernt werden.

WAS DAGEGEN HILFT

Um die Beschwerden zu behandeln, gilt es zu hemmen, was sie verursacht: nämlich die Magensäure. Deren Produktion wird durch die Einnahme von Magensäureblockern, medizinisch Protonenpumpeninhibitoren (PPIs) genannt, gedrosselt. So kann der Rückfluss der Magensäure in die Speiseröhre unterbunden werden. Natürlich wird die Magensäure nicht komplett gestoppt, schließlich benötigen wir noch ausreichend davon für unsere Verdauung. Entsprechend sollte es auch eigentlich besser Säurehemmer statt -blocker heißen.

NUR BEI WACHER SÄUREPUMPE

Sobald wir etwas essen, geht automatisch der Befehl an die Magenzellen: »Da kommt gleich was, produziert mal Säure.« Daraufhin werfen die Zellen die Säurepumpe an, die dann fleißig werkelt. Aus diesem Grund nehmen Sie Säureblocker auch bitte immer vor dem Essen ein; etwa eine halbe Stunde davor. Denn sie können ihre Aufgabe dann am besten erfüllen, wenn die Säurepumpe aktiv und damit offen ist. Schläft sie dagegen, kommen die PPIs nicht rein und können ihre Wirkung nicht entfalten. Deshalb ist es wenig sinnvoll, den Magensäureblocker abends vor dem Schlafengehen einzunehmen. Denn nachts schläft die Säurepumpe genauso wie wir.

Wenn Sie der Reflux in der Nacht quält und zu Schlafstörungen führt, sollten Sie den Magensäureblocker eine halbe Stunde vor dem Abendessen einnehmen. So haben Sie auch in der Nacht den besten Schutz vor den Reflux-Beschwerden.

NUR SYMPTOMBEKÄMPFUNG

Zu berücksichtigen ist, dass Magensäureblocker die Reflux-Krankheit nicht heilen können. Das ist vergleichbar mit Bluthochdruck: Medikamentöse Drucksenker normalisieren zwar die Werte und verhüten dadurch Langzeitkomplikationen, doch sie heilen den Betroffenen nicht von der Blutdruckerkrankung. Eine Heilung klappt nur, wenn die Ursachen beseitigt werden.

Meist ist Reflux chronisch, und deshalb müssen die Säureblocker mehr oder weniger dauerhaft eingenommen werden. Was jedoch nicht heißt, dass Sie die Tablette jeden Tag schlucken müssen. Vielmehr handelt es sich um eine Bedarfstherapie. Eine solche erfolgt nur, wenn sie auch nötig ist. Das heißt in unserem Zusammenhang, Sie nehmen nur dann einen PPI, wenn Ihnen der Reflux auch tatsächlich Beschwerden bereitet. Wie oft das der Fall ist, kann von Patient zu Patient ziemlich unterschiedlich sein. Der eine muss seine Magensäureblocker möglicherweise täglich einnehmen, weil er sonst am nächsten Tag arges Sodbrennen hat. Andere Betroffene hingegen benötigen das entsprechende Präparat zum Beispiel nur zweimal in der Woche.

ALTERNATIVE AUS DER BRAUNALGE

Seit den 1980er-Jahren ist ein Wirkstoff auf dem Markt, der ebenfalls von Reflux-Beschwerden befreit. Er heißt Alginat und wird aus der Braunalge gewonnen. Diese Substanz wirkt verlässlich und auch sofort, binnen fünf bis sechs Minuten – ein großer Vorteil gegenüber den PPIs, die meist erst nach drei bis vier Tagen helfen.

Die Reflux-Krankheit ist definiert als »belästigende Symptome, die durch den Reflux von Mageninhalt erzeugt werden«.

!

Schnell mal einen Säureblocker einwerfen, wenn Sie merken, der Wein zum Abendessen bereitet Ihnen Reflux-Beschwerden? Das bringt Ihnen gar nichts. Denn PPIs sind keine Notfallmedikamente. Bis sie ihre Wirksamkeit entfalten, dauert es drei bis vier Tage.

Dass Alginat so schnell und sicher wirksam ist, liegt an seiner mechanischen Wirkweise: Es schiebt dem Aufsteigen der Magensäure im wahrsten Sinn des Wortes einen Riegel vor: In unserem Magen gibt es eine Säuretasche. In ihr sammelt sich der Magensaft mit seiner Säure, sobald wir gegessen haben und der Nahrungsbrei in unserem Magen angelangt ist. Dummerweise bildet sich die Säuretasche am Übergang vom Magen zur Speiseröhre – direkt unterhalb des Schließmuskels. Da kann leicht etwas hinüber-, oder besser gesagt, hochschwappen. Nicht mit Alginat. Es legt sich nämlich wie ein Floß auf die Säuretasche drauf und dichtet sie ab. Wegen dieses Deckels kann kein Magensaft mehr in die falsche Richtung wandern, und Sie sind Ihre Probleme los. Ganz schön tricky, oder?
Dank dieses mechanischen Wirkprinzips ist Alginat, anders als PPIs, auch erheblich besser verträglich. Es kann sogar während der Schwangerschaft eingenommen werden. Das ist eine große Hilfe für viele werdende Mütter, denn Reflux ist ein häufiger unerwünschter Begleiter in der Schwangerschaft.
Der pflanzliche Wirkstoff aus der Braunalge ist in einer ganzen Reihe von sorgfältigen Studien unter die Lupe genommen worden. Und hat bestens auf dem wissenschaftlichen Prüfstand abgeschnitten. Entsprechend wird er heute als gute Alternative zu den Säureblockern empfohlen und eingesetzt.
Alginat ist rezeptfrei in der Apotheke erhältlich, wird jedoch (noch) nicht von den gesetzlichen Krankenkassen erstattet.

H_2-BLOCKER UND PROKINETIKA NICHT EMPFEHLENSWERT

Häufig werden auch noch andere Medikamente zur Behandlung der Reflux-Krankheit eingesetzt – beispielsweise sogenannte H_2-Blocker oder Prokinetika. Diese haben jedoch in klini-

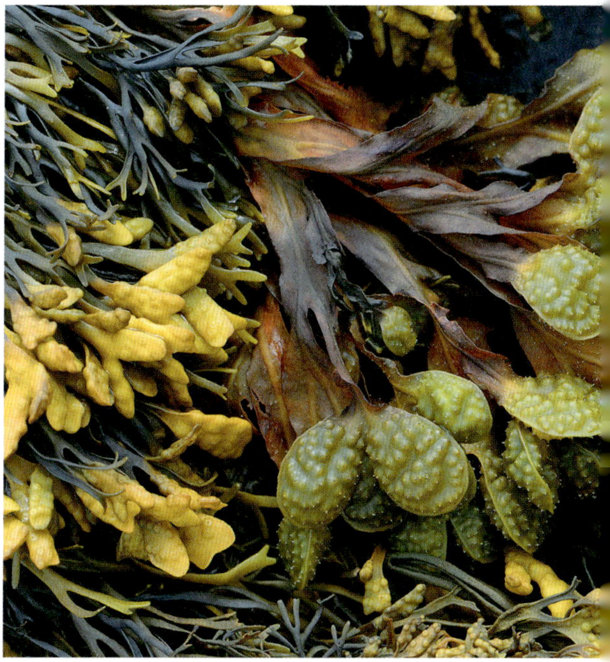

Braunalgen liefern den natürlichen Wirkstoff Alginat, der sich bestens bei der Behandlung von Reflux-Beschwerden bewährt hat.

schen Studien im Vergleich zu den PPIs oder einer Placebotherapie sehr schlecht abgeschnitten. Entsprechend werden sie nicht für die Langzeitbehandlung empfohlen, die bei Reflux ja erforderlich ist.

BEHANDLUNG MIT SCHRITTMACHER

Reichen die medikamentösen Maßnahmen und Änderungen im Lebensstil nicht aus, um die Symptome zu beseitigen, oder möchten Sie nicht dauerhaft Medikamente einnehmen, stehen heute auch andere moderne Verfahren zur Verfügung. Dazu gehört zum Beispiel die Schrittmachertherapie. Bei diesem Verfahren werden zwei kleine Elektroden aus Titan in den unteren Schließmuskel der Speiseröhre implantiert. Dies geschieht mittels eines Endoskops (siehe Seite 127), es ist also kein operativer Eingriff nötig – das nennt man in der Medizin minimalinvasiv.
Der Muskel wird dann durch elektrische Stimulation aktiviert. Dies verbessert seine Funktion so sehr, dass über 90 Prozent der Patienten langfristig keine Medikamente mehr einnehmen müssen. Der große Vorteil dieses Verfahrens ist zudem, dass die Stimulation vom Arzt nach Bedarf verändert oder auch beendet werden kann, ohne dass die Anatomie der Speiseröhre verändert wird. Erfreulicherweise wird diese Behandlung auch schon von den Krankenkassen bezahlt.

TIPP

GESUNDER LEBENSSTIL

Angesichts der Ursachen für Reflux-Beschwerden sollten Sie Ihr Gewicht reduzieren, sofern Sie zu viele Kilos auf die Waage bringen. Schränken Sie auch den Genuss von Alkohol ein und geben Sie das Rauchen auf.

SPEISERÖHRENASTHMA: EOSINOPHILE ÖSOPHAGITIS

Asthma in der Speiseröhre? Das sitzt doch sonst in den Atemwegen … Stimmt, doch mitunter kann es auch woanders vorkommen – es macht gewissermaßen einen Ausflug. Und weil dieser in die Speiseröhre stattfindet, die zum Verdauungssystem gehört, hat die Erkrankung ihren Platz in diesem Buch erhalten.
Bei ihr handelt es sich, analog zum Asthma, um eine allergisch bedingte Erkrankung der Speiseröhre. Sie geht mit chronischen Entzündungen einher und heißt deshalb auch medizinisch Ösophagitis: von »ösophagus« für »Speiseröhre« und »itis« für »Entzündung«. Das wäre also geklärt, und wir kommen nun zur vollständigen medizinischen Bezeichnung des Speiseröhrenasthmas. Sie lautet eosinophile Ösophagitis.

ZU VIELE FRESSZELLEN

Eosinophil kommt von eosinophilen Granulozyten. Das ist eine Spezialtruppe der weißen Blutkörperchen, der Leukozyten, die einen wichtigen Job in unserem Immunsystem hat: Als Fresszellen können sie zum Beispiel Krankheitserreger regelrecht verschlucken. Enzyme im Inneren dieser Blutkörperchen vernichten die Erreger dann. Tummeln sich zu viele dieser Granulozyten im Blut, spricht die Medizin von Eosinophilie. Genau das ist der Fall bei allergischen Erkrankungen wie etwa dem bronchialen Asthma – und eben dem

Asthma in der Speiseröhre. – Sorry, nun machen wir nicht nur einen Ausflug in die Speiseröhre, sondern sind auch etwas ins medizinische Grundlagenwissen abgetaucht …

WACHSENDER STELLENWERT

Die Diagnose eosinophile Ösophagitis wird immer häufiger gestellt – seit Jahren schnellen die Zahlen in die Höhe. Untersuchungen aus Europa und Nordamerika zeigen übereinstimmend eine rasante Zunahme.
Ihr hoher Stellenwert beruht zudem darauf, dass diese Ösophagitis langfristig die Struktur der Speiseröhre schädigen kann. Eine Folge davon sind Schluckstörungen – binnen der letzten zehn Jahre ist die eosinophile Ösophagitis zur häufigsten Ursache dafür avanciert. Vor diesem Hintergrund spielt die Erkrankung nicht nur eine Rolle in der Gastroenterologie, sondern wird auch in der Praxis von hausärztlichen Internisten, HNO-Ärzten und Allergologen zunehmend relevanter.

EHER EINE MÄNNERKRANKHEIT

Asthma der Speiseröhre kann grundsätzlich in jedem Lebensalter auftreten. Der Häufigkeitsgipfel liegt jedoch zwischen dem 30. und 40. Lebensjahr. Männer sind dabei deutlich häufiger von der eosinophilen Ösophagitis betroffen als Frauen – das Speiseröhrenasthma kann also durchaus als eine Männerkrankheit bezeichnet werden.

LEITSYMPTOME

Speiseröhrenasthma gibt sich vorrangig durch Schluckstörungen zu erkennen, medizinisch Dysphagie genannt. Diese Beschwerden beim Schluckvorgang können mit Schmerzen und Druckgefühl einhergehen. Weiterhin charakteristisch ist, dass ungenügend gekaute Speisen in der Speiseröhre stecken bleiben können – was ein sehr schmerzhaftes Ereignis sein kann. Mediziner nennen das eine akute Bolusobstruktion.
Häufig klagen die Betroffenen zudem über Schmerzen im Brustraum. Mitunter können auch Symptome wie beim Reflux auftreten (siehe Seite 147).

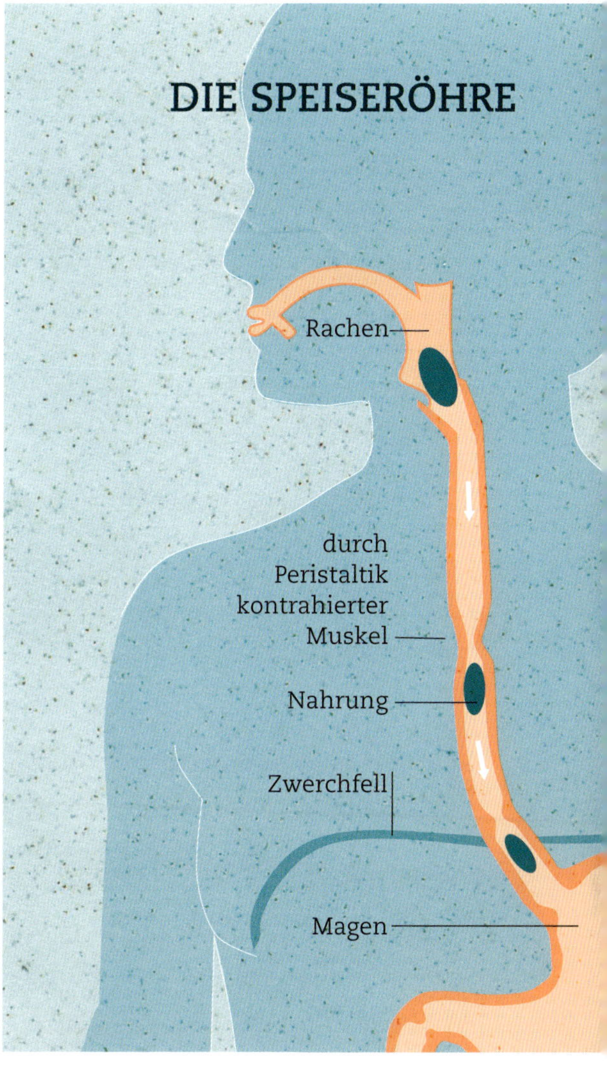

Auch die Speiseröhre gehört mit zum Verdauungssystem. Typische Erkrankungen in diesem Bereich sind Reflux und Speiseröhrenasthma.

Bei der Hälfte der Patienten zeigt sich in der Blutuntersuchung, dass die Zahl der eosinophilen Granulozyten erhöht ist. In siebzig Prozent der Fälle ist auch das Serum-IgE im Blut erhöht. Das sind Antikörper, die allergische Reaktionen in unserem Körper vermitteln.

URSACHEN

Wie erwähnt, ist diese Erkrankung allergisch bedingt: Auslöser sind Allergene aus der Luft, wie etwa Pollen und Hausstaub, sowie Allergene in der Nahrung. Aus Untersuchungen weiß man, dass Kuhmilch und Weizen zu den häufigsten Auslösern, auch Trigger genannt, gehören. Grundsätzlich kommen aber auch andere Nahrungsmittel wie Eier, Soja, Nüsse, Hülsenfrüchte oder Meeresfrüchte infrage.
Neben den Allergenen haben bei der Entstehung des Speiseröhrenasthmas offenbar auch genetische Faktoren ihre Finger mit im Spiel. Denn wie es scheint, gibt es eine familiäre Häufung. Weiterhin ist bekannt, dass ein starker Zusammenhang mit allergisch bedingten Entzündungen der Nasenschleimhaut sowie dem Bronchialasthma existiert.

DIAGNOSTIK

Mittels einer endoskopischen Untersuchung des oberen Verdauungstrakts, einer sogenannten Ösophagogastroduodenoskopie, kann der Arzt herausfinden, ob ein Speiseröhrenasthma vorliegt. Kurz gesagt werden dabei Speiseröhre, Magen und Zwölffingerdarm unter die Lupe genommen. Für die eosinophile Ösophagitis typische Befunde bei dieser Endoskopie sind weiße Schleimhautauflagerungen, Ringe, Furchen sowie ein Ödem der Schleimhaut.
Um die Diagnose zu sichern, werden auch Gewebeproben entnommen und unter dem Mikroskop untersucht. Hierbei können dann die vermehrten eosinophilen Zellen im Gewebe festgestellt werden.

WAS DAGEGEN HILFT

Die Behandlung der eosinophilen Ösophagitis basiert auf drei Säulen:
> der dietätischen Therapie, dabei werden die Auslöser in der Nahrung weggelassen (1),
> der medikamentösen Therapie mit Magensäureblockern (PPIs) (2) und mit
> lokal angewendetem Kortison (3).
> **1. Eliminationsdiät**: So heißt in der Medizin eine Ernährungsweise, bei der bestimmte Nahrungsmittel strikt weggelassen werden. Beim Speiseröhrenasthma handelt es sich um sechs Kandidaten, weshalb auch von einer 6-Food-Eliminationsdiät gesprochen wird. Sie umfasst den vollständigen Verzicht auf Kuhmilch, Weizen, Eier, Soja, Nüsse, Meeresfrüchte. Diese Diät bewirkt bei siebzig Prozent der Patienten, dass die Entzündungen und damit die Beschwerden verschwinden. Wenn sie die genannten Nahrungsmittel allerdings wieder essen, kehren die Symptome bei allen Betroffenen wieder zurück. Ein weiterer Haken ist, dass sich diese Ernährung nicht eben einfach im Alltag umsetzen lässt. Gerade Soja,

> In allergologischen Untersuchungen lässt sich dem verantwortlichen Allergen in der Regel nicht auf die Schliche kommen. Deshalb werden solche Tests auch nicht zur routinemäßigen Diagnostik empfohlen.

Nüsse und Weizen verstecken sich in immens vielen Nahrungsmitteln, von denen man das nicht vermuten würde. Angesichts dessen ist die Akzeptanz der so beschränkenden Eliminationsdiät ebenfalls recht beschränkt …

> **2. Magensäureblocker:** Die Einnahme von Protonenpumpeninhibitoren, kurz PPIs, ist eine bewährte Maßnahme zur Erstbehandlung. Bei rund der Hälfte der Betroffenen kann sie erfolgreich sein. Die Magensäureblocker, wie PPIs umgangssprachlich heißen, sollten hierzu vier bis acht Wochen zweimal täglich eingenommen werden.

> **3. Kortison:** Eine weitere Option zur Behandlung ist die Anwendung von Kortison. Und zwar an Ort und Stelle, also direkt in der Speiseröhre, »topisch« sagt die Medizin dazu. Das Kortison hemmt die sogenannten Entzündungszytokine und damit auch entzündliche Reaktionen.

Da diese Erkrankung ziemlich neu ist, gibt es bisher noch keine zugelassenen Medikamente dafür. Daher verwenden die Mediziner bisher die Kortisonpräparate, die auch für die Asthmatherapie verfügbar sind. Der Unterschied ist, dass der Patient diese nicht inhaliert, sondern in Form von Tabletten schluckt. Deren Einnahme erfolgt zweimal täglich für vier bis acht Wochen. Häufig muss danach die Behandlung in niedriger Dosis fortgesetzt werden, damit die Entzündung und die Beschwerden nicht wiederkommen.

NEUES AUS DER FORSCHUNG

Derzeit sind Medikamente in der Entwicklung, die es ermöglichen, das lokal wirksame Kortison optimal in die Speiseröhre zu bringen: zum Beispiel kleine Schmelztabletten, die sich mit dem Speichel auflösen, sodass sich der Wirkstoff beim Schlucken verteilt. Diese Therapie führt in fast hundert Prozent der Fälle zu einer vollständigen Beseitigung der Entzündung. Mediziner nennen das eine Remission.

TIPP

KONTROLLE IST BESSER

Unabhängig davon, wie diese Erkrankung der Speiseröhre behandelt wird, sollte regelmäßig eine Kontrolle erfolgen. Dabei geht es nicht nur darum, zu sehen, ob die Beschwerden tatsächlich verschwunden sind. Auch bereits das Abklingen der Entzündungen ist ein entscheidendes Kriterium für den Erfolg der Behandlung.

OBERBAUCHBESCHWERDEN – GASTRITIS ODER NICHT?

Nun kommen wir zu einem Komplex von Beschwerden, die sehr ähnlich und deshalb nur schwierig zu unterscheiden sind. Allen gemeinsam ist, dass sie den Betroffenen Probleme im oberen Bereich ihres Bauches verursachen. Hier liegt der Magen. Na, dann sind es eben Magenbeschwerden. So einfach ist es leider nicht – auch wenn die Symptome gerne in einen Topf geworfen werden.

»Sie haben es also mit dem Magen.« Aha. Und woher wissen das diejenigen, die Ihnen das sagen, so genau? Ja, ähm, weil Sie doch dahin gezeigt haben – da auf den Bauch oben. Hier tut es Ihnen nämlich weh. Damit haben Sie auch rein gar nichts verkehrt gemacht. Sie als Patient oder Patientin sollen schließlich sagen, wo der Schuh drückt. Doch anhand dieser Aussage lässt sich noch lange keine Diagnose stellen. »Im Bauch oben« ist zwar eine zunächst einigermaßen klar umrissene Ortsbestimmung. Jedoch kann dort alles Mögliche dafür sorgen, dass Sie Schmerzen und andere Beschwerden haben. Und wenn es hier »Aua« macht, ist das nicht etwa ganz automatisch eine Entzündung der Magenschleimhaut, eine sogenannte Gastritis. Gleichwohl werden solche Symptome gerne flugs in die Schublade mit diesem Etikett gesteckt.

Der betreffende Patient geht dann mit dieser vermeintlichen »Diagnose« zum Facharzt und erklärt diesem, was Sache ist. Woraufhin es vielen der Experten schlicht und ergreifend »den Magen umdreht« – ganz passend zum Thema. Denn auf die Frage »Woher wissen Sie denn das mit der Gastritis?« kommt dann meist als Antwort: »Ja, mein Hausarzt hat das festgestellt.«

Dabei handelt es sich aber nahezu immer nur um eine Verdachtsdiagnose. Denn der Hausarzt kann das gar nicht einfach so feststellen. Dazu bedarf es nämlich äußerst penibler Untersuchungen; es können nämlich durchaus auch andere Erkrankungen hinter den Beschwerden stecken.

UND WAS IST DAS JETZT?

Nur logisch und gut, dass Sie das wissen wollen – endlich. Denn viele, denen es so geht, sind bereits von Arzt zu Arzt geirrt – ohne Auskunft darüber, was ihnen nun wirklich fehlt. Das ist für die Betreffenden sehr problematisch, hat aber einen guten Grund. Dies ist im wahrsten Wortsinn so zu verstehen. Denn den Beschwerden ist tatsächlich ziemlich schwer »auf den Grund« zu gehen. Das liegt daran, dass deren Symptome, wie schon erwähnt, sehr ähnlich sind. Wir werden auf den nun folgenden Seiten jedoch die möglichen Erkrankungen, die hinter den Beschwerden im Oberbauch stehen können, getrennt erörtern. Na ja, so gut es eben geht …

IN DER ZWICKMÜHLE DER BEGRIFFLICHKEITEN

Mit dem Etikett »Magenschleimhautentzündung« oder »Gastritis«, beginnen dann die Schwierigkeiten. Denn die Bezeichnungen sind zwar falsch – jedoch fest in den Köpfen der Betroffenen verankert. Um sie aus dieser terminologischen Zwickmühle wieder herauszuholen, bedarf es mitunter durchaus einiger Überzeugungsarbeit.

Wo wir gerade bei den Begriffen sind: Genau genommen darf und kann nur ein Pathologe die Diagnose »Gastritis« stellen. Warum? Weil nur dieser Experte sie definitiv feststellen kann. Nämlich mithilfe eines Mikroskops. Ebenso wie eine Hepatitis, eine Entzündung der Leber, ist eine Gastritis nur histologisch, sprich anhand von Gewebe des betreffenden Organs zu diagnostizieren. Eine Ultraschalluntersuchung hilft hierbei nicht weiter, ebenso wenig wie eine Magenspiegelung (siehe Seite 128). Sieht der untersuchende Arzt im Zuge der Spiegelung eine Rötung an der Schleimhaut des Magens, muss nämlich noch lange

Gastritis ist ein medizinischer Befund, der nur vom Pathologen sicher erhoben werden kann.

NICHT WIE IM KRIMI

Die Pathologie ist die Lehre von abnormen und krankhaften Vorgängen und Zuständen von Lebewesen sowie den Ursachen. Der Begriff kommt von griechisch »pathos« für »Leiden« und »logos« für »Lehre«, zusammen also: »die Lehre vom Leiden«.
Aufgabe eines Pathologen ist es, Herkunft, Entstehung, Verlauf und Auswirkungen von Krankheiten zu untersuchen. Das ist eine ganze Menge, und deshalb gelten Pathologen auch als die Allrounder in der Medizin.
Was Sie zudem wissen sollten: Pathologen sind keine Rechtsmediziner. Sie arbeiten vor allem mit lebenden Menschen und deren Gewebe, nicht mit Toten. Also nicht verwechseln – auch wenn es im »Tatort« und anderen Krimis oftmals heißt »Die Leiche ist schon in der Pathologie.«

keine Entzündung dafür verantwortlich sein. Er sollte das dann erst einmal ein Erythem, medizinisch für Rötung der Schleimhaut, nennen. Erst die Entnahme einer Gewebeprobe durch den Gastroenterologen, die dann – eben vom Pathologen – untersucht wird, gibt Gewissheit, ob es sich tatsächlich um eine Gastritis handelt. Erst jetzt hat dieser Begriff seine Daseinsberechtigung erlangt.
Ist das alles kompliziert … Stimmt. Aber es schadet nicht, zwischendurch auch mal ganz streng Klartext zu reden. Und Oberbauchbeschwerden sind nun mal zwei ziemlich verschiedene Paar Stiefel und ein weites Feld, wie sich auch weiter zeigen wird.

BESCHWERDEN? – NICHT UNBEDINGT

Es kann übrigens auch gut sein, dass Ihre Magenschleimhaut entzündet ist, Sie aber keine Beschwerden haben. So geht es einigen Menschen weltweit, die den Magenkeim Helicobacter pylori (siehe Seite 160 bis 163) in sich tragen: Sie haben durch die Infektion mit diesem Bakterium eine Entzündung der Magenschleimhaut, entsprechend Helicobacter-Gastritis genannt. Autsch!? Nein, eben nicht unbedingt. Fast alle Menschen, die diesen Einzeller in ihrem Magen beherbergen, bemerken ihn gar nicht. Und die von Helicobacter pylori ausgelöste Gastritis muss nicht zwingend Beschwerden hervorrufen. Und das wiederum kann auch bei einer Magenschleimhautentzündung durch andere Ursachen der Fall sein. Fassen wir also zusammen: Sie können eine Gastritis haben, aber keine entsprechenden Beschwerden. Aber auch umgekehrt gilt: Sie haben vielleicht Beschwerden im Oberbauch, aber keine Gastritis. Auch angesichts dessen ist der Begriff »Gastritis« – schon wieder Klartext – nicht als Bezeichnung für eine bestimmte Erkrankung, sondern für einen medizinischen Befund zu sehen. Dieser kann Probleme bereiten oder eben auch nicht.

Wenn wir nun im Weiteren von Gastritis sprechen, meinen wir allerdings DIE Magenschleimhautentzündung, die mit Beschwerden einhergeht und deshalb auch behandelt werden muss.

LEITSYMPTOME

Macht eine Gastritis Probleme, äußern sich diese meist durch Schmerzen im Oberbauch. Weiterhin typisch, weil nämlich häufig, sind Übelkeit und ein Druckgefühl im oberen Bauchbereich. Oftmals sind diese Beschwerden nach dem Essen stärker ausgeprägt als im nüchternen Zustand.

URSACHEN

Dafür, dass eine Entzündung der Magenschleimhaut zu Beschwerden führen kann, gibt es einige Gründe. Weil das mit den Oberbauchbeschwerden und der Gastritis ohnehin alles schon so kompliziert ist, haben sich die Fachleute etwas zur Vereinfachung einfallen lassen: das ABC-Schema. Dieses hilft nicht beim Lesen- und Schreibenlernen, sondern bei der Unterteilung der Ursachen für den Fall, dass die Gastritis Beschwerden bereitet. Je nachdem, was genau der Pathologe (siehe Seite 157) bei seinen Untersuchungen herausgefunden hat, werden die Ursachen geordnet.

DAS ABC DER MAGENSCHLEIMHAUTENTZÜNDUNG

> A = autoimmun bedingt,

> B = bakteriell, meist durch Helicobacter pylori bedingt,

> C = chemisch, durch bestimmte Medikamente bedingt.

> **Typ A:** Die wenigsten Fälle von Gastritis, nämlich nur ein bis zwei Prozent, sind durch Autoimmunkrankheiten verursacht. Bei diesen Erkrankungen greift das Immunsystem fälschlicherweise körpereigenes Gewebe an. Typ A ist also eindeutig in der Minderheit.

> **Typ B:** Die mit Abstand häufigste Ursache einer Gastritis ist eine Infektion mit dem Magenkeim Helicobacter pylori, also Typ B. Sie sorgt bei 80 Prozent der Betroffenen für die Beschwerden. Ausführliche Informationen zu diesem Bakterium erhalten Sie ab Seite 160.

> **Typ C:** Circa 18 Prozent der Patienten mit einer Gastritis sind davon betroffen. Zu den Medikamenten, die dafür verantwortlich sein können, gehören allen voran die nichtsteroidalen Antirheumatika, kurz NSAR. Bekannte Vertreter dieser Gruppe von Medikamenten sind Ibuprofen, Diclofenac und ASS. Angesichts der hohen Brisanz dieser Präparate haben wir ihnen und ihren Nebenwirkungen einen eigenen Abschnitt gewidmet (siehe Seite 165). Was – wichtig zu wissen – neben Medikamenten ebenfalls zu einer Gastritis vom Typ C führen kann, sind Rauchen und Alkohol.

DIAGNOSTIK

Tja, dafür gibt es nur eine einzige Möglichkeit, nämlich die histologische Untersuchung, sprich die Fahndung im Gewebe. Dazu werden bei einer Magenspiegelung Gewebeproben aus der Schleimhaut entnommen. Diese nimmt der Pathologe (siehe Seite 157) unter die Lupe, genauer gesagt unter das Mikroskop, und kann damit eine Gastritis bestätigen oder auch ausschließen.

WAS DAGEGEN HILFT

Wurde eine Gastritis durch die mikroskopische Untersuchung sicher diagnostiziert, richtet sich die Behandlung natürlich nach der zugrunde liegenden Ursache. Je nach Gastritis-Typ erfolgt eine passende Therapie.

> **Behandlungstyp A**: Eine Gastritis durch Autoimmunkrankheiten ist nicht zu behandeln. Sie verursacht allerdings auch nur selten Beschwerden und ist meistens ein »Zufallsbefund«. Wodurch diese Form auffällt, ist ein Mangel an Vitamin B_{12}. Was bei der Typ-A-Gastritis erforderlich ist, sind regelmäßige Kontrollen der zugrunde liegenden Erkrankung des Immunsystems sowie der Ausgleich des vorliegenden Vitaminmangels durch entsprechende Präparate.

> **Behandlungstyp B:** Ist Helicobacter pylori mutmaßlich für die Beschwerden verantwortlich, sollte eine sogenannte Eradikation erfolgen. Dabei handelt es sich um eine kombinierte Gabe von Antibiotika und Säureblocker. Dadurch heilt die Entzündung der Magenschleimhaut ab, und der betreffende Patient hat zeitlebens Ruhe davor. Wie diese Behandlung genau abläuft, lesen Sie auf Seite 163.

> **Behandlungstyp C**: Was hier angezeigt ist, liegt nahe: die Auslöser vermeiden. Beispielsweise also jene Medikamente absetzen, die zur Gastritis geführt haben, und durch andere austauschen. Falls Sie Raucher sind, ist zur Behandlung natürlich auch der Verzicht auf Nikotin unumgänglich (siehe Seite 98 bis 99). Schließlich ist das Rauchen eine der Ursachen für die Typ-C-Gastritis. Den Genuss von alkoholischen Getränken sollten Sie bei einer Magenschleimhautentzündung dieser Form ebenso meiden. Denn auch Alkohol kann ein Auslöser dafür sein.

Um die Beschwerden zusätzlich in den Griff zu kriegen, können Magensäureblocker (kurz PPIs) eingesetzt werden. Der Erfolg der Behandlung einer Typ-C-Gastritis ist wie bei der vom Typ B gut. Natürlich immer vorausgesetzt, der Patient hält sich an den Verzicht auf das, was seine Gastritis verursacht hat.

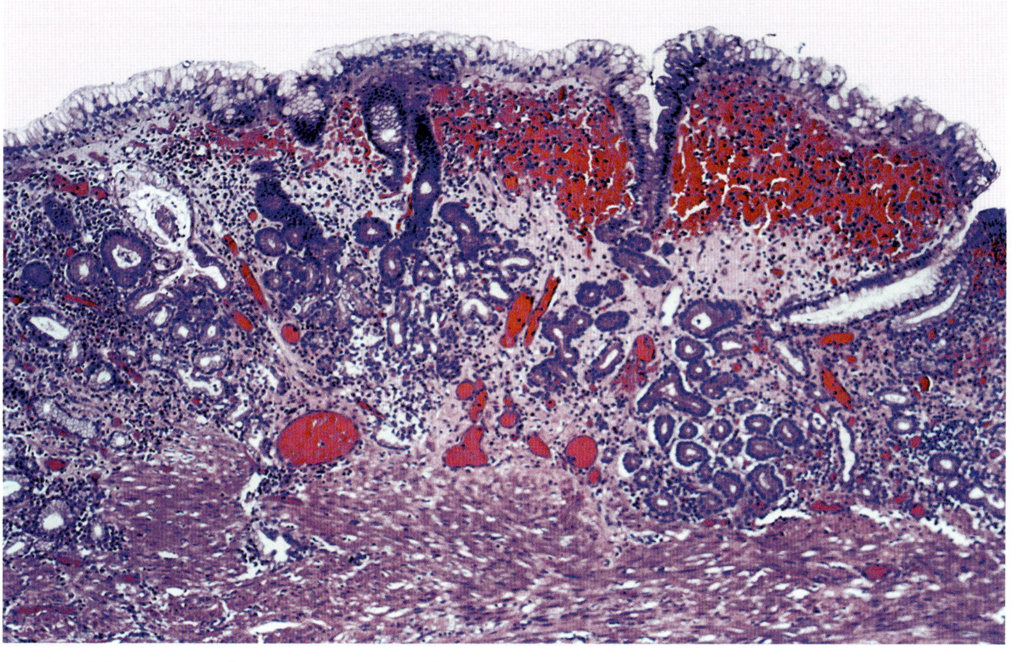

So zeigt sich eine Helicobacter-Gastritis – stark vergrößert – unter dem Mikroskop .

DER UNERWÜNSCHTE MITBEWOHNER

Egal wo Sie leben, Sie wissen, ob Sie alleine oder mit einem oder mehreren anderen zusammen wohnen. Im Magen eines jeden Zweiten von uns ist da aber noch einer. Die Rede ist von einem Bakterium namens Helicobacter pylori. Dieser Einzeller hat inzwischen geradezu Berühmtheit erlangt – allerdings keine rühmliche.

Helicobacter pylori ist ein gebogenes oder spiralförmiges Stäbchenbakterium. Es kommt ausschließlich im Menschen vor. Seine Adresse lautet: Magenschleimhaut. Hier kann es sich mit seinen fadenförmigen Fortsätzen, den Geißeln, ganz hervorragend fortbewegen. Was die Bedingungen für den Keim noch verbessert: Die Schleimhaut schützt alle Bakterien und damit auch ihn vor der Magensäure – so lässt es sich leben. Nicht umsonst wohnt das Bakterium in den Mägen der halben Weltbevölkerung.

STARKE GEFÄLLE

Es gibt allerdings starke regionale Unterschiede. In nord- und westeuropäischen Ländern wie unter anderem Holland, Dänemark und Deutschland liegt die durchschnittliche Häufigkeit bei 30 bis 35 Prozent. Das Gleiche gilt für die USA und Kanada. In der Türkei, in Spanien, Portugal und Italien, Griechenland und osteuropäischen Ländern wie Bulgarien und Polen sieht es dagegen komplett anders aus: Hier tragen 80 Prozent der Menschen den Magenkeim mit sich spazieren. Im gesamten südostasiatischen Raum sind es 60 bis 80 Prozent der Bevölkerung, im Nahen Osten und in Afrika sogar über 80 Prozent.

Fazit: Es gibt bei der Infektion mit Helicobacter pylori ein großes Nord-Süd- und West-Ost-Gefälle. Diese starken Unterschiede sind durch die jeweiligen hygienischen Gegebenheiten bedingt. In Ländern mit einem geringen Hygienestandard haben deutlich mehr Menschen den Einzeller im Magen als in anderen Ländern mit guten hygienischen Bedingungen.

WIE SICH DER MAGENKEIM EINSCHLEICHT

Wie bei allen anderen Bakterien spricht man auch bei Helicobacter pylori von einer Infektion, wenn dieser Keim es sich bei uns gemütlich macht. Die Übertragung erfolgt von Mensch zu Mensch. Das geschieht oral-oral oder fäkal-oral: das heißt von Mund zu Mund oder über Ausscheidungen, etwa durch befallene Nahrungsmittel oder verseuchtes Wasser.

Die Besiedelung des Magens durch Helicobacter beginnt sehr wahrscheinlich bereits in der frühen Kindheit. Darauf deutet eine ganze Reihe von wissenschaftlichen Untersuchungen hin. In diesen Studien wurden unter anderem Neugeborene erfasst. Kurz nach ihrer Geburt waren diese nicht mit dem Magenkeim infiziert. In der darauffolgenden Untersuchung nach rund einem Jahr waren allerdings bereits eine ganze Reihe der Kleinen davon betroffen. Als man daraufhin bei den jeweiligen Eltern nachforschte, zeigte sich: Mindestens einer der beiden Elternteile trug das Bakterium in seinem Magen, und zwar meistens die Mutter. Daraus schlussfolgerte man, dass die Übertragung von Mund zu Mund – etwa über Küssen und engen Körperkontakt zwischen Mutter und Kind – erfolgt war.

Für die Vermutung des Befalls zu einem ganz frühen Zeitpunkt des Lebens spricht auch, dass Babys und Kleinkinder generell anfälliger für bakterielle und virale Infektionen sind. Sich erst als Erwachsener den Magenkeim einzufangen geschieht entsprechend viel seltener: Denn das Risiko, sich mit dem Bakterium zu infizieren, ist dann deutlich geringer.

NOBELPREIS MIT HOHEM EINSATZ

Auf die schädlichen Wirkungen des Magenbakteriums kam der australische Mediziner Barry Marshall in einem spektakulären Selbstversuch: Er verabreichte sich Helicobacter pylori aus dem Magen einer seiner Patienten. Kurz darauf erkrankte er an einer schweren Gastritis. Die Magenschleimhautentzündung gilt als Vorstufe des Magengeschwürs. Nach einer antibiotischen Behandlung verschwand der Helicobacter wieder und mit ihm auch die Gastritis. Damit war der Beweis für die fatalen Effekte des Magenbakteriums erbracht. Wofür der Arzt Marshall 2005 schließlich auch den Medizinnobelpreis erhielt – überaus verdient, nicht nur angesichts des hohen Einsatzes.

NICHT JEDER IST BETROFFEN

Von dem Mitbewohner in Ihrem Magen haben Sie möglicherweise gar keine Ahnung – und das Ihr Leben lang. Denn nicht jeder, der ihn bei sich beherbergt, erkrankt zwangsläufig. In vielen Fällen verursacht die Besiedlung mit dem Magenkeim keine Symptome. Dennoch: Er ruft immer eine chronisch-aktive Entzündung der Magenschleimhaut hervor (siehe Seite 158 bis 159). Diese sogenannte Helicobacter-Gastritis erhöht das Risiko für Erkrankungen im Magen-Darm-Trakt.

GEFÄHRDETER FÜR GESCHWÜRE UND MAGENKREBS

Jeder zehnte Träger des Magenkeims kann im Laufe seines Lebens ein Magen- oder Zwölffingerdarmgeschwür (siehe Seite 165 bis 168) entwickeln. Jeder tausendste davon kann infolge der Magenschleimhautentzündung durch das Bakterium an Magenkrebs erkranken. Zudem erhöht die Helicobacter-Gastritis die Wahrscheinlichkeit für Oberbauchbeschwerden um das Zwei- bis Dreifache gegenüber jenen, die den Magenkeim nicht haben.

HABE ICH IHN AUCH?

Keine Frage, wir beherbergen zahllose Bakterien in unserem Körper – unerlässlich zur Gesunderhaltung. Doch auf den Magenkeim könnten wir gut verzichten. Denn er kann uns wie eben erwähnt unter anderem ein Magengeschwür bescheren.

Ob Sie den Übeltäter in Ihrem Magen ebenfalls unerwünschterweise zu Gast haben, können Sie von Ihrem Arzt prüfen lassen: Um den Keim ausfindig zu machen, gibt es mehrere Verfahren. Eines davon ist die Magenspiegelung (siehe Seite 128 bis 129). In deren Verlauf Werden auch Proben aus der Schleimhaut des Magens entnommen. Diese werden dann unter dem Mikroskop untersucht.

DER HUT

Die Abkürzung HUT steht für Helicobacter-Urease-Test. Dafür wird das aus der Magenschleimhaut entnommene Gewebe auf eine Nährlösung aufgebracht, die Harnstoff und eine Farbindikatorlösung enthält. Jetzt wird es spannend: Ist Helicobacter in der Gewebeprobe, verfärbt sich die Nährlösung. Denn das Bakterium zerlegt den Harnstoff in Ammoniak und Kohlendioxid. Durch den Ammoniak färbt sich der Farbindikator rot. Das Ergebnis des HUT ist in der Regel nach schon wenigen Minuten sichtbar.

Die Genauigkeit dieses Tests ist hoch: Die Trefferquote beträgt über 90 Prozent. Allerdings können Magensäureblocker das Testergebnis verfälschen. Deshalb sollten Sie diese Medikamente eine Woche vor der Untersuchung nicht mehr nehmen. Das gilt auch für Antibiotika. Sie dürfen ab vier Wochen vor dem Test nicht mehr eingenommen werden.

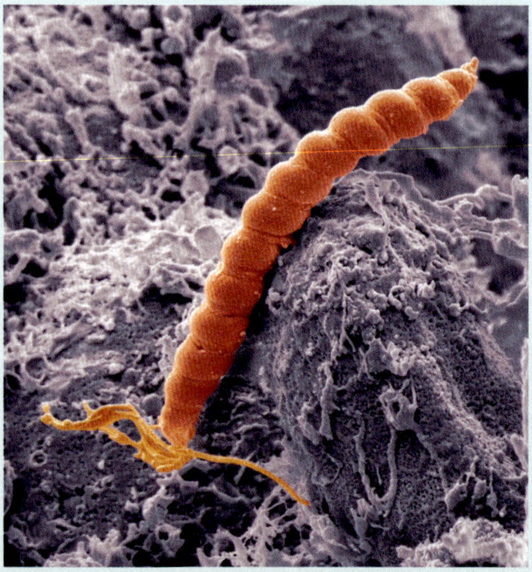

So sieht er – stark vergrößert – aus, der Keim, den weltweit 4,4 Milliarden Menschen beherbergen.

DIE ATEMDIAGNOSE

Wird keine Endoskopie des Magens durchgeführt, kann ein Atemtest über eine mögliche Infektion mit dem Bakterium Auskunft geben. Die Fahndung konzentriert sich dabei auf Harnstoff in der Atemluft. Denn diesen kann das Magenbakterium spalten. Vor der Untersuchung trinken Sie eine Flüssigkeit mit Harnstoff, der mit dem Isotop ^{13}C – einem speziellen Kohlenstoffatom – versetzt ist. Keine Sorge, das ist nicht gefährlich, und das schmecken Sie auch nicht. Ist der Magen mit dem Keim infiziert, entsteht aus ^{13}C $^{13}CO_2$ in Ihrem Körper. Die Konzentration dieses Kohlenstoffdioxids, das Sie ausatmen, wird dann gemessen. Das Ergebnis liegt nach wenigen Tagen vor.

Die neueren Atemtests dauern heutzutage nur noch zehn Minuten und sind nicht belastend.

Allerdings dürfen Sie vier Stunden davor nichts essen, keinen Alkohol trinken und nicht rauchen, das könnte den Befund verfälschen. Wenn Sie regelmäßig Säureblocker einnehmen, sollten Sie mit Ihrem Arzt sprechen, da Sie die Einnahme unterbrechen müssen.

WANN BEHANDELN?

Auch wenn der Magenkeim nur wenigen seiner unfreiwilligen Gastgeber Probleme bereitet, stellt sich vielen Betroffenen die Frage, ob er nicht in jedem Fall wegmuss. Schließlich birgt er doch einiges an Sprengstoff für die Bauchgesundheit. Über diese Frage streiten die Experten bis heute.

Der Kampf gegen Helicobacter ist dann angezeigt, wenn er ursächlich für Beschwerden verantwortlich ist. Das heißt beispielsweise: Sie haben immer wieder Beschwerden im Oberbauch, und es stellt sich bei der Diagnostik heraus, dass Sie mit dem Magenkeim infiziert sind und deshalb eine Helicobacter-Gastritis haben. Dann ist Handeln angesagt. Denn die einzige Möglichkeit, herauszufinden, ob das Bakterium tatsächlich für Ihre Probleme verantwortlich zeichnet, ist, es aus Ihrem Magen zu beseitigen. Anschließend wissen dann Ihr Arzt und Sie mehr. Daher sollte bei Beschwerden der Magenkeim immer entfernt werden.

EINE ECHTE INFEKTIONS-KRANKHEIT

Was die Entscheidung, wann behandeln und wann nicht, wesentlich erleichtert hat, ist die neue Definition der Infektion mit dem Magenkeim von Ende 2016. Ihr zufolge ist die Anwesenheit von Helicobacter pylori im Magen als eine Infektionskrankheit anzusehen – unabhängig davon, ob Beschwerden oder Komplikationen durch den Magenkeim aufgetreten sind. Das ist ein großer Unterschied zu früher, wo das Ganze »nur« als Infektion bezeichnet wurde. Beim Begriff »Infektionskrankheit« wird nun auch dem medizinischen Laien klar, dass es sich hier um keine Bagatelle handelt, sondern ganz im Gegenteil um einen Befund, der im Laufe des Lebens große Risiken birgt.

DIE ERADIKATION

So heißt, was dem Einzeller im Magen flott Beine macht: eine zeitlich begrenzte Therapie mit Antibiotika, in der Regel auf zehn Tage. Aufgrund dessen, dass immer mehr Keime gegen diese Medikamente resistent werden, geht der Trend inzwischen allerdings zur Vierfach-Therapie. Das heißt, die Eradikation, also die vollständige Eliminierung, erfolgt durch die Kombination von vier Präparaten: zwei Antibiotika, einem Säureblocker und einem Mittel mit einem Bismutsalz.

Die Heilungsraten bei der Eradikation sind hoch: Durch die modernen Vierfach-Präparate gelingt es heute bei über 90 Prozent der damit behandelten Patienten, das Bakterium für immer aus ihrem Magen zu vertreiben. Ist es einmal weg, kommt es auch nicht wieder. Um allerdings ganz auf Nummer sicher zu gehen, wird nach der Eradikation noch einmal ein Test auf den Magenkeim gemacht. Dann herrscht endgültig Gewissheit, dass der Spuk vorbei ist.

GUT ZU WISSEN

Und was ist mit Stress? Dieses Zeichen unserer Zeit fordert seinen Tribut auch durch so manche Krankheiten. Das ist heute hinreichend wissenschaftlich belegt. Eine Entzündung der Magenschleimhaut wird auch oft als Folge von Stress eingeordnet. Was jedoch so nicht wirklich stimmt. Es gibt zwar ohne Frage einige wenige Fälle, in denen das zutrifft. Dabei handelt es sich allerdings um Ausnahmen, etwa um Patienten, die sich zum Beispiel aufgrund einer schweren Erkrankung auf der Intensivstation befinden. Dadurch stehen diese tatsächlich unter einem so enormen Stress, dass es zu einer Gastritis kommen kann.

Zu allem Überfluss ...

Doch jener Stress, den wir kennen und dem viele von uns (leider) ausgesetzt sind, schafft es nicht, alleine für sich eine Gastritis zu verursachen. Ist ja mal was Gutes.

Was so viele von uns in Atem hält, kann jedoch dafür sorgen, dass wir eine Dyspepsie bekommen: eine Störung der Verdauung, die sich durch diverse Beschwerden im Oberbauch bemerkbar macht. Umgangssprachlich wird dieser Symptomenkomplex auch Reizmagen genannt. Dazu erfahren Sie gleich mehr.

DIE SACHE MIT DEM REIZMAGEN

Viele medizinische Laien, möglicherweise auch Sie, haben schon mal von einer Erkrankung namens Reizmagen gehört oder gelesen. Dabei handelt es sich allerdings um einen volkstümlichen und veralteten Begriff, der heute nicht mehr offiziell verwendet wird beziehungsweise werden sollte.

Was im Volksmund Reizmagen heißt, nennen Gastroenterologen inzwischen Dyspepsie. Dieses Wort stammt aus dem Griechischen und steht zu Deutsch für Beschwerden durch eine schlechte Verdauung – von »pepsie« für »Verdauung« und »dys« für »schlecht«. Genau das ist auch die Ursache dafür, dass der Magen gereizt ist: Die Verdauungsvorgänge laufen nicht so rund, wie sie sollen, und das bereitet dann verschiedene Probleme, beispielsweise Magendrücken oder -schmerzen und dazu Übelkeit, Durchfall oder Verstopfung.

Diese Frage, ob es sich um einen Reizmagen oder Reizdarm handelt, ist kaum zu beantworten – streng genommen muss man sagen, gar nicht. Denn die Symptome bei einem Reizdarm (siehe Seite 187 bis 199) und einem Reizmagen überlappen sich dermaßen, dass eine genaue Abgrenzung voneinander überhaupt nicht möglich ist. So weist ein Patient mit Reizdarm beispielsweise immer auch Übelkeit und Beschwerden im oberen Bauchbereich auf – beides ist allerdings auch ganz typisch für den Reizmagen ...

Auch wenn der Begriff »Reizmagen« heute aus medizinischer Sicht nicht mehr verwendet werden sollte, geschieht das immer noch – mehr oder weniger häufig. Deshalb möchten wir, dass Sie eben auch erfahren, was das eigentlich genau ist: nämlich ein Komplex von Symptomen, die durch eine gestörte Verdauung hervorgerufen werden.

DAS NSAR-PROBLEM

Nichtsteroidale Antirheumatika, kurz NSAR genannt, sind schmerzlindernde und entzündungshemmende Medikamente; zum Beispiel Ibuprofen und Diclofenac. Sie kommen jedoch nicht nur bei rheumatischen Beschwerden zum Einsatz, wie es ihr Name vermuten ließe. Vielmehr sind NSAR die Mittel der Wahl gegen jede Art von Schmerz und Entzündung sowie gegen Fieber. Entsprechend zählen sie zu den am häufigsten verordneten Arzneimitteln in Deutschland.
Leider, muss man sagen … Denn die Allrounder gegen Schmerz, Entzündung und Fieber sind nicht nebenwirkungsfrei und haben durchaus auch ihre Schattenseiten. Unter anderem zeigten wissenschaftliche Studien, dass sie das Risiko für Herz-Kreislauf-Erkrankungen erhöhen können.

ALARMIERENDE FAKTEN

Für den Magen-Darm-Trakt sieht es nicht besser aus, ganz im Gegenteil: Durch die Einnahme von NSAR steigt die Gefahr von Komplikationen im Verdauungsbereich um das Fünffache (!) an. So bekommen 30 bis 40 Prozent der Patienten, die solche Medikamente anwenden, Bauchbeschwerden oder anderweitige Darmsymptome – die häufigsten Nebenwirkungen von Medikamenten überhaupt.
Eine gefürchtete Folge dieser Mittel sind unter anderem Geschwüre im Magen oder Darm. Bei zehn Prozent der Patienten kommt es dazu und in wiederum zehn Prozent der Fälle zu Blutungen aus dem Geschwür. So ist Acetylsalicylsäure (diese kennen Sie besser als ASS) neben Ibuprofen und Diclofenac eines der bekanntesten NSAR und mittlerweile der häufigste Grund für Einweisungen in die Klinik wegen Blutungen aus dem oberen Verdauungstrakt. Die können lebensgefährlich sein!

ABSOLUT KONTRAINDIZIERT

Es ist also sehr gut nachvollziehbar, dass nichtsteroidaler Antirheumatika bei chronisch entzündlichen Darmerkrankungen nicht eingenommen werden dürfen. So genügt bereits eine einzige Tablette, um bei einer Colitis ulcerosa einen neuen Krankheitsschub auszulösen. Wenn Sie mal in den Beipackzettel eines NSAR gucken, werden Sie Morbus Crohn wie auch Colitis ulcerosa (siehe Seite 177 bis 179 und 180 bis 184) als »absolute Kontraindikation« finden.
Doch leider ist der NSAR-Beipackzettel der am wenigsten gelesene von allen Arzneimitteln. Warum? Weil die allermeisten Patienten der Ansicht sind: Die Mittel kann ich rezeptfrei kaufen, da werden die schon nicht problematisch sein. Ein Trugschluss, der äußerst gefährlich werden kann …

MAGEN- UND ZWÖLFFINGER-DARMGESCHWÜR: ULKUS

In direktem Zusammenhang mit einer Entzündung der Magenschleimhaut (siehe Seite 155 bis 159) stehen Geschwüre von Magen und Zwölffingerdarm, einem Ulcus ventriculi

Manche Patienten nehmen NSAR gegen Bauchschmerzen. Das ist wie Öl ins Feuer schütten …

und einem Ulcus duodeni. Denn diese Krankheiten sind eng miteinander verlinkt. Medizinisch formuliert: Sie sind pathophysiologisch, also von ihrer Ursache her, verbunden.

LEITSYMPTOME

Die typischen Beschwerden, mit denen eine Ulkus-Krankheit einhergeht, sind jenen bei einer Gastritis überaus ähnlich: Schmerzen und Druckgefühl im oberen Bereich des Bauches sowie Übelkeit. Diese Symptome sind wie bei der Magenschleimhautentzündung nach dem Essen ebenfalls stärker ausgeprägt als im nüchternen Zustand.

Da sich die Symptome einer Ulkus-Krankheit und einer Gastritis so sehr gleichen, lassen sie sich anhand der entsprechenden Beschwerden auch nicht voneinander abgrenzen (siehe dazu auch Seite 123 bis 124).

URSACHEN

Zur sogenannten Ulkus-Krankheit kann es kommen, wenn entweder eine Infektion mit dem Magenkeim Helicobacter pylori (siehe Seite 160 bis 163) besteht oder wenn NSAR (siehe Seite 165) eingenommen werden: Das sind die beiden Hauptursachen dafür, an einem Magen- oder Zwölffingerdarmgeschwür zu erkranken: Jeder Zehnte mit einer Helicobacter-Gastritis (siehe Seite 158) bekommt infolge davon ein Geschwür im Magen oder im Zwölffingerdarm.

Liegt keine Infektion mit dem Magenkeim vor, ist der Grund für die Ulkus-Krankheit häufig in der Einnahme von NSAR zu finden. Und wie so oft, gilt auch hier wieder die »Zehnerregel« (siehe Seite 141); das heißt, jeder Zehnte, der ein solches Medikament einnimmt, bekommt ein Geschwür im Magen oder im Zwölffingerdarm.

ZAHLENVERHÄLTNISSE HEUTE UMGEDREHT

War die Ulkus-Krankheit hierzulande noch vor zwei Jahrzehnten häufiger durch eine Helicobacter-Gastritis bedingt, hat sich das Verhältnis inzwischen umgedreht: Heute sind 70 Prozent der Ulkus-Fälle durch die Einnahme von nichtsteroidalen Antirheumatika verursacht, die restlichen durch die Infektion mit dem Magenbakterium. Das gilt wohlgemerkt nur für unsere Breiten.

In anderen Regionen der Welt ist Helicobacter pylori nach wie vor wesentlich verbreiteter als in Deutschland (siehe Seite 160) – beispiels-

DARM MIT FINGERN?

Nein, der hat keine zwölf Finger … Dass dieser Teil unseres Verdauungstrakts so heißt, hat er seiner Länge zu verdanken. Die beträgt in etwa so viel, wie zwölf Finger breit sind – also 25 bis 30 Zentimeter.

Der Zwölffingerdarm liegt direkt unter unserem Magen. Er ist damit der erste Abschnitt, gewissermaßen der Eingang, des Dünndarms. Seine Aufgabe besteht darin, fortzusetzen, was im Magen begonnen wurde: die Verdauung durch Enzyme. Diese zerlegen den Nahrungsbrei weiter und bereiten ihn damit auf seine Verarbeitung im Dünndarm vor.

Die Lieferanten für die Verdauungsenzyme sind die Bauchspeicheldrüse und die Gallenblase.

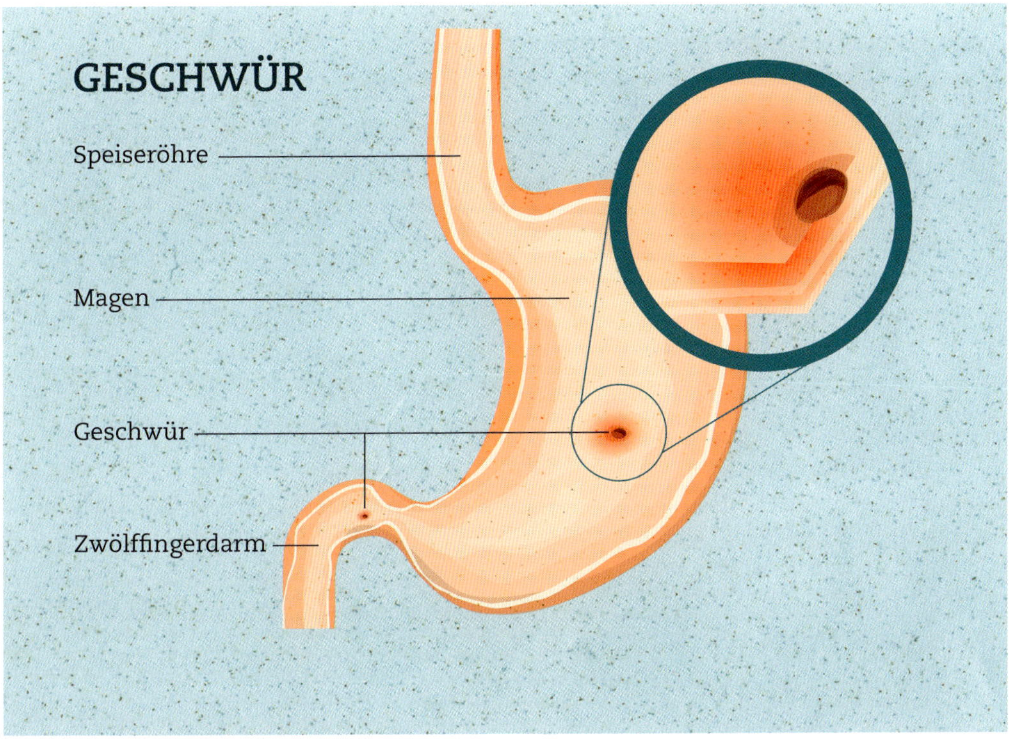

Geschwüre im Magen oder im Zwölffingerdarm sollten immer behandelt werden. Auch deshalb, weil sich daraus Krebs entwickeln könnte.

weise in Süd- und Osteuropa oder Asien. Dort ist dann das Verhältnis noch wie bei uns früher: mehr Ulkus-Krankheiten durch eine Helicobacter-Infektion.

DIAGNOSTIK

Die Diagnose der Ulkus-Krankheit erfolgt endoskopisch – also durch eine Spiegelung des Magens und des Zwölffingerdarms mit einem Endoskop (siehe Seite 127 und 129). Dies ist die einzige Möglichkeit, die Ulkus-Erkrankung sicher zu erkennen.

WAS DAGEGEN HILFT

Kurz und knapp gesagt: Was hilft, ist die Einnahme von Magensäureblockern. Denn durch einen PPI (siehe Seite 149 bis 150) heilt das Geschwür zunächst einmal ab, da weniger Magensäure gebildet wird. Zusätzlich sollten die NSAR – sofern sie die Ursache sind – wenn möglich abgesetzt werden – denn deren weitere Anwendung wäre ja sehr kontraproduktiv. Ist es zwingend notwendig, dass Sie NSAR weiter einnehmen, sollte der Magensäureblocker ein ständiger Begleiter sein, um die Entstehung neuer Geschwüre zu verhindern. Hatte Helicobacter seine Finger im Spiel bei der Entstehung des Geschwürs, was ja nach wie vor sehr oft der Fall ist, muss er selbstverständlich beseitigt werden. Denn wenn man das nicht macht, kommt das Ulkus wieder zurück. Die Eradikation des Magenkeims gehört also unbedingt mit zur Behandlung. Was das ist und wie das geht, lesen Sie auf Seite 163.

STRESS? KAFFEE? NÖ!

Bevor der Australier Barry Marshall den Magenkeim Helicobacter pylori entdeckte, hielt man Ulkus für stressbedingt. Auch Kaffee, so die Annahme, trage zu seiner Entstehung bei. Dann kam damals die Sensation: Geschwüre von Magen und Zwölffingerdarm sind Infektionskrankheiten!

ZÖLIAKIE – DAS CHAMÄLEON IM DARMTRAKT

In vielen Getreidesorten, die wir hierzulande für unsere tägliche Ernährung nutzen, ist ein Eiweißstoff namens Gluten enthalten. Er wird auch Klebereiweiß genannt, da er in Verbindung mit Wasser dafür sorgt, dass der Teig aus dem betreffenden Getreide klebt – sprich beim Backen seine Form behält. Gluten bildet also das Teiggerüst für unsere Backwaren. Es findet sich in Weizen und in verwandten Getreidesorten wie Dinkel, Grünkern, Emmer oder Einkorn. Auch Gerste und Roggen sowie Bulgur, Grieß und Couscous enthalten Gluten.
Mitunter kommt es vor, dass der Getreidestoff zum Problem wird, denn er kann zu Entzündungen an der Schleimhaut des Dünndarms führen. Entsprechend spricht die Medizin bei einer Zöliakie von einer »glutenbedingten Erkrankung der Dünndarmschleimhaut«. Bei dieser, so wird derzeit vermutet, handelt es sich um eine Autoimmunerkrankung. Das bedeutet, dass das Immunsystem überempfindlich auf Gluten reagiert und dabei körpereigenes Gewebe angreift – ein Angriff ähnlich wie bei der Multiplen Sklerose oder der rheumatoiden Arthritis.
Die Abwehrreaktion auf Gluten ist sehr unterschiedlich: Wie ein Chamäleon tritt auch die Zöliakie ganz unterschiedlich in Erscheinung. Darüber hinaus ist das Auftreten dieser Erkrankung des Dünndarms weit gefächert. Sie betrifft alle Altersgruppen und Frauen wie Männer gleichermaßen häufig.
Angesichts der vielgestaltigen Symptome kann es oft einige Zeit dauern, bis eine Zöliakie erkannt wird. Diese Krankheit ist auch nicht heilbar. Durch die richtige Therapie können aber die Beschwerden und die Entzündung im Dünndarm beseitigt werden.

LEITSYMPTOME

Die durch das Gluten verursachten Schleimhautentzündungen halten nicht für eine nur begrenzte Zeit an, sondern sie sind chronisch: Sie bestehen fort, solange die Betroffenen das Klebereiweiß über die Nahrung in den Körper aufnehmen.
Neben Durchfall, Bauchkrämpfen und Blähbauch kann sich eine Zöliakie durch Veränderungen der Haut bemerkbar machen, oder sie fällt durch ein verändertes Blutbild auf. Auch unklare erhöhte Leberwerte können Folge einer Zöliakie sein. Ebenso wie Gewichtsabnahme sowie ein Eisen- oder Vitamin-B_{12}-Mangel.
Zu diesen Symptomen und Mangelerscheinungen kommt es, weil die Schleimhaut des Dünndarms – bedingt durch die permanenten Entzündungen – Nährstoffe nicht mehr adäquat aufnehmen kann. In der Medizin nennt man eine solche gestörte Aufnahme eine Malabsorption.

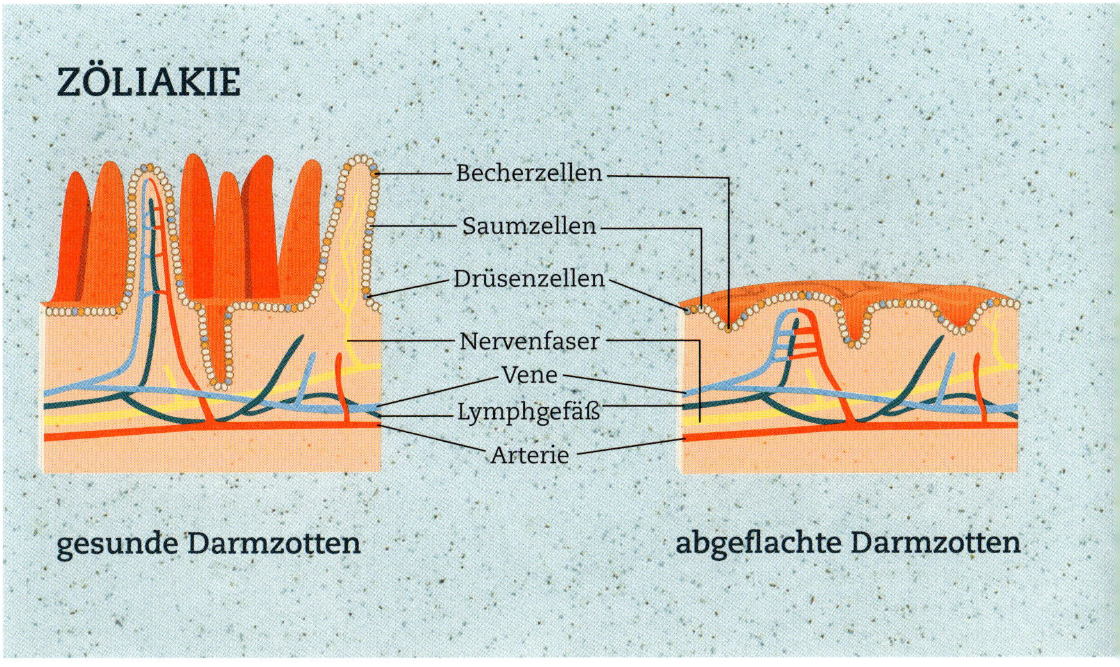

Die Entzündung der Darmschleimhaut führt dazu, dass die gesunden Zotten (links) verkümmern (rechts). So können Nährstoffe nicht mehr optimal aufgenommen werden.

URSACHEN

Ganz klar: Das Gluten ist für die Entstehung der Zöliakie verantwortlich. Doch der Grund dafür, dass dieses Eiweiß zum Problem wird, ist bislang noch nicht bekannt. Auf keinen Fall ist eine Zöliakie angeboren. Das heißt, es handelt sich hier um eine im Laufe des Lebens erworbene Krankheit.

Klar ist außerdem auch, dass es verschiedene Faktoren gibt, die das Risiko einer Zöliakie-Erkrankung erhöhen. Dazu gehören unter anderem bestimmte Gene auf der Oberfläche der weißen Blutkörperchen, der Leukozyten. Sie heißen HLA (Human Leukocyte Antigen) und finden sich bei allen Menschen, die unter einer Zöliakie leiden. Dennoch ist diese – wie gesagt – keine Erbkrankheit, wie diese Gene es vielleicht vermuten ließen. Allerdings gibt es eine familiäre Häufung. Deshalb wird auch empfohlen, alle erstgradigen Verwandten von Patienten mit Zöliakie auf die Erkrankung untersuchen zu lassen.

NICHT NUR GLUTEN?

Unter Insidern ist er ein Zöliakie-Papst: Prof. Dr. Detlef Schuppan. Der Gastroenterologe entdeckte die Transglutaminase als Indikator für diese Erkrankung und betreibt ganz wesentliche Forschungen zum Thema »Gluten geht nicht«. Dabei fand er heraus, dass es sogenannte ATIs (Amylase-Trypsin-Inhibitoren) gibt: Stoffe in industriell verarbeitetem Getreide, die bereits für sich genommen die entzündlichen Veränderungen an der Schleimhaut des Dünndarms auslösen können. Es könnte also sein, dass nicht das Gluten allein zu den Beschwerden führt, sondern noch andere Begleiter des Klebereiweißes.

DIAGNOSTIK

Zur Diagnose werden eine Endoskopie des oberen Verdauungstraktes durchgeführt und mehrere Gewebeproben aus dem Dünndarm entnommen. Letztere werden dann vom Pathologen (siehe Seite 157) untersucht. Zeigen sich die Zotten der Schleimhaut unter dem Mikroskop abgeflacht, ist dies ein eindeutiges Indiz für die Erkrankung. Denn dann sind diese winzigen fingerartigen Ausstülpungen ganz offensichtlich verkümmert. Eine Folge der aggressiven Aktivitäten der Entzündungen – sie fressen die Zotten gewissermaßen weg. Diese sogenannte Atrophie der Schleimhautfingerchen ist auch der Grund für das Problem mit der verminderten Aufnahme von wichtigen Nährstoffen.

Zudem wird zur Erkennung von Zöliakie Blut entnommen. Das dient dazu, es auf einen ganz bestimmten Antikörper zu testen: jenen gegen das Enzym Transglutaminase. Ist der entsprechende Wert erhöht, deutet dies auf das Bestehen einer Zöliakie hin. Denn dieses Enzym spielt bei der Vermittlung der Entzündungsreaktion in der Schleimhaut des Dünndarms eine ganz große Rolle.

WAS DAGEGEN HILFT

Tja, was einzig als Behandlung infrage kommt, liegt auf der Hand: Gluten großräumig aus dem Weg gehen. Dieser strikte Verzicht auf alles, worin der Getreidestoff steckt, muss lebenslang durchgehalten werden. Denn sobald auch nur winzige Mengen davon wieder in den Körper gelangen, wehrt sich dieser erneut auf das Heftigste dagegen.

Eine streng glutenfreie Ernährung geht selbstverständlich mit einschneidenden Veränderungen einher. Diese können sehr belastend sein und die Lebensqualität mitunter erheblich beeinträchtigen. Nicht von ungefähr kam eine Umfrage unter den Betroffenen zu diesem Ergebnis: Knapp die Hälfte von ihnen würde lieber lebenslang täglich Medikamente gegen Zöliakie einnehmen, als sich weiter glutenfrei ernähren zu müssen. Das spricht Bände …

ALLGEGENWÄRTIGES RISIKO

Gluten strikt zu meiden ist eine wahre Herkulesaufgabe. Schließlich ist es keineswegs damit getan, die Produkte mit den betreffenden Getreidesorten von der Speiseliste zu streichen. Denn Spuren des Klebereiweißes finden sich als Beistoff in zahllosen Lebensmitteln – auch in solchen, wo man es nie vermuten würde. So beispielsweise in Wurstwaren oder Süßigkeiten; genau genommen in allem Essbaren, was industriell hergestellt wurde. Das Risiko, etwas zu sich zu nehmen, das Gluten enthält, ist mithin allgegenwärtig.

Entsprechend kann an dieser Stelle auch keine Liste mit den »Finger-weg-Speisen« gebracht werden. Da diese endlos lang wäre, würde sie den Rahmen des Buches schlichtweg sprengen.

Nahezu alle Betroffenen, die Gluten bei Ihrer Ernährung vollkommen meiden, werden mit Beschwerdefreiheit belohnt: Über 95 Prozent kommen in diesen Genuss.

GUT ZU WISSEN

»Sie vertragen Gluten nicht? Ganz klar, dann leiden Sie unter einer Zöliakie.« Falsch. Denn diese Erkrankung ist nicht gleichzusetzen mit einer Glutenunverträglichkeit (siehe Seite 107 bis 108) – wenngleich das in vielen Medien und manchmal sogar im medizinischen Kontext immer wieder geschieht.
Die Zöliakie ist auch keine allergische Erkrankung, sondern eine krankhafte Autoimmunreaktion auf Gluten. Letzteres ist bei einer Unverträglichkeit von Gluten nicht der Fall. Hier sind – anders als bei der Zöliakie – die Schleimhaut des Dünndarms und der Blutbefund unauffällig. Doch die betroffenen Patienten reagieren trotzdem mit Magen-Darm-Symptomen, wenn sie glutenhaltige Nahrungsmittel zu sich nehmen.
Leider gibt es für diese Unverträglichkeit noch keine einfachen Tests. Man findet sie nur heraus, wenn man sich für eine gewisse Zeit glutenfrei ernährt (Eliminationsdiät siehe Seite 154). Verschwinden die Symptome auf diese Weise und kehren sie nach erneuter glutenhaltiger Ernährung zurück, ist die Diagnose einer Glutenintoleranz sehr wahrscheinlich.

ERNÄHRUNGSTIPPS NUR VOM PROFI

Wenn Sie an Zöliakie erkrankt sind, ist eine professionelle Ernährungsberatung unerlässlich. Schließlich müssen Sie streng glutenfrei leben. Denn, wie eben geschildert, ist Gluten in unglaublich vielen Nahrungsmitteln und auch in Getränken enthalten. Ohne eine ausführliche Aufklärung kann sich niemand in diesem undurchsichtigen Dickicht zurechtfinden. Bei einer entsprechenden professionellen Schulung lernen Sie, wie Sie sich künftig ernähren. Und zwar abgestimmt auf Ihre individuellen Lebensumstände: Wer jeden Tag beruflich außer Haus muss, steht vor ganz anderen Herausforderungen als jemand, der oder die nicht (mehr) berufstätig ist.
Sich ausschließlich im Internet zu informieren, was viele der Zöliakie-Patienten angeraten bekommen, reicht in der Regel nicht aus. Hier findet sich keineswegs »alles, was Sie darüber wissen müssen«. Ganz im Gegenteil, es besteht sogar die große, ja allzu große Gefahr, hier auch auf fehlerhafte Informationen zum Thema zu stoßen.

CHRONISCH ENTZÜNDLICHE DARMERKRANKUNGEN

Ihr Name sagt es bereits: Bei chronisch entzündlichen Darmerkrankungen ist der Darm entzündet, und zwar in der Regel dauerhaft. Diese sehr belastenden Krankheiten, kurz CEDs genannt, sind auf dem Vormarsch: Die Zahl jener Menschen, die davon betroffen sind, steigt permanent.
Besonders in den westlichen Industrieländern werden diese Darmerkrankungen zu einem immer größeren Problem. Hier können sie durchaus bereits zu den typischen Zivilisationskrankheiten gezählt werden.

Zur Häufigkeit in Deutschland gibt es keine exakten Zahlen – aus Gründen des Datenschutzes. So existieren nur Schätzungen. Ihnen zufolge leiden etwa 500.000 Bundesbürger an einer chronisch entzündlichen Darmerkrankung. Die beiden häufigsten Formen sind die Colitis ulcerosa und der Morbus Crohn. Colitis ulcerosa tritt bundesweit doppelt so häufig auf wie Morbus Crohn: An ihr erkranken jährlich 24 von 100.000 Bundesbürgern neu, an Morbus Crohn jährlich 13 von 100.000.

DIE HYGIENE-HYPOTHESE

Warum leiden immer mehr Menschen unter chronischen Darmentzündungen? Auf diese gute Frage gibt es (noch) keine gesicherten Antworten, sondern nur diverse Hypothesen. Die derzeit gängigste ist jene von zu großer Hygiene. Oder, anders formuliert: Das Umfeld, in dem wir in den industrialisierten Ländern leben, ist für die stete Zunahme der CEDs verantwortlich. Nun möchte man meinen, dass es sich doch bestens für die Gesundheit macht, wenn alles sauber und hygienisch ist. Das stimmt schon, aber mit Einschränkungen. Zu viel »Keimfreiheit« kann nämlich auch schädlich sein. Kinder in den westlichen Industrienationen wachsen überwiegend in einer recht sterilen Umgebung auf. In Kontakt mit Schmutz kommen sie kaum. Und das ist zu wenig, wie Experten warnen. Durch einwandfreie, mitunter auch übertriebene Hygiene hat das Immunsystem geringere Chancen, sich zu einer starken Abwehr zu entwickeln. Der körpereigene Schutz ist damit schwächer, als dies bei früheren Generationen der Fall war.

Eine der Folgen von zu guter Hygiene kann eine erhöhte Anfälligkeit sein – zum Beispiel für allergische Erkrankungen, aber eben auch für chronisch entzündliche Darmerkrankungen. Dass diese These stimmen kann, zeigt der Blick in Länder mit schlechteren hygienischen Bedingungen. So sind beispielsweise in Südostasien sehr viel weniger Menschen von CEDs betroffen, als in unseren Breiten.

FAHNDUNG NACH DEN AUSLÖSERN

Ebenso wie der Grund für ihre stetige Zunahme sind auch die genauen Ursachen der CED noch immer unklar. Was als gesichert gilt, ist, dass es sich um Krankheiten mit mehreren verschiedenen Auslösern handelt – polygene Erkrankungen nennt der Mediziner das. So wurden inzwischen viele äußere Risikofaktoren für das Auftreten einer CED identifiziert. Dazu gehört unter anderem die Einnahme von Antibiotika im Kindesalter. Auch das Rauchen erhöht das Risiko, an einer CED zu erkranken. Ein weiterer der zahlreichen Gründe, dem blauen Dunst für immer Adieu zu sagen …

Wie so oft, spielt auch die genetische Ausstattung eine Rolle, ob man gefährdeter ist, an einer CED zu erkranken. Und auch bereits die Geburt an sich kann ausschlaggebend sein. Inzwischen ist bekannt, dass Babys, die per Kaiserschnitt zur Welt kamen, ein anderes Mikrobiom (siehe Seite 36) haben, als es bei einer natürlichen Geburt der Fall gewesen wäre. Auch das kann zur Entstehung einer CED beitragen.

BISLANG UNHEILBAR

Sowohl Colitis ulcerosa wie auch Morbus Crohn sind nach wie vor »unheilbar«. Bislang gibt es ebenso wie bei Asthma oder Neurodermitis keine ursächliche und damit heilende Therapie für die beiden Erkrankungen – trotz größter Anstrengungen der Forschung. Das wird sich wohl leider auch in den nächsten Jahrzehnten nicht ändern.

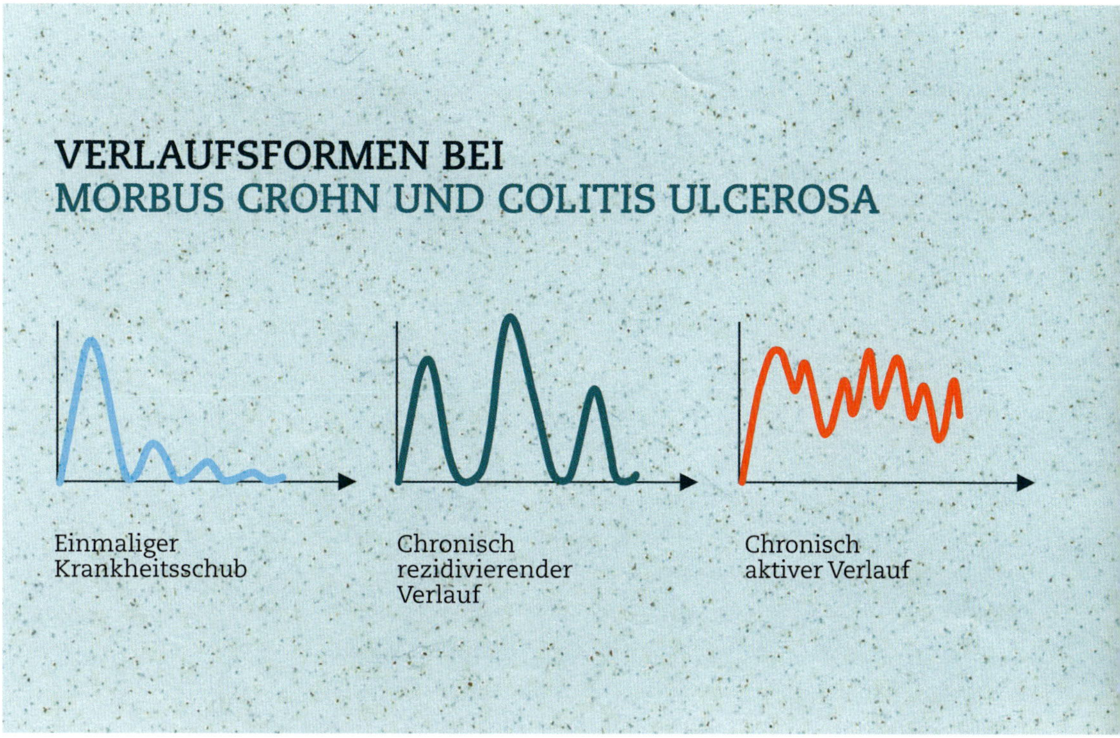

Chronisch entzündliche Darmerkrankungen wie Morbus Crohn und Colitis ulcerosa können unterschiedlich verlaufen. In den meisten Fällen treten die Beschwerden immer wieder auf (Mitte).

UNTERSCHIEDLICHE VERLAUFSFORMEN

Sowohl bei Morbus Crohn als auch bei Colitis ulcerosa (siehe Seite 177 und 180) gibt es verschiedene Formen des Verlaufs. Diese unterscheiden sich wie folgt:

> Es existieren Fälle, bei denen nur ein einziger Krankheitsschub auftritt. Die Betroffenen werden daraufhin entsprechend behandelt, und – der Spuk ist dann für immer vorbei. Das ist natürlich der Traum schlechthin. Den können allerdings leider nur weniger als fünf Prozent der Betroffenen träumen.

> Die meisten der Patienten mit einer CED weisen einen schubförmigen Verlauf auf. Das heißt, es wechseln sich Phasen mit Beschwerden und beschwerdefreie Zeiten ab. Diese Verlaufsform heißt medizinisch chronisch rezidivierend, zu Deutsch dauerhaft wiederkehrend. Denn die Symptome treten trotz Behandlung immer wieder auf.

> Daneben gibt es noch Patienten, bei denen die CED bereits sehr frühzeitig sehr stark ausgeprägt ist. Werden sie nicht behandelt, bleibt dieser schwer kranke Zustand. Das nennt man einen chronisch aktiven Verlauf: Ohne Medikamente treten die Beschwerden dauerhaft schwer auf.

Welche Symptome bei den chronisch-entzündlichen Darmerkrankungen Morbus Crohn und Colitis ulcerosa zu erwarten sind, lesen Sie in den entsprechenden Abschnitten. Doch nicht nur körperliche Beschwerden gehen damit einher.

UND WIE GEHT ES IHRER PSYCHE?

Kennen Sie das? Gleich nach dem Essen geht es los. Starke, kolikartige Bauchkrämpfe. Dazu wahnsinnige Durchfälle ... schon wieder. Und nun? – Leiden! Nicht nur körperlich, denn Verdauungserkrankungen können massive negative Auswirkungen auf die Psyche entfalten und bis hin zu Depressionen und Angststörungen führen.

Stress und psychische Belastungen schlagen bekanntlich auf Magen und Darm. Weniger bekannt ist, dass die beiden den Ball auch zurückspielen. Soll heißen, andersherum können Beschwerden mit der Verdauung ihrerseits zu psychischem Stress und emotionalen Problemen führen.

So mehren sich inzwischen in Studien die Indizien dafür, dass die Zusammensetzung der Darmflora das psychische Befinden beeinflussen kann. Dass sich Störungen im Mikrobiom, wie die Heerscharen der Darmbakterien genannt werden, auf die körperliche Gesundheit auswirken, wird bereits länger vermutet. Entsprechend wäre es auch möglich, dass eine gestörte Darmflora zu Depressionen und anderen psychischen Erkrankungen führen kann. Weitere Forschungen werden hier mehr und mehr Klarheit bringen.

Gesichert ist bereits, dass auch im Darm der Botenstoff Serotonin gebildet wird – nicht nur in unserem Gehirn. Er hat als »Glückshormon« eine erhebliche Bedeutung für Gemütslage und emotionales Wohlbefinden. Ein Mangel an Serotonin ist, wie man heute weiß, der Auslöser von Depressionen. So werden bei dieser Krankheit auch Medikamente verordnet, die diesen Mangelzustand ausgleichen, etwa die SSRIs (siehe Seite 197). Darmprobleme können ebenso ein Zuwenig an dem Wohlfühlstoff bewirken – indem dessen Produktion durch Störungen im Darm gedrosselt wird.

Detaillierter lesen Sie über die enge Verbindung zwischen Gehirn und Verdauungstrakt sowie über das faszinierende Bauchhirn in einem eigenen Kapitel ab Seite 56. Nun geht es darum, auf welchen weiteren Wegen die Psyche durch Verdauungserkrankungen belastet wird, und wie sehr.

JAHRELANGE ODYSSEE

Beschwerden mit Magen und Darm werden, wie erwähnt, oftmals nicht ernst genommen. Eine vermeintliche Bagatelle – meinen auch oft die Betroffenen selbst. Entsprechend wenden sie sich dann erst sehr spät an einen Arzt, um sich Hilfe zu holen. Bis dahin findet man sich einfach damit ab, dass da »was mit der Verdauung nicht stimmt«, und denkt: Wer soll einem da schon helfen?« Viele Menschen, die regelmäßig von Verdauungsproblemen geplagt werden, haben von vornherein resigniert.

Doch auch wenn der Gang in die Arztpraxis endlich getan ist, kann es dauern, bis die ersehnte Besserung kommt. Denn bis eine Erkrankung der Verdauungsorgane erkannt wird, vergeht mitunter eine lange Zeit. Eine ganze Reihe der Betroffenen bringt eine regelrechte Odyssee hinter sich, bevor endlich die richtige Diagnose gestellt wird.

Das liegt vor allem mit daran, dass sich Erkrankungen des Verdauungstrakts sehr unterschiedlich zu erkennen geben. Dazu kommt, dass die Symptome auch bei anderen Erkrankungen auftreten können. Das Ganze ist also nicht nur vielgestaltig, sondern auch unspezifisch. Das wiederum erschwert die diagnostische Detektivarbeit enorm.

DER UNTERSCHIED ZWISCHEN BEFUND UND BEFINDEN

Bei funktionell bedingten Beschwerden lassen sich oftmals selbst bei genauer Spurensuche mit modernen Diagnosemethoden keine organischen Befunde erheben. »Gesund« sind die Betroffenen deshalb allerdings noch lange nicht. Auch wenn ihnen dies ihre Umwelt und oft auch Ärzte versuchen einzureden.

Denn die Patienten haben schließlich Symptome, die sie deutlich und meist sehr unangenehm spüren: Ihr Befinden ist schlecht, obwohl ihr Befund doch gut, weil unauffällig ist. Ein großer Unterschied, der kaum Berücksichtigung findet. Das führt dazu, dass die Betroffenen nicht selten als Hypochonder dastehen. »Die bildet sich das ein, dabei ist sie doch kerngesund.« Solcherart als eingebildete Kranke abgestempelt, verstärkt sich das Gefühl noch mehr, mit seinem Problem alleine gelassen zu werden. Viele Patienten geben an, nicht mehr den Mut zu haben, sich jemandem anzuvertrauen – oft nicht einmal mehr dem Partner und der Familie.

Das leitet über zu einem anderen Aspekt, der schwer auf der Psyche lastet: die Tabuisierung der Beschwerden mit dem Verdauungsapparat.

PSYCHOSTRESS CED

Wie sehr Krankheiten im Verdauungstrakt an die Psyche gehen können, ist besonders bei chronisch entzündlichen Darmerkrankungen, kurz CED, gut erforscht (Seite 171 bis 173). Dass sie das emotionale Befinden so stark belasten, liegt allem voran an ihren Symptomen. Denn die Beschwerden bei CEDs sind zugegeben einigermaßen peinlich: etwa plötzliche unkontrollierbare Durchfälle, starke Bauchschmerzen, Blut in der Toilette … Das braucht wirklich niemand. Und darüber spricht man auch nicht.

GEFANGEN IN EINER SPIRALE

Die Tabuisierung ihrer Beschwerden steigert den ohnehin immensen Leidensdruck der Betroffenen noch weiter. Sie leiden an einer schweren körperlichen Erkrankung, die auch ihre Psyche quält. Doch für viele der Patienten ist es unmöglich, über ihre körperlichen und seelischen Beschwerden zu sprechen: Mehr als ein Drittel der Menschen mit chronisch entzündlichen Darmerkrankungen verheimlichen diese an ihrem Arbeitsplatz. Das Versteckspiel beschränkt sich nicht nur auf das Berufsleben. Auch Bekannte und sogar Freunde sollen bloß nichts davon wissen … So erstaunt es nicht, dass CED-Patienten große Angst vor sozialer Isolation aufgrund der tabuisierten Symptome haben. Sie befinden sich in einer Spirale, die sich immer schneller um sie dreht und aus der sie oft nicht mehr herauskommen.

UND DAMIT NICHT GENUG – WEITERE SORGEN UND ÄNGSTE

Die Betroffenen belastet nach eigenen Angaben oftmals auch die Befürchtung, für den Sexualpartner nicht mehr attraktiv zu sein – »mit einer Krankheit, die solche schrecklichen Symptome hat«, so der Gedanke. Andere plagende Sorgen sind die um den Verlust der Arbeitsfähigkeit und des Jobs.

Und schließlich peinigt die Betroffenen auch noch die permanente Angst vor dem erneuten Krankheitsschub: Bei CEDs wechseln sich beschwerdefreie und kranke Phasen miteinander ab. Diese Krankheitsschübe, die Rezidive, zu verhindern ist ein wichtiges Ziel der Behandlung von chronisch entzündlichen Darmerkrankungen.

Wo wir beim Thema Behandlung sind: CEDs sind – zumindest derzeit noch – unheilbar. Bis heute gibt es keine Therapie, die diese Krankheiten ursächlich heilen könnte. Was einzig geht, ist, die Entzündung zu hemmen und die belastenden Symptome zu bessern. »Aber«, so der beunruhigende Gedanke vieler Betroffener, »ich werde nie mehr gesund sein.« Auch dieser Umstand sorgt für eine enorme Beeinträchtigung der Lebensqualität und des emotionalen Befindens bei CED-Patienten.

FATALE AUSWIRKUNGEN

Je schwerer die CED verläuft, desto schwerer wiegen die Lasten auf der Psyche. Zahlen aus Studien sprechen dazu eine erschreckende Sprache. So haben Jugendliche mit einer CED ein deutlich höheres Risiko für psychische Störungen, sind ängstlicher und depressiver als gesunde Gleichaltrige. In allen Altersgruppen sind Depressionen dreimal häufiger als in der Allgemeinbevölkerung. Als wäre das nicht genug, kommt hinzu: Ängste und Sorgen machen die CED noch schlimmer. Die Schübe häufen und die Symptome verstärken sich. Die Medizin nennt das negative Rückkoppelung – der Laie sagt Teufelskreis dazu.

PROFESSIONELLE HILFE

Der Bedarf an psychischer Betreuung ist gerade bei CEDs hoch, wie die vorangegangenen Zeilen vor Augen geführt haben. Die Mehrheit der Betroffenen selbst spricht sich dafür aus – selten gibt es bei Patienten eine so große Bereitschaft, der Psyche professionell helfen zu lassen. Entsprechend empfehlen inzwischen auch die medizinischen Leitlinien der Experten, Patienten mit chronisch entzündlichen Darmerkrankungen auch psychotherapeutisch zu versorgen. Das kann den Betroffenen helfen, besser mit ihrer Erkrankung umzugehen und ein lebenswertes Leben zu führen.

MORBUS CROHN – ÜBERALL IM MAGEN-DARM-TRAKT

Der Morbus Crohn gehört ebenso wie die Colitis ulcerosa (siehe Seite 180 bis 184) zu den häufigsten chronisch entzündlichen Darmerkrankungen – auch er ist charakterisiert durch anhaltende, also chronische Entzündungen der Schleimhaut im Verdauungstrakt. Und auch Morbus Crohn ist, zumindest derzeit noch, nicht heilbar. Damit hören die Gemeinsamkeiten aber auch schon auf. Worin sich die beiden entzündlichen Darmerkrankungen klar unterscheiden, ist ihre Ausbreitung. Während sich die Colitis ulcerosa mit dem Dickdarm zufriedengibt, ist ihr Kollege wesentlich unbescheidener: Er kann überall im gesamten Verdauungstrakt auftreten. Das heißt, angefangen von der Mundschleimhaut bis hinunter zur Schleimhaut im Dickdarmausgang, dem After, kann jede Region betroffen sein. Allerdings hat Morbus Crohn eine deutliche Standortvorliebe. Er siedelt sich nämlich bei rund der Hälfte der davon Betroffenen am liebsten im letzten Abschnitt des Dünndarms an – im sogenannten terminalen Ileum. Entsprechend lautet sein lateinischer Name auch Ileitis terminalis, was bedeutet: Entzündung am Ende des Dünndarms.

Ein weiterer Unterschied zur Colitis ulcerosa ist die sogenannte transmurale Entzündung. Auch das kommt aus dem Lateinischen und bedeutet »durch die Wand«. Das heißt, die Entzündung beim Morbus Crohn kann die gesamte Darmwand durchziehen und deswegen auch andere Komplikationen wie zum Beispiel Fisteln hervorrufen. Diese sind ganz typisch für chronisch entzündliche Darmerkrankungen. Abgeleitet vom lateinischen Wort »fistula« für »Röhre«, handelt es sich dabei um unnatürliche Verbindungen zwischen Organen und Geweben. Fisteln können, müssen aber nicht, Beschwerden hervorrufen.

Morbus Crohn ist nur halb so häufig wie Colitis ulcerosa. Betroffen davon sind ebenso viele Frauen wie Männer. Übrigens meist bereits als junge Erwachsene: Der Häufigkeitsgipfel dieser Erkrankung liegt im Alter zwischen zwanzig und dreißig.

Ihren Namen hat diese chronisch entzündliche Darmerkrankung übrigens dem US-Chirurgen Burrill Bernard Crohn zu verdanken. Er hat sie 1932 erstmals beschrieben.

LEITSYMPTOME

Auch der Morbus Crohn hat viele verschiedene Gesichter. Eine typische Beschwerde, die er verursacht, ist allen voran Durchfall. Dazu addieren sich Bauchschmerzen sowie Blut und Schleim im Stuhl. Allerdings kann sich diese Erkrankung auch durch Eisenmangel zu erkennen geben. Weitere mögliche Symptome sind chronische Gelenkbeschwerden, deren Ursache nicht geklärt werden kann. Hat sich der Morbus bis in den Mundraum geschlichen, können dort sogenannte Aphthen entstehen. Das sind Entzündungsherde in der Mundschleimhaut. Diese können mitunter sehr schmerzhaft sein.

Bei schweren Schüben dieser chronischen Darmentzündung kann es auch zu, teilweise hohem, Fieber kommen.

URSACHEN

Die eigentlichen Gründe dafür, warum jemand an dieser Erkrankung leidet, sind bislang wie bei der Colitis ulcerosa ungeklärt. Es gibt dazu eine ganze Reihe von Hypothesen unterschiedlicher Art – die aber naturgemäß keine gesicherten Erkenntnisse sind.

MÖGLICHE RISIKEN

Was heute erwiesen ist, dass es Risikofaktoren dafür gibt, an Morbus Crohn zu erkranken. Auf dieser Liste steht unter anderem eine Antibiotikabehandlung in der Kindheit: Wer solche Medikamente in jungen Jahren eingenommen hat, ist deutlich gefährdeter für diese chronisch entzündliche Darmerkrankung. Ein ebenfalls sehr bedeutsamer Risikofaktor ist das Rauchen. Es erhöht die Gefahr erheblich – bekanntlich nicht nur für diese Krankheit. Das »Gute« an diesem Risiko ist, dass jeder es selbst beeinflussen kann. Anders beispielsweise als im Fall der Antibiotika, die einem Kind verabreicht werden (müssen). Das sollte doch unbedingt zu denken geben und als ein weiterer von so vielen Anreizen gesehen werden, mit dem Rauchen aufzuhören …

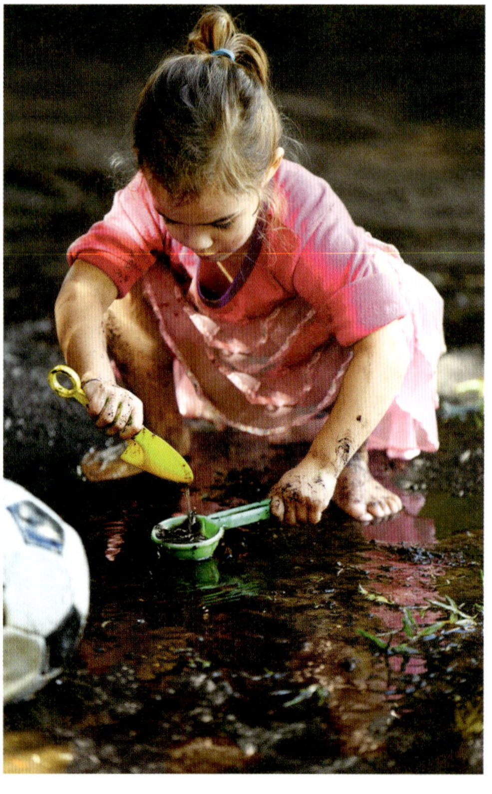

KEIMFREI MACHT ANFÄLLIGER

Eine weitere Verdächtige hinsichtlich der Ursachen ist die Hygiene, genauer gesagt: zu viel davon. So gibt es in Südostasien und Afrika erheblich weniger Menschen mit Morbus Crohn – in diesen Regionen der Erde ist die Krankheit sogar eine Rarität. Bei uns und in anderen industrialisierten Ländern mit einem hohen Hygienestandard nimmt diese Krankheit jedoch stetig zu.

Als Grund für diesen erheblichen Unterschied gilt inzwischen, dass wir uns um zu viel Sauberkeit bemühen. Deshalb kommen Kinder in unseren Breiten heute nur noch mit sehr wenigen Keimen in Kontakt. Bekanntlich herrschen nahezu überall sehr saubere, fast keimfreie Bedingungen. Das Immunsystem der Heranwachsenden ist daher deutlich weniger mit möglichen schädlichen Angreifern konfrontiert. Infolgedessen hat es auch keine Chance, ausreichend zu lernen und sich zu seiner vollen Stärke und Schlagkraft auszubilden. Dies macht dann anfälliger für Erkrankungen – dazu gehört eben Morbus Crohn, ebenso wie Asthma bronchiale oder Neurodermitis, um hier nur einige zu nennen.

WAS DAGEGEN HILFT

Im Zentrum der Therapie steht natürlich, die chronische Entzündung der Schleimhaut unter Kontrolle zu bekommen. Dazu werden den Betroffenen entzündungshemmende Präparate verordnet, und das möglichst frühzeitig, um strukturelle Veränderungen wie Stenosen (Verengungen im Darminneren) und Fisteln (siehe Seite 177) zu verhindern. Welche Mittel

Kinder, die viel draußen spielen dürfen, kommen mit vielerlei Keimen in Berührung – das stärkt ihr Immunsystem.

KEIME SCHÜTZEN AUCH

Studien zeigen: Kinder, die in einer Kita untergebracht sind, haben eine bessere Gesundheit als ihre Altersgenossen, die zu Hause aufwachsen. Das liegt daran, dass Kinder in Gemeinschaftseinrichtungen mit wesentlich mehr körperfremden Stoffen, den Antigenen, zu tun haben. Zudem tauschen sie untereinander Keime aus. Das Abwehrsystem hat damit reichlich Gelegenheit, fürs Leben trainiert oder geschult zu werden.

zum Bekämpfen der Entzündung zum Einsatz kommen, hängt im Wesentlichen von der Schwere der Erkrankung ab.

> Bei Patienten mit einem milden Morbus Crohn und leichten Entzündungen wird mitunter **Mesalazin** angewendet. Dieses Medikament, das eigentlich der Behandlung von Colitis ulcerosa vorbehalten ist (siehe Seite 181), kann in solchen gering ausgeprägten Stadien helfen.

> In den allermeisten anderen Fällen muss **Kortison** verabreicht werden, um die entzündlichen Prozesse an den Schleimhäuten in den Griff zu kriegen. Die Patienten nehmen dazu den Wirkstoff als Tabletten ein.

> Bei starken Krankheitsschüben mit hohem Fieber kann auch eine **stationäre Behandlung** im Krankenhaus erforderlich werden. Dann wird das Kortison intravenös, per Injektion gegeben – zumindest anfänglich, bis sich der Zustand des Patienten wieder stabilisiert hat.

Die Behandlung mit Kortison sollte immer nur zeitlich begrenzt erfolgen. Da in vielen Fällen jedoch eine Langzeittherapie erforderlich ist, kommen bei Morbus Crohn auch Immunsuppressiva wie zum Beispiel Azathioprin oder Antikörper zum Einsatz. Mehr zu diesen Medikamenten lesen Sie auf Seite 181 bis 184. Nur wenn die Entzündung ausreichend unterdrückt wird, lassen sich Komplikationen verhindern, die möglicherweise auch eine Operation erfordern. Das würde bedeuten, ein Stück des Darms zu verlieren. Davor sind die Patienten selbstverständlich zu schützen.

ANDERS ALS FRÜHER: GUTE AUSSICHTEN

Die entzündungshemmende Behandlung ist in aller Regel sehr erfolgreich. Die Patienten sind damit frei von ihren Beschwerden und müssen keine Komplikationen befürchten. Das ist ein enormer Fortschritt. Denn in den 1970er-Jahren hatten die Betroffenen noch eine viel kürzere Lebenserwartung als Gesunde. Und auch die Lebensqualität ist durch moderne Medikamente wie Kortison auf dem Durchschnittsniveau angelangt. Das heißt, Menschen mit Morbus Crohn können inzwischen so leben wie Gesunde. Das wichtigste Ziel der Behandlung ist damit erreicht.

Heutzutage haben Patienten mit Morbus Crohn glücklicherweise eine ganz normale Lebenserwartung.

GUT ZU WISSEN

Remission, juhu! Zu Deutsch Beschwerdefreiheit – sie ist das, was man sich wünscht, wenn man von einer chronisch entzündlichen Darmerkrankung betroffen ist: Die Entzündung ist dann komplett zurückgedrängt. Damit sind Patient oder Patientin dann meist auch frei von Beschwerden.
Wie oft dieser schöne Zustand eintritt, ist allerdings sehr unterschiedlich: Krankheitsfreie Intervalle sind so unvorhersehbar wie ein Lottogewinn. Auch ihre Dauer ist von Patient zu Patient verschieden. Mitunter haben die Betroffenen mehrere Jahre Ruhe von ihren Beschwerden.

COLITIS ULCEROSA – SOS IM DICKDARM

Die Colitis ulcerosa gehört neben dem Morbus Crohn (siehe Seite 177 bis 179) zu den beiden Hauptformen der chronisch entzündlichen Darmerkrankungen (siehe Seite 171 bis 173). »Colitis« steht für Entzündung des Dickdarms, und »ulcerosa« heißt sie, weil die erkrankten Bereiche ulzeriert sind – das bedeutet geschwürig. Anders als Morbus Crohn, der den gesamten Darmtrakt sowie Magen, Speiseröhre und mitunter sogar die Mundhöhle befallen kann, ist die Colitis ulcerosa auf den Dickdarm beschränkt.

LEITSYMPTOME

Das charakteristische Anzeichen schlechthin sind Stuhlveränderungen – damit geht eine Colitis ulcerosa stets einher. Bei den krankhaften Abweichungen handelt es sich zum einen um blutigen Durchfall. Typisch sind zum anderen Durchfälle, bei denen Schleim mit austritt. Häufig haben die Patienten auch Schmerzen im unteren Bauchbereich. Weitere verbreitete Symptome der Colitis ulcerosa sind Müdigkeit und Anämie. Letzteres, die Blutarmut, ist bedingt durch die blutigen Durchfälle. Die Krankheitsschübe sind nicht vorhersehbar. Das heißt, es kann einen jederzeit von jetzt auf gleich ein starker Durchfall ereilen. Was das im täglichen Leben bedeutet, kann sich jeder leicht selbst ausmalen … Diese Unberechenbarkeit ist einer der Gründe, weshalb chronisch entzündliche Darmerkrankungen wie die Colitis ulcerosa eine große Belastung darstellen und die Lebensqualität der Betroffenen so stark herabsetzen (siehe dazu Seite 174).

DIAGNOSTIK

Zur Diagnose muss stets eine Darmspiegelung erfolgen (siehe Seite 25 bis 27). Durch diese Untersuchung können die entzündeten Bereiche der Schleimhaut im Dickdarm genau identifiziert und lokalisiert werden. Im Zuge der Spiegelung werden immer auch Gewebeproben entnommen. Findet man entzündliche Veränderungen, ist die Zuordnung zur Diagnose in den meisten Fällen relativ eindeutig. Nur in etwa zehn Prozent der Fälle ist der Befund auch nach der Darmspiegelung weiterhin unklar. Dann spricht die Medizin von einer

Colitis indeterminata, einer unspezifischen Darmentzündung.
Meist steht neben der Koloskopie noch eine Blutentnahme an: Liegt eine Colitis ulcerosa vor, finden sich nämlich auch erhöhte Konzentrationen an Entzündungsmarkern im Blut. Gute Indizien liefert ferner die Bestimmung des Calprotectin im Stuhl. Denn erhöhte Werte dieses Eiweißes zeigen an, dass sich im Darm weiße Blutkörperchen angesammelt haben – was wiederum auf eine Entzündung in diesem Bereich hinweist.

URSACHEN

Die Ursachen dieser Darmerkrankung sind nach wie vor nicht geklärt.

WAS DAGEGEN HILFT

Bei der Behandlung der Colitis ulceros steht verständlicherweise die Bekämpfung der Entzündungen im Mittelpunkt. Dafür stehen inzwischen verschiedene Wirkstoffe zur Verfügung, die wir Ihnen im Folgenden vorstellen.

> **Mesalazin**: Dieser Entzündungshemmer ist das Medikament schlechthin bei der Colitis ulcerosa – gewissermaßen der Goldstandard und eine wesentliche Therapiesäule. Denn dieser Wirkstoff ist stark entzündungshemmend und somit ganz entscheidend für die Behandlung: Er greift in verschiedene Abläufe bei der Entstehung der Entzündungen ein. Damit setzt er seine Hebel auf mehreren Ebenen zugleich gegen das krankhafte Geschehen im Dickdarm an.

Mesalazin kann auf unterschiedliche Art und Weise verabreicht werden. Das hängt auch mit vom Ausmaß und der Lokalisation der Entzündung an der Schleimhaut ab. Ist der Dickdarm als Ganzes betroffen, gibt man das Medikament als Tablette oder Granulat zum Schlucken – »von oben«, wie der Gastroenterologe das nennt.

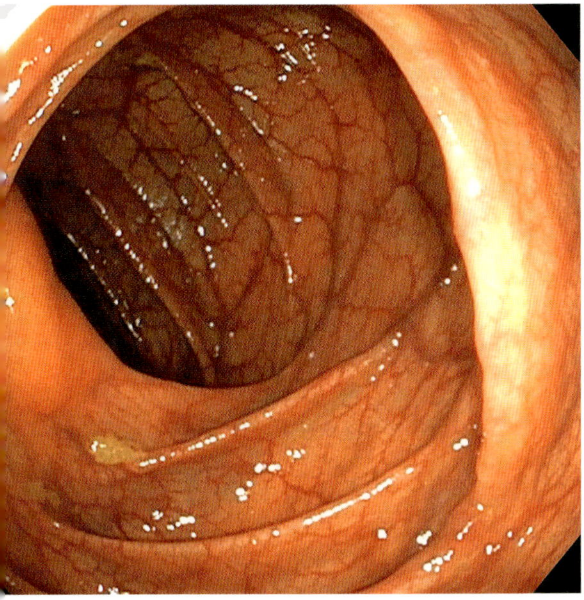

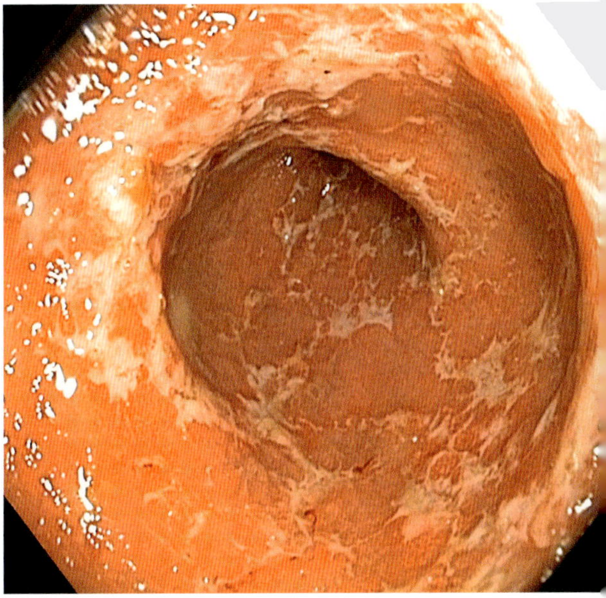

Diese beiden mikroskopischen Aufnahmen zeigen eine gesunde Darmschleimhaut (links) und eine, die von Colitis ulcerosa betroffen ist (rechts).

TIPP

NUR EINMAL TÄGLICH

Mesalazin ist rezeptpflichtig und muss täglich eingenommen werden – meist als Langzeittherapie, also dauerhaft. Da ist es sehr hilfreich, dass es inzwischen Präparate mit dem Wirkstoff in der notwendigen Tagesdosis gibt. Betroffene müssen dadurch also nur einmal täglich schlucken oder einführen – was eine große Erleichterung darstellt.

Bei Patienten, bei denen nur der untere Abschnitt des Dickdarms erkrankt ist, kann Mesalazin auch gut als Einlauf oder Schaum gegeben werden. Damit führt es im unteren Darmabschnitt zu einer schnelleren Rückbildung der Entzündungen. Viele Patienten mögen auch lieber diese lokale Art der Anwendung als die orale, also das Schlucken.
Einnahme und Einlauf können auch miteinander kombiniert werden. Dann kommt es zu einer schnelleren Zurückdrängung der Beschwerden, als wenn man nur das eine oder das andere macht.
Es gibt auch Mesalazin-Schaum. Er befindet sich in einer Art Spraydose, die wie das Einlauffläschchen oben einen kleinen Rüssel hat. Dieser wird in den Darmausgang eingeführt – und dann: spritz. Auf diese Weise kommt der Wirkstoff noch weiter hinauf in den Dickdarm als bei der Anwendung im Zuge eines Einlaufs. Auch die Anwendung des Schaums erfolgt einmal täglich.

Welche Art der Anwendung von Mesalazin zum Einsatz kommt, ist – wie bereits erwähnt – von Fall zu Fall verschieden. Abgesehen von der jeweiligen Schwere und dem Stadium der Colitis ulcerosa sind bei der Behandlung auch die Vorlieben der Patienten maßgeblich: Der eine kommt besser mit dem Schlucken zurecht, der andere findet lokale Anwendungen per Einlauf oder Schaum besser.
> **Probiotikum**: Patienten, die Mesalazin nicht gut vertragen, können ausweichen: auf das Probiotikum Escherichia coli Nissle 1917. Es enthält nützliche Milchsäurebakterien. Ihren Namen haben diese von dem Mediziner Alfred Nißle erhalten, der sie 1917 erstmals isolierte. Das Probiotikum ist eine wirksame Alternative zu Mesalazin, um die Remission (siehe Seite 180) zu erhalten. Als solche wird es auch in den offiziellen Leitlinien (siehe Seite 124) zur Colitis ulcerosa empfohlen.

TIPP

EINFACH ZU HAUSE

Einen Einlauf mit Mesalazin können Sie zu Hause einfach selbst durchführen: Der Wirkstoff befindet sich dazu in einem Fläschchen, das eine Art kleinen Rüssel hat. Dieser wird in den After eingeführt. Drücken Sie dann auf die Flasche, gelangt das Mesalazin hinauf in den Dickdarm, wo es seine entzündungshemmende Wirkung entfaltet. Das Ganze ist einmal täglich durchzuführen und überhaupt nicht belastend.

> **Kortison:** Ist nahezu der gesamte Dickdarm von der Colitis ulcerosa betroffen und sind die Entzündungen so stark ausgeprägt, dass Präparate mit Mesalazin nicht ausreichend wirken, muss Kortison angewendet werden. Dieses wird in aller Regel oral genommen, also als Tablette. Mitunter ist auch die intravenöse Gabe per Spritze erforderlich. Ob so oder so, hängt ebenfalls ab von Ausprägung und Schweregrad der Entzündungen. Aufgrund ihrer vielen Nebenwirkungen sollten Kortisonpräparate allerdings nur kurzfristig und über einen begrenzten Zeitraum von wenigen Wochen eingesetzt werden.

> **Immunsuppressiva:** Bringt selbst die Anwendung von Kortison keine Besserung der Beschwerden, muss die Behandlung der Colitis ulcerosa erweitert werden: um sogenannte Immunsuppressiva, also Medikamente, die das Immunsystem unterdrücken.

Häufig wird Azathioprin angewendet, ein Wirkstoff, der seit über fünfzig Jahren im medizinischen Einsatz ist. Er dient dazu, einer Abstoßungsreaktion bei der Transplantation von Organen vorzubeugen. Denn normalerweise würde der Körper sofort gegen das fremde Gewebe ankämpfen. Azathioprin hält das Immunsystem dann so weit in Schach, dass es das transplantierte Organ nicht angreift.

Das zweite Anwendungsgebiet dieses Immunsuppressivums sind Autoimmunerkrankungen, bei denen der Körper fälschlich eigenes Gewebe bekämpft. Zu diesen Krankheiten zählen neben Multipler Sklerose und rheumatoider Arthritis auch CEDs wie Colitis ulcerosa.

Azathioprin muss meist dauerhaft als Langzeittherapie eingenommen werden. Mögliche Nebenwirkungen sind Übelkeit, Erbrechen und Knochenmarkshemmung.

SCHRITTWEISE

Die Behandlung der Colitis ulcerosa erfolgt in drei Schritten. Zunächst kommen Präparate mit Mesalazin, einem Probiotikum und Kortison zum Einsatz. Reicht das nicht aus, muss eine Unterdrückung des Abwehrsystems, eine Immunsuppression durch Azathioprin, erfolgen. Bringt auch das nicht den gewünschten Erfolg, wendet man Antikörper und Biologika an.

> **Biologika:** Schlagen alle anderen Behandlungen fehl, können neben den Immunsuppressiva auch die sogenannten Biologika angewendet werden. Es handelt sich dabei um biotechnologisch hergestellte Wirkstoffe, meist Antikörper. Sie greifen in das immunologische Geschehen im Körper ein, indem sie vor allem Entzündungen blockieren. Der Grund, warum man sie auch bei CED einsetzt. Hier kommt diesen biologischen Substanzen inzwischen eine wichtige Bedeutung zu. Die Kernmedikamente sind dabei die TNF-alpha-Inhibitoren, die sogenannten Anti-TNF, wie unter anderem das Infliximab, Adalimumab, Golimumab und das Certolizumab.

Die Abkürzung TNF steht für Tumornekrosefaktor. Hierbei handelt es sich um einen Botenstoff des Immunsystems, der in Entzündungen involviert ist – er kann sie mit auslösen oder verstärken. Deshalb soll er durch Inhibitoren (Hemmer) blockiert werden.

Biologika sind allerdings nur bei sehr schweren Verläufen einer Colitis ulcerosa angezeigt. Schließlich haben sie eine ganze Reihe von unerwünschten Nebenwirkungen und sind zudem sehr teuer: Die Kosten liegen zwischen 24.000 und 30.000 Euro pro Jahr und Patient.

GIBT ES ALTERNATIVEN ZU MEDIKAMENTEN?

Nein, leider gibt es bis heute keine gesicherten Alternativtherapien. So ist etwa Weihrauch, der entzündungshemmend wirkt, als mögliche Alternative propagiert worden, hat sich aber als nicht ausreichend wirksam erwiesen.
Wenn alle medikamentösen Behandlungen versagt haben, kann eine Operation sehr hilfreich sein. Dabei wird der gesamte Dickdarm entfernt. Aus einer Schlinge vom Dünndarm fertigt der Chirurg dann eine kleine Tasche, welche die Funktion eines Reservoirs für den Stuhl hat. Dies erleichtert dem Patienten – der ja keinen Dickdarm mehr hat – die Stuhlentleerung. Der Schließmuskel bleibt trotz der Entfernung des Dickdarms selbstverständlich erhalten. Denn ohne ihn hätten die Betroffenen keinerlei Kontrolle mehr über die Absonderung von Stuhl aus ihrem Körper. Wie katastrophal sich dies auf die Lebensqualität auswirken würde, müssen wir sicher nicht eingehender erläutern …
Viele Patienten sind durch diesen operativen Eingriff dann von der Colitis ulcerosa »geheilt«. In wenigen Fällen kann es nach der Operation allerdings auch wieder zu einer Entzündung der kleinen Tasche kommen, die aus der Dünndarmschlinge gefertigt wurde. Das erfordert dann wiederum eine medikamentöse Behandlung.
Viel diskutiert ist neuerdings auch die sogenannte Stuhltransplantation, die Übertragung von Stuhl, zur Behandlung von Darmerkrankungen. Momentan ist diese Therapie allerdings noch nicht bereit zur Anwendung am Patienten. Doch die medizinische Forschung arbeitet weiter intensiv an diesem Behandlungsansatz.

MIKROSKOPISCHE COLITIS – VERGRÖSSERUNG NÖTIG

Hier haben wir es mit einer weiteren Vertreterin der chronisch entzündlichen Darmerkrankungen (siehe Seite 171 bis 173) zu tun. Anders als ihre Namensschwester, die Colitis ulcerosa, ist sie jedoch nicht mit bloßem Auge zu erkennen – sondern einzig unter dem Mikroskop. Diesem Umstand verdankt die Erkrankung auch ihre Bezeichnung.
Die Zahl jener Menschen, die unter einer mikroskopischen Colitis leiden, hat in den letzten Jahrzehnten deutlich zugenommen. Die Häufigkeit dieser chronisch entzündlichen Erkrankung des Dickdarms ist inzwischen vergleichbar mit der von Morbus Crohn und Colitis ulcerosa, den beiden Erkrankungen, die wir zuvor beschrieben haben (Seite 177 bis 184).
Die absolute Mehrheit der Betroffenen ist weiblich: Das Verhältnis Frauen und Männer beträgt 80 zu 20. Typisch ist zudem das Auftreten im Alter zwischen 50 und 60 Jahren.

Erstaunlicherweise kann man auch ohne Dickdarm problemlos weiterleben.

LEITSYMPTOME

Im Unterschied zu den anderen beiden CEDs haben die Betroffenen auf den ersten Blick »nur« mit einer Beschwerde zu tun. Diese Anführungszeichen sind ganz bewusst gesetzt. Denn das wichtigste Symptom der mikroskopischen Colitis ist wässriger Durchfall. Keineswegs ab und an oder einmal am Tag: Die Durchfälle sind chronisch und können in extremen Fällen bis zu zwanzigmal (!) täglich auftreten. Das Volumen an Stuhl, den die Patienten dabei ausscheiden, beträgt durchschnittlich bis zu 1500 Milliliter pro Tag. Die andauernden Durchfälle führen bei vielen Betroffenen – ganz logisch – zur unfreiwilligen Gewichtsabnahme. Bei einer Reihe der Patienten addieren sich auch noch Schmerzen im unteren Bauchbereich zu den Symptomen. Dass Menschen, die an einer solchen Colitis erkrankt sind, eine deutlich verminderte Lebensqualität haben, wird Sie kaum verwundern. Immer wieder Durchfall, Tag für Tag, und dazu oft noch Schmerzen … Wie sehr diese Patienten leiden, zeigen auch Untersuchungen anhand spezieller Scores zur Erfassung der Lebensqualität.

URSACHEN

Darauf, was die Erkrankung verursacht, gibt es bis jetzt keine eindeutigen Antworten – ebenso wie bei den beiden anderen chronisch entzündlichen Darmerkrankungen Morbus Crohn und Colitis ulcerosa. Vermutet wird, dass es mehrere verschiedene Ursachen gibt, dass die mikroskopische Colitis also multifaktoriell bedingt ist.
Zahlreiche Befunde deuten inzwischen darauf hin, dass bei der Entstehung dieser Erkrankung auch autoimmune Reaktionen eine Rolle spielen könnten. Das bedeutet, das Abwehrsystem greift fälschlicherweise körpereigenes Gewebe an – in diesem Fall die Schleimhaut des Dickdarms. Interessanterweise haben die Patienten zusätzlich zur mikroskopischen Colitis oft auch andere Autoimmunerkrankungen, etwa der Schilddrüse.
Weiterhin gibt es Hinweise, dass die Einnahme von nichtsteroidalen Antirheumatika, kurz NSAR (siehe Seite 165), das Risiko für die mikroskopische Colitis erhöht. Das gilt auch für andere Medikamente: Magensäureblocker (PPIs), Serotonin-Wiederaufnahme-Hemmer (SSRIs), die zu den Antidepressiva gehören, sowie Betablocker, häufig eingesetzte Herz-Kreislauf-Mittel.
Nicht zuletzt ist auch das Rauchen ein Risikofaktor. Denn es erhöht die Wahrscheinlichkeit, von dieser Erkrankung betroffen zu sein, ganz wesentlich.

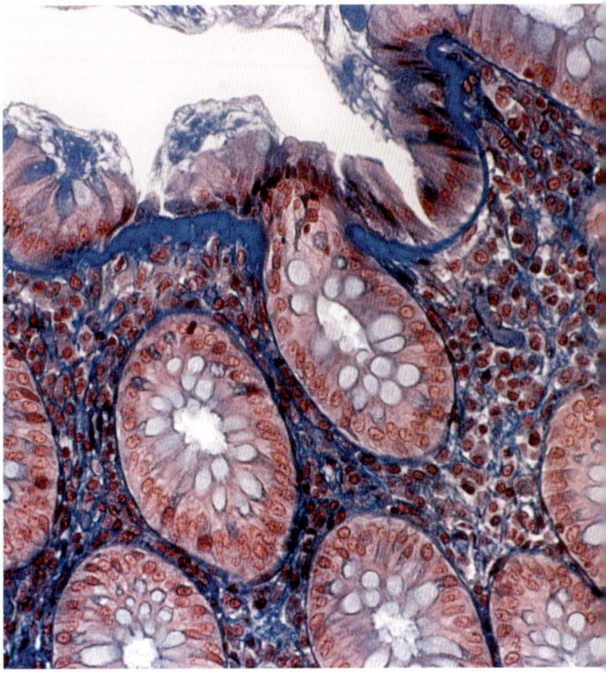

So präsentiert sich dem Pathologen das entzündete Gewebe bei einer mikroskopischen Colitis.

GUT ZU WISSEN

Bei der mikroskopischen Colitis handelt es sich um eine vergleichsweise recht »neue« Erkrankung im Darmtrakt: Die kollagene Colitis wurde im Jahr 1976 erstmals in der medizinischen Literatur beschrieben, die lymphozytäre Colitis einige Zeit später, nämlich 1989. Die kollagene Form dieser Darmentzündung tritt etwas häufiger auf als die lymphozytäre. Die beiden Formen werden heute unter dem Oberbegriff mikroskopische Colitis zusammengefasst und den chronisch entzündlichen Darmerkrankungen zugeordnet.
Professor Dr. Stephan Miehlke ist Mitbegründer der European Microscopic Colitis Group (EMCG). Deren Ziel ist es, die klinische Erforschung dieser Erkrankung des Dickdarms zu fördern und ihren Bekanntheitsgrad zu erhöhen – angesichts ihrer steigenden Neuerkrankungen von hoher Bedeutung. Unter der Leitung von Prof. Miehlke wurden bereits mehrere Studien zur mikroskopischen Colitis durchgeführt, unter anderem die bis dato weltgrößte Studie zu ihrem therapeutischen Management.
Die Forschungen rund um diese chronisch entzündliche Darmerkrankung lassen auf noch effektivere Behandlungsmöglichkeiten hoffen.

DIAGNOSTIK

Die wichtigste Methode zur Diagnosesicherung der mikroskopischen Colitis ist die endoskopische Spiegelung des Darms (siehe Seite 25 bis 27), die Koloskopie. Dabei werden an mehreren Stellen der meistens unauffälligen Schleimhaut Proben entnommen, also eine Biopsie durchgeführt. Da diese Entnahmen schrittweise an mehreren Stufen des Darms erfolgen, spricht die Medizin auch von Stufenbiopsien. Die Gewebeproben werden dann von einem Pathologen (siehe Seite 157) unter dem Mikroskop inspiziert. Handelt es sich um eine mikroskopische Colitis, zeigt sich dann, was mit bloßem Auge bei der Koloskopie noch nicht zu erkennen war: unter anderem Entzündungszellen und Bänder aus Kollagen, also aus Bindegewebe.
Wie eingangs erwähnt, präsentiert sich diese chronisch entzündliche Darmerkrankung bei der endoskopischen Untersuchung zunächst einmal mit einer unauffälligen Schleimhaut. Alles in Ordnung, könnte sich daraus schlussfolgern lassen. Doch das ist oftmals ein Irrtum: Denn erst bei zigfacher Vergrößerung gibt diese Colitis ihr Geheimnis preis (siehe Abbildung Seite 185). Nur durch eine histologische Untersuchung, also eine Untersuchung von Gewebeproben, lässt sich eine mikroskopische Colitis sicher diagnostizieren. Die Darmspiegelung alleine reicht nicht aus!

WAS DAGEGEN HILFT

Wie die mikroskopische Colitis behandelt wird, orientiert sich an dem Schweregrad der Symptome und dem jeweiligen Leidensdruck der Betroffenen. Eine Behandlung, welche an den Ursachen ansetzt – also medizinisch gesprochen kausal ist –, existiert bislang nicht. Zur Besserung der Beschwerden und damit verbunden der Lebensqualität erhalten die Patienten ein lokal wirksames Kortisonpräparat. Dessen Name ist Budesonid. Der Clou an ihm ist, dass es seine Wirkung direkt an Ort und Stelle entfaltet, nämlich im Dickdarm. Denn obwohl man den Wirkstoff als Tablette oder Granulat schluckt, also oral über den Mund einnimmt, wird er erst dort freigesetzt, wo er aktiv werden soll. Dadurch erspart diese Behandlung den Patienten auch die berüchtigten Nebenwirkungen, die sich sonst bei Kortison einstellen können.

Budesonid sollte über sechs bis acht Wochen in der Dosierung von neun Milligramm pro Tag eingenommen werden. Ist die oder der Betreffende dann beschwerdefrei, kann man das Medikament absetzen. Kommt es zu einem Rückfall, sollte erneut Budesonid zum Einsatz kommen.

Gesicherte Alternativen zu Budesonid existieren bisher nicht. Ersatzweise können Durchfallhemmer mit den Wirkstoffen Loperamid oder Colestyramin verabreicht werden, die aber nur das Symptom bekämpfen, nicht jedoch die Ursache.

REIZDARM – GUT BEKANNT

Nun sind wir bei unserer Reise durch den Bauch bei jener Erkrankung angelangt, von der inzwischen überall zu lesen, zu hören und zu sehen ist, und kaum jemand kennt den Begriff Reizdarm noch nicht. Schließlich hat auch kaum eine Krankheit, schon gar nicht eine im Darmtrakt, jemals zuvor ein so starkes mediales Interesse hervorgerufen. Und kaum eine gastroenterologische Erkrankung wird so oft diagnostiziert. Wenn auch leider oft zu Unrecht … Denn wenn die Beschwerden eines Patienten irgendwie nicht zuzuordnen sind und nichts so recht helfen will, landet der Betreffende recht schnell in der Schublade mit der Aufschrift »Reizdarm«.

Doch zurück: Was ist da los, warum ist diese Darmerkrankung denn so en vogue? Schließlich geht sie mit der gesamten Palette an Symptomen einher, von denen selbst der liebste Nächste nicht unbedingt erfahren sollte. Mögliche Antworten darauf, was den Reizdarm allerorten so hip macht, sind: Viele Menschen haben ihn, wenn auch nur vermeintlich. Und er ist so eine der Krankheiten mit vielen Fragezeichen. Da kann viel spekuliert werden – eine ideale Vorlage für diverse Thesen über mögliche Ursachen.

Dies gehört jedoch jetzt der Vergangenheit an. Das Rätsel um den Reizdarm ist inzwischen größtenteils entschlüsselt.

VOLLKOMMEN NEUE SICHTWEISE

Über viele Jahre, ja Jahrzehnte hinweg tappte die medizinische Forschung weitgehend im Dunkeln. Was führt eigentlich zum Reizdarm, woher kommen die Beschwerden? Nun gibt es Klarheit im diffusen Dickicht der Vermutungen, und der Reizdarm steht in einem völlig neuen Licht. Denn jetzt ist geklärt, warum die Betroffenen ihre Beschwerden haben. Der Grund dafür liegt eindeutig im Darm und nicht – wie man lange glaubte – im Kopf.

Der Reizdarm ist eine organische Erkrankung, also durch körperliche Störungen bedingt.

KEINE »KOPFERKRANKUNG«

Noch vor rund 15 Jahren verwies man die Betroffenen reihenweise in die Psychosomatik. Denn, so die These, das mit dem gereizten Darm wäre psychisch bedingt. Schließlich fanden sich weder im Dünn- noch im Dickdarm fassbare Nachweise für eine organische Störung. Also musste das Ganze eine »Kopferkrankung« sein. Doch die psychosomatischen Behandlungsansätze halfen den Patienten meistens nicht weiter.

Kein Wunder. Denn wie sich in den letzten Jahren eindeutig herauskristallisierte, ist der Reizdarm eine organische Erkrankung – nämlich eine Krankheit des Organs Darm. Hier liegen die Gründe für die Beschwerden, die den Betroffenen zu schaffen machen. Allerdings, und das ist das Außergewöhnliche und leider auch Problematische: Man kann diese Erkrankung nicht sehen.

KURZ UND BÜNDIG: RDS

Die Gastroenterologie spricht vom Reizdarmsyndrom, kurz RDS. Möglicherweise haben Sie davon bereits gehört oder gelesen. Von einem Syndrom ist in der Medizin dann die Rede, wenn zum Beispiel eine Erkrankung mit vielen verschiedenen Beschwerden einhergeht. Dies ist bei dieser Darmerkrankung absolut der Fall. Weil der Begriff Reizdarm jedoch unter medizinischen Laien geläufiger ist, haben wir uns der Einfachheit halber hierfür entschieden.

NICHTS ZU SEHEN

Wenn Sie einen gebrochenen Unterschenkel haben, zeigt Ihnen das der Arzt anhand des Röntgenbildes. Eine Verengung eines Ihrer Herzkranzgefäße erkennt man unter anderem an der Aufnahme im Ultraschall oder auch am EKG. Beim Reizdarm geht das alles jedoch leider nicht. Da bekommen Sie von Ihren Untersuchern nichts präsentiert, was Sie als Patient sehen können. Denn diese Darmerkrankung ist mit den heutigen Diagnosemethoden nicht optisch darzustellen.

Doch obwohl ein Reizdarm für unsere Augen nicht zu erkennen ist: Er ist definitiv da. Schließlich haben Sie ja auch Beschwerden dadurch, die Sie sehr genau zu spüren bekommen. Diese Diskrepanz ist oftmals schwer nachzuvollziehen. Insofern besteht hier meist einiger Erklärungsbedarf.

DIE DEFINITION

Der Reizdarm ist eine symptomdefinierte Erkrankung des gesamten Darmtrakts: Die Betroffenen haben länger als drei Monate anhaltende Beschwerden, die sie und der Arzt auf den Darm beziehen.

Die Beschwerden gehen in der Regel mit Stuhlgangveränderungen einher. In klinischen Untersuchungen lässt sich kein pathologischer, also kein krankhafter Befund feststellen. Die Lebensqualität ist erheblich beeinträchtigt – mindestens so stark wie durch CEDs (siehe Seite 171 bis 173).

WER BEKOMMT RDS?

Der Blick auf die Altersgruppe, die überwiegend von der Darmerkrankung betroffen ist, offenbart: Es handelt sich meist um Menschen, die gerade die wichtigsten Entscheidungen des Lebens zu treffen haben.

Das betrifft beispielsweise Partnerschaft und Familienplanung, Ausbildung, Einstieg in den Beruf und die ersten Karriereschritte, Absicherung für das Alter und Bau oder Erwerb einer Immobilie. Üblicherweise ist diese entscheidende Lebensphase heute zwischen Ende zwanzig und Mitte vierzig angesiedelt. Das ist genau der Zeitraum, in dem der Häufigkeitsgipfel des Reizdarms liegt.
Nun sind diese Weichenstellungen angesichts ihrer Reichweite ohne Frage belastend und stressig. Lässt dies darauf schließen, dass beim Reizdarm doch auch Stressfaktoren – also die Psyche – eine Rolle spielen? Ganz genau. Die Belastung durch Stress ist eine bedeutende Komponente. Deshalb verstärken sich auch bei vielen der Patientinnen und Patienten die Beschwerden, wenn sie besonders gefordert sind und unter Druck stehen.
Entsprechend erleben es auch viele der Betroffenen, dass ihre Beschwerden im Urlaub deutlich abnehmen und oftmals ganz verschwinden. Kaum sind sie dann wieder zu Hause und im Alltag angekommen, melden sich auch die Probleme wieder.

MÖGLICHE BESCHWERDEN

Normalerweise finden Sie die Probleme, die eine Erkrankung typischerweise hervorruft, unter der Überschrift »Leitsymptome« zusammengefasst. Das ist jedoch beim Reizdarm nicht möglich: Typisch an ihm ist gerade, dass es nichts Typisches – eben keine Leitsymptome – gibt. Wegen der großen Variabilität der Symptome sprechen wir an dieser Stelle auch

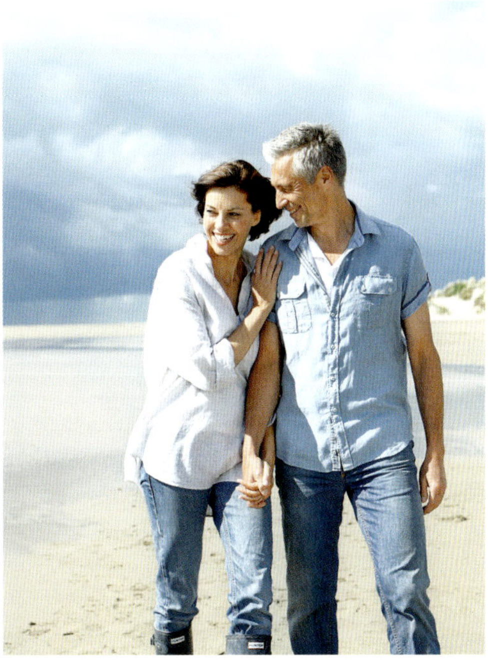

Reizdarmbeschwerden bessern sich häufig in einer entspannten Atmosphäre, etwa im Urlaub.

von den möglichen Beschwerden, die ein Reizdarm verursachen kann.
Bei den Patienten, die unter einem Reizdarm leiden, treten viele verschiedene Beschwerden zugleich auf. Sie haben also von allem etwas. Dazu gehören Schmerzen und Stuhlveränderungen – mal Verstopfung und dann wieder Durchfall oder auch nur eines von beiden. Weiterhin befinden sich unter »allem« Blähungen, Bauchkrämpfe und Übelkeit ebenso wie Völlegefühl.
Diese bunte Vielfalt der Symptome macht die Behandlung des Reizdarms (siehe Seite 193 bis 199) nicht eben einfacher.

Frauen sind etwas häufiger vom Reizdarmsyndrom betroffen als Männer: Das Verhältnis beträgt 55 zu 45.

OFT MISSDEUTET

Dass nichts am Reizdarm so wirklich typisch ist, führt mit dazu, dass vieles an ihm fehlgedeutet wird: Die Betroffenen werden überdurchschnittlich häufiger unnötigen Behandlungen und sogar Operationen unterzogen, als das bei anderen Erkrankungen der Fall ist. Zum Beispiel wird Reizdarmpatienten, die auch Gallensteine haben, häufiger als anderen die Gallenblase samt Steinen entfernt – in der Annahme, dass die Beschwerden durch die Gallensteine bedingt sind. Ergebnis: Gallenstein weg, Beschwerden trotzdem noch da.

Was die Symptomatik beim Reizdarm noch diffuser macht, ist: Die chronischen Bauchschmerzen, die mit einem RDS einhergehen, können unterschiedlich lokalisiert sein. Nach dem Ort gefragt, wo es denn wehtut, geben die Patienten mehrere verschiedene Regionen an – mal hier, mal da, aber auch mal dort … Dieser Wechsel des Schmerzortes ist charakteristisch für den Reizdarm. Ganz anders stellt es sich etwa bei einer Gallenkolik dar: Hier sitzt der Schmerz in den meisten Fällen oben rechts im Bauch.

Angesichts der geschilderten Vielfältigkeit wird es Sie nicht wundern, dass Reizdarm nicht gleich Reizdarm ist und es einer Differenzierung bedarf. Die Medizin unterscheidet folgende Typen voneinander:

> **Durchfalltyp**, medizinisch Diarrhoetyp: Hier ist das Symptom Durchfall dominant.

> **Verstopfungstyp**, medizinisch Obstipationstyp: Dabei steht die Verstopfung im Vordergrund der Beschwerden.

> **Mischtyp**: Hierbei treten Durchfall und Verstopfung annähernd gleich häufig auf.

URSACHEN

Wie Sie wahrscheinlich bereits festgestellt haben, handelt es sich beim Reizdarm um eine ungeheuer komplexe Angelegenheit. Das betrifft auch die Frage, was ihn verursachen kann. Dabei handelt es sich nämlich keineswegs um einen, zwei oder auch drei Auslöser, die klar zu benennen sind. Wäre auch zu schön gewesen … Stimmt, doch Fakt ist: Es gibt nicht die EINE Ursache, sondern es handelt sich um ein Zusammenspiel mehrerer Faktoren. Sie erhöhen gemeinsam das Risiko, am Reizdarm zu erkranken. In der Medizin nennt man eine solche vielfältige Gemengelage multifaktoriell bedingt.

Viele der Risikofaktoren für diese Erkrankung wurden bislang entschlüsselt. Nachfolgend haben wir die wichtigsten, die Sie kennen sollten, aufgeführt. Alle derzeit bekannten vorzustellen würde den Rahmen dieses Buches sprengen. Und: Es wäre auch sehr (zu sehr) wissenschaftlich.

> **Magen-Darm-Infektion**: Was die Gefahr stark – um bis das Zwölffache – erhöht, ist ein Infekt im Magen-Darm-Trakt, eine sogenannte Gastroenteritis. Rund ein Drittel der Menschen, die einmal davon betroffen waren, entwickeln später einen Reizdarm. Da kann die Infektion durchaus bereits Jahre zurückliegen und ist meist schon lange vergessen. Wer sie jedoch nicht vergessen hat, ist der Darm. Ganz offensichtlich wird in dessen Schleimhaut

durch den Infekt etwas getriggert, was dann schließlich zum Reizdarm führt. Das ist unabhängig davon, ob Viren oder Bakterien die Auslöser des Infekts waren. Was ausschlaggebend ist, sind Schwere und Dauer der Infektion: je stärker und je länger, desto höher klettert das Risiko für eine spätere Reizdarmerkrankung. Diese wird dann übrigens entsprechend ihrer Entstehung »postinfektiöses Reizdarmsyndrom« genannt.

> **Einnahme von Antibiotika:** Ein weiterer gewichtiger Risikofaktor für die Entwicklung eines Reizdarms ist eine Behandlung mit Antibiotika – einerlei ob das im Kindesalter oder als Erwachsener erfolgte. Denn diese Medikamente versetzen der Darmflora gewissermaßen einen Schlag. Neue Studien mit modernsten molekulargenetischen Verfahren zeigen das sehr deutlich: Bei der Analyse des Mikrobioms (siehe Seite 34 bis 53) findet sich eine regelrechte Kerbe, welche die Antibiotika in der Besiedlung der Darmschleimhaut hinterlassen haben. Diese erhöht die Anfälligkeit für die Darmerkrankung ganz erheblich.

> **Traumata und Konflikte**: Wie bereits angeklungen, können auch psychische Belastungen dazu beitragen, einen Reizdarm zu entwickeln. Darüber hinaus verstärken sich bereits bestehende Beschwerden dadurch. Es ist heute erwiesen, dass auch ungelöste Konflikte und nicht aufgearbeitete Traumata als Risikofaktoren anzusehen sind.

All diese und auch weitere Risikofaktoren bewirken, dass dem Darm normale Reize »auf die Nerven gehen«.

EMPFINDLICHER FÜR REIZE

Dem Darm gehen manche Dinge auf die Nerven? Ja, beim Reizdarm gibt es nämlich Probleme im Nervensystem. Diese führen dazu, dass die Empfindlichkeitsschwelle in der Darmwand verschoben ist – nämlich nach unten. Bei Menschen, die unter einem Reizdarm leiden, reagiert der Darm deshalb wesentlich empfindlicher auf Reize, die auf ihn ausgeübt werden: Was andere noch gar nicht spüren, nehmen sie bereits ganz deutlich wahr.

Das zeigen zum Beispiel wissenschaftliche Studien wie die Dehnung des Darms mit einem Ballon, die sogenannte Ballondilatation. Dabei wird ein kleiner Ballon in den Darm eingeführt. Dann pumpt man diesen so lange auf, bis das dem Untersuchten unangenehm wird – ihm nämlich Schmerzen verursacht. Die

SALMONELLENGEFAHR

Über den Zusammenhang von RDS und Salmonellen gibt es spannende wissenschaftliche Befunde. So beispielsweise, was vor einigen Jahren bei einem Krankenschwesternkongress in Kanada geschah: erst Salmonellen, dann Reizdarm. Die zehntausend Delegierten, die auf dem Kongress waren, hatten alle in der gleichen Kantine gegessen. Was ihnen sehr schlecht bekommen ist. Denn unter den Kongressteilnehmerinnen brach eine Salmonellenepidemie aus. Nach zwei Jahren wurden sie wieder untersucht. Dabei stellte sich heraus, dass 30 Prozent derer, die eine Salmonelleninfektion hatten, inzwischen unter Reizdarm litten – den sie vorher wohlgemerkt nicht hatten.

Aussage »Jetzt tut es weh« kommt von Menschen mit einem Reizdarm sehr viel früher als von gesunden. Ihr Gehirn erhält das Signal »Autsch« also wesentlich schneller von ihrem Darm übermittelt.

Das Phänomen der verschobenen Reizschwelle der Darmwand belegen auch Untersuchungen, bei denen den Probanden – so werden Teilnehmer von Studien genannt – eine Lösung mit Stoffen verabreicht wurde, die Blähungen auslösen. Dann untersuchte man den Flüssigkeitsgehalt und das Volumen an Gasen im Darmbereich. Nun kommt der Knaller: Die Zunahme von Luft und Flüssigkeit war bei beiden Gruppen – also bei gesunden und Menschen, die am Reizdarmsyndrom leiden – gleich stark ausgeprägt. Unterschiede gab es allerdings in der Wahrnehmung der davon ausgelösten Symptome: Diese war bei den Probanden mit einem Reizdarm sehr viel stärker als bei gesunden.

Diese Untersuchung ist ein weiterer Beleg dafür, dass der Darm dieser Patienten offensichtlich empfindlicher ist.

DIAGNOSTIK

Die Erkennung eines Reizdarms erfolgt über eine sogenannte Ausschlussdiagnostik. Das bedeutet, dass durch umfangreiche Untersuchungen gezielt alle anderen Erkrankungen im Bereich von Magen und Darm ausgeschlossen worden sind, welche ursächlich für die Beschwerden sein könnten. Nach dem Motto: Wenn es alles andere nicht ist, dann handelt es sich um einen Reizdarm.

Anamnese: Zum Auftakt der Untersuchungen erfolgt eine eingehende Befragung des Patienten. Darin geht es um Art und Schwere der Beschwerden, wann diese auftreten und was sie verändert – sie entweder verschlimmert oder verbessert. Wichtig ist auch, zu erfragen, ob die Symptome abhängig sind von Stress und der Nahrungsaufnahme. Darüber hinaus sind natürlich auch die Lebensumstände des Patienten von Interesse: Unter anderem ist wichtig, ob er alleine oder in einer Beziehung lebt und ob es Konflikte im Beruf oder im privaten Umfeld gibt. Schließlich ist auch das gezielte Erfragen von Risikofaktoren wichtig. Dazu gehören zum Beispiel frühere Magen-Darm-Infekte und Behandlungen mit Antibiotika (siehe Seite 40). Diese Patientenbefragung, Anamnese genannt, kann besonders bei einem Reizdarmsyndrom erste wertvolle Hinweise geben.

Ausschlussverfahren: Die Methoden, die zur Ausschlussdiagnostik eingesetzt werden, sind:

> eine Spiegelung des Magens und des Darms mit dem Endoskop; also eine **Gastroskopie** und eine **Koloskopie** (siehe Seite 128 und 25 bis 27),

> eine **Ultraschalluntersuchung** des Bauchraums (siehe Seite 131),

> eine **Untersuchung des Blutes**, das im Labor auf bestimmte Parameter hin geprüft wird. Dazu gehören Entzündungswerte sowie Werte, die Aufschluss über die Funktionen von Leber, Galle und Bauchspeicheldrüse geben. Außerdem alles, was auch sonst bei jeder routinemäßigen Blutuntersuchung gecheckt wird.

Beim Reizdarm ist die Empfindlichkeit der Darmwand gesteigert – das ist der Grund für die Schmerzen.

> Mitunter erfolgen zusätzliche Untersuchungen – abhängig vom Reizdarmtyp (siehe Seite 190). So wird beispielsweise beim Reizdarm vom Durchfalltyp häufig auch noch geprüft, ob möglicherweise **Nahrungsmittelunverträglichkeiten** bestehen. Werden auch diese potenziellen Ursachen durch die entsprechenden Zusatzuntersuchungen ausgeschlossen, ist die Diagnose »Reizdarm vom Durchfalltyp« so gut wie sicher.

> Bei Frauen sollte immer auch eine **gynäkologische Untersuchung** stattfinden, um eventuelle Erkrankungen – unter anderem auch Krebs – an den Eierstöcken oder in der Gebärmutter auszuschließen. Denn da die Beschwerden beim Reizdarm vielfach im unteren Bauchraum angesiedelt sind, ist die Verwechslungsgefahr mit Befunden aus dem gynäkologischen Bereich erhöht.

WAS DAGEGEN HILFT

Der Reizdarm ist eine sehr heterogene Erkrankung. Deshalb ist auch seine Behandlung sehr heterogen. Doch hat man sich auf ein paar grundlegende Prinzipien zur Vorgehensweise geeinigt.

> **Am führenden Symptom orientieren**: Der Arzt erfragt, welche Beschwerden im Vordergrund stehen – also was den Patienten am meisten belastet. Hier setzt dann auch die Behandlung an.

> **Probatorisch behandeln**: Probatorisch bedeutet »Versuch zur Klärung«. Beispielsweise wird ein bestimmtes Arzneimittel oder Verfahren versuchsweise eingesetzt –also »ausprobiert«. Dabei lässt sich jedoch der Erfolg der Therapie nicht sicher vorhersagen.

Die probatorische Behandlung sollte also zunächst zeitlich begrenzt durchgeführt werden, zum Beispiel vier bis acht Wochen. Danach

GUT ZU WISSEN

Immer häufiger lassen Menschen mit Magen-Darm-Beschwerden wie dem Reizdarmsyndrom inzwischen auch eine Stuhlanalyse durchführen. Die Aussagekraft eines solchen »Darm-Ökogramms« ist allerdings verschwindend gering. Zum einen sind diese Untersuchungen angesichts der Größe und Komplexität der Darmflora viel zu primitiv. Zum anderen lassen die Ergebnisse solcher Stuhluntersuchungen bei Weitem noch keine Rückschlüsse auf etwaige Darmerkrankungen oder auf die Kausalität, also die Ursache, der Darmbeschwerden zu.

Wir, wie auch die offiziellen Leitlinien der Deutschen Gesellschaft für Gastroenterologie, Verdauungs- und Stoffwechselkrankheiten (DGVS) sagen: Lassen Sie in jedem Fall die Finger von solchen vermeintlichen »Diagnosemethoden«. Das schützt Sie vor möglichen Fehldiagnosen und vor unnötigen Ausgaben. Denn das »Wühlen« in Ihrer Stuhlprobe ist sehr kostspielig und wird – zu Recht – nicht von den Krankenkassen übernommen.

Sie können übrigens online die Leitlinien zu allen Magen-Darm-Erkrankungen ganz einfach bei der DGVS einsehen: www.dgvs.de

wird kontrolliert, ob das Ganze etwas gebracht hat oder nicht und, wenn ja, was sich verändert hat. Dazu muss natürlich der Patient befragt werden.
Diese Kontrolle der Therapie durch das Wiedereinbestellen des Patienten ist sehr wichtig. Denn leider kommt es oft vor, dass jemand ein Medikament immer noch weiter einnimmt, obwohl es ihm gar nicht hilft. Warum? Weil der Arzt das irgendwann einmal verordnet hat. Selbst wenn das bereits ein halbes Jahr her ist und nichts gebracht hat, wird – leider – oft weitergeschluckt …
Das gilt es selbstverständlich zu vermeiden und deshalb muss der Erfolg der Behandlung überprüft werden. Dann lässt sich entscheiden, ob die betreffende Maßnahme weiter erfolgen soll oder eben nicht.
Verschiedene Behandlungsansätze, ob medikamentös oder nichtmedikamentös, können auch gemeinsam zum Einsatz kommen. Wann eine Monotherapie – also eine einzige Maßnahme – oder eine Kombination von Maßnahmen angewendet wird, ist individuell abhängig vom jeweiligen Patienten.

TIPP

REDEN SIE DARÜBER

Berichten Sie Ihrem Arzt unbedingt davon, wenn Ihnen ein Medikament oder eine andere Maßnahme zur Behandlung nicht hilft. Denn es ergibt keinen Sinn, eine Therapie weiterzuführen, die nicht wirksam ist. Es könnte sogar von Nachteil sein.

GUT ZU WISSEN

Ein Reizdarm ist behandelbar! Häufig hören die Patienten vom Arzt aber »Damit müssen Sie leben« oder »Da kann man nichts machen«. Das ist aber nicht richtig! Denn es gibt wirksame Behandlungsmethoden – niemand muss mit den belastenden Beschwerden leben. Und viele der Betroffenen verlieren ihr Reizdarmsyndrom wieder: Bei 30 bis 40 Prozent gehen die Beschwerden von alleine wieder weg. Auch davon abgesehen ist die Prognose bei dieser Erkrankung günstig. Es lässt sich also etwas gegen einen Reizdarm tun. Lassen Sie sich bitte nichts anderes einreden …

DIÄTETISCHE MASSNAHMEN

Davon spricht die Medizin bei allem, was im Bereich der täglichen Ernährung zur Behandlung angewendet werden kann. Sind die Beschwerden beim Reizdarm nahrungsabhängig? Wenn ja, empfiehlt es sich zunächst, eine Art Tagebuch über den Speiseplan und die Symptome zu führen, das heißt, Sie protokollieren, was Sie gegessen haben und wie es Ihnen danach gegangen ist. Daraus lassen sich eventuell wertvolle Rückschlüsse darauf ziehen, was Ihre Beschwerden möglicherweise verschlimmert und was Sie deshalb besser meiden sollten.

Zwar gibt es keine generellen Ernährungsempfehlungen beim Reizdarm. Doch es hat sich gezeigt, dass es vielen Patienten erheblich besser geht, wenn sie deutlich weniger Kohlenhydrate zu sich nehmen. Hat eine kohlenhydratarme Ernährung über mindestens zwei Wochen hinweg die Symptome spürbar gebessert? Dann ist eine Fortsetzung dieser Ernährungsweise auch sinnvoll.
Weiterführende und einschneidendere diätetische Maßnahmen wie beispielsweise FODMAP (siehe Seite 84) sollten nur in enger Abstimmung mit dem Arzt durchgeführt werden. Denn die Gefahr von Mangelerscheinungen durch das Weglassen bestimmter Nährstoffe ist zu groß, als dass Sie das im Alleingang machen sollten.

MEDIKAMENTE – JE NACH PROBLEM

Die medikamentöse Behandlung des Reizdarms ist weit gefächert. Schließlich geht er ja mit vielen verschiedenen Beschwerden einher. Anhand dieser wird die Therapie ausgerichtet. Wie Sie eben gelesen haben (Seite 193), soll sich diese an den Symptomen orientieren. Handelt es sich um den Durchfalltyp, steht also Durchfall im Vordergrund, werden natürlich andere Medikamente eingesetzt als beim Verstopfungstyp (siehe Seite 190).
Sie ahnen es sicher bereits: Es lassen sich keine allgemeingültigen Empfehlungen zur Behandlung geben, sondern je nach Problem kommen Vertreter verschiedener Medikamentengruppen zur Anwendung. Sie helfen

> gegen Schmerzen,
> gegen Durchfall,
> gegen Verstopfung und/oder
> gegen Blähungen.

Näheres zu den entsprechenden Arzneimitteltypen erfahren Sie im Folgenden.

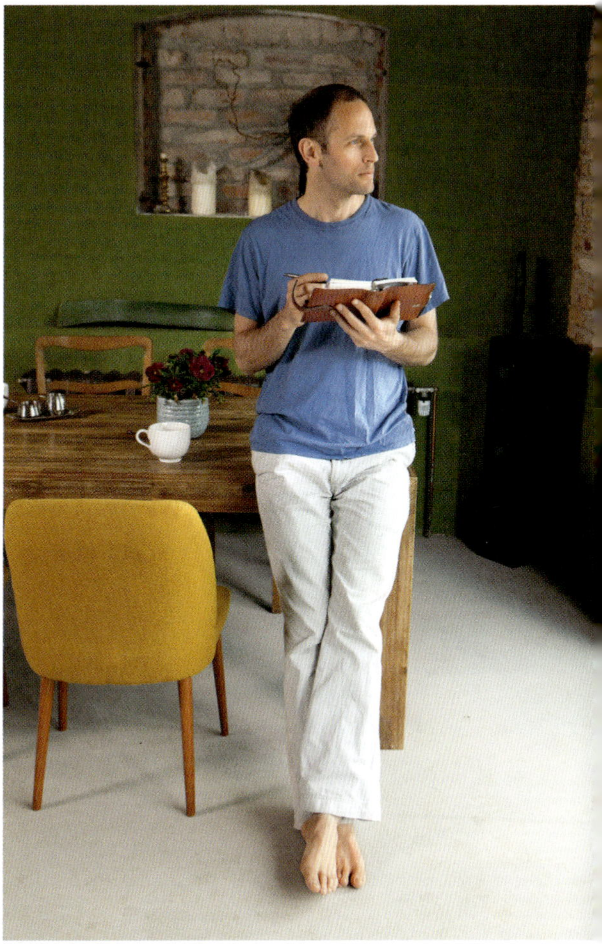

Um herauszufinden, ob Reizdarmsymptome ernährungsabhängig sind, lohnt es sich, über Speisen und eventuelle Beschwerden Buch zu führen.

> **Krampflöser:** Medizinisch Spasmolytika genannt, handelt es sich hier um Wirkstoffe, welche die glatte Muskulatur der inneren Organe entspannen. Sie werden deshalb auch bei schmerzhaften Krämpfen im Verdauungstrakt eingesetzt.
Einige der Krampflöser (meist sind es pflanzliche Präparate) erhalten Sie rezeptfrei in der Apotheke; für andere, wie etwa den Wirkstoff Duspatal, benötigen Sie jedoch ein Rezept von Ihrem Arzt.

> **Lösliche Ballaststoffe:** Was Ballaststoffe sind und warum unser Darm sie dringend braucht, wurde bereits auf Seite 77 bis 79 erklärt. Jetzt geht es um deren Einsatz zur Behandlung. In diesem Fall handelt es sich um lösliche Ballaststoffe. Zu ihnen gehören unter anderem Pektine, Inulin und Oligofruktose. Sie kommen natürlich in unserer Nahrung in Obst und Gemüse vor; Pektine finden sich vor allem in Apfelschalen. Für die Anwendung beim Reizdarm und anderen Darmerkrankungen nimmt man spezielle Präparate ein, die lösliche Ballaststoffe in hoher Konzentration enthalten. Lösliche Ballaststoffe dienen der Linderung von Schmerzen beim Reizdarm. Zudem werden sie gegen Durchfälle wie auch gegen Verstopfung bei der Erkrankung eingesetzt. Die Präparate sind rezeptfrei in Apotheken erhältlich.

> **Probiotika:** Dabei handelt es sich um Mittel, die lebensfähige Bakterienkulturen enthalten; zum Beispiel Milchsäurebakterien oder Hefen. Welche wichtige Rolle Probiotika im Mikrobiom spielen, war bereits Thema (siehe Seite 48 bis 49). Auch bei Erkrankungen im Verdauungstrakt entfalten sie viele positive Wirkungen. So hemmen sie unter anderem das Wachstum schädlicher Keime, lindern Entzündungen, stärken das Immunsystem und verbessern die Darmbewegung, die Peristaltik (siehe Seite 22 bis 23). Zur Behandlung müssen Probiotika in sehr hohen Dosierungen eingenommen werden, damit auch ausreichend von ihnen noch lebend in den Darm gelangen – Joghurt mit lebenden Milchsäurebakterien zu löffeln bringt also nichts. Deshalb sind zum therapeutischen Einsatz Probiotika in Kapselform angezeigt, welche die Bakterien in großen Mengen enthalten.
Die Präparate dienen der Linderung schmerzhafter Beschwerden sowie der Durchfälle beim Reizdarm. Gegen das Symptom Durchfall empfehlen sich besonders Laktobakterien. Gegen Verstopfung bewähren sich Probiotika mit dem Bakterienstamm Escherichia coli Nissle 1917. Gegen Blähungen empfehlen die Leitlinien der DGVS die Bakterienstämme Bifidobacterium infantis und Lactobacillus casei Shirota.
Probiotika werden als Arzneimittel verwendet und sind alle rezeptfrei erhältlich.

> **Phytotherapeutika:** So nennt die Medizin Arzneimittel mit Extrakten aus Pflanzen (siehe Seite 144). Beim Reizdarm kommen Kombinationspräparate zur Anwendung, die mehrere pflanzliche Zutaten enthalten. Dazu gehören die Bittere Schleifenblume, Schöllkraut, Kamillenblüten, Süßholz- und Angelikawurzel, Kümmel- und Mariendistelfrüchte sowie Melisse- und Pfefferminzblätter.
Phytotherapeutika werden gegen Schmerzen und Blähungen sowie gegen Durchfälle und Verstopfung beim Reizdarm angewendet. Pflanzliche Präparate erhalten Sie ohne Rezept in der Apotheke.

> **Trizyklische Antidepressiva und SSRIs:** Diese Wirkstoffe dienen in erster Linie der

PRO PROBIOTIKA

Bereits 2011 hat die Deutsche Gesellschaft für Gastroenterologie, Verdauungs- und Stoffwechselkrankheiten (DGVS) Probiotika in ihre Leitlinien zur Behandlung des Reizdarms aufgenommen.

medikamentösen Behandlung von Depressionen. Manchmal werden sie aber auch in niedriger Dosis zur Behandlung von Schmerzen im Rahmen eines Reizdarmsyndroms mit Erfolg eingesetzt. Beide genannten Wirkstoffgruppen sind nur gegen Rezept erhältlich.

> **Loperamid und Colestyramin:** Beide Wirkstoffe werden gegen Durchfälle beim Reizdarm angewendet. Loperamid verlangsamt die Peristaltik und damit die Darmpassage des Nahrungsbreis. Durch die verminderten Bewegungen des Dickdarms wird dem Nahrungsbrei mehr Wasser entzogen – er dickt dadurch ein, was den Durchfall stoppt. Colestyramin bindet Gallensäuren im Dünndarm und verhindert damit ein sogenanntes Gallensäurenverlust-syndrom, das eine häufig unerkannte Ursache von Durchfall sein kann.

Während Loperamid rezeptfrei in der Apotheke erhältlich ist, benötigen Sie für Colestyramin ein Rezept vom Arzt.

> **Laxantien:** Dabei handelt es sich um Abführmittel. Sie werden gegen Verstopfung beim Reizdarm eingesetzt. Ihr Prinzip beruht darauf, die Darmentleerung zu fördern und zu beschleunigen. Macrogol ist einer der Wirkstoffe unter den Abführmitteln. Er wirkt rein physikalisch: Er bindet Wasser im Darm, was das Stuhlvolumen erhöht und den Darmbewegungen einen Kick gibt – die Peristaltik wird durch das höhere Volumen nämlich reflexartig angeregt. Gleichzeitig wird der Stuhl durch das Plus an Wasser weicher, was seinen Transport und seine Ausscheidung zusätzlich erleichtert. Laxantien erhalten Sie ohne Rezept in der Apotheke.

> **Linaclotid:** Dieser Wirkstoff ist eine weitere sehr wirksame Therapieoption. Es handelt sich dabei um ein synthetisches Eiweiß aus 14 Aminosäuren, wie die Bausteine von Eiweißen fachlich genannt werden. Der Einsatzbereich dieses Medikaments ist die symptomatische Behandlung des Reizdarmsyndroms vom Verstopfungstyp. Es ist die erste medizinische Substanz weltweit in dieser Indikation.

Linaclotid geht mit einem Enzym namens Guanylatcyclase-C, das sich auf den Zellen der Darmschleimhaut befindet, eine Bindung ein. Dadurch erhöht sich die Konzentration von cGMP (zyklisches Guanosinmonophosphat). Infolgedessen werden die Darmbewegungen angekurbelt. Damit verkürzt sich auch die Transitzeit des Speisebreis durch den Darmtrakt. Zudem gelangt mehr Wasser in den Verdauungstrakt. Auf diese Weise normalisiert sich der Stuhlgang wieder. Doch Linaclotid kann noch mehr: Es wirkt lokal schmerzlindernd, indem es die Schmerzempfindung der Darmschleimhaut reduziert.

Linaclotid hat seine positiven Wirkungen auf die genannten Beschwerden bereits in zahlreichen placebokontrollierten und doppelblinden

AUCH BEI SCHMERZEN

SSRIs (Serotonin-Rückaufnahme-Inhibitoren) hemmen den Rückfluss des Botenstoffes Serotonin in die Zellen des Gehirns, sodass mehr davon zur Verfügung steht. Trizyklische Antidepressiva dagegen wirken nicht nur auf einen, sondern auf mehrere Botenstoffe. Vermutlich beeinflussen solche Arzneien die Übertragung von Schmerzreizen in positiver Weise.

GUT ZU WISSEN

Nehmen Sie Medikamente zur Behandlung Ihres Reizdarms regelmäßig wie verordnet ein. Nur mal wenn es gerade zwickt, bringt das meistens nichts. Das gilt auch und ganz besonders für Präparate mit pflanzlichen Wirkstoffen. Gerade diese erfordern eine kontinuierliche Anwendung. Zudem sollten Sie wissen und berücksichtigen, dass Arzneimittel oft nicht gleich sofort Linderung verschaffen, wie etwa eine Kopfschmerztablette. Bis zur Beschwerdebesserung kann es länger dauern, nämlich vier bis sechs Wochen.

Studien unter Beweis gestellt. Dabei erwies es sich als hochwirksam und darüber hinaus als sehr gut verträglich. Das Medikament wird als Kapseln eingenommen, jeweils einmal täglich morgens, eine halbe Stunde vor der ersten Mahlzeit. In der Regel muss die Behandlung dauerhaft erfolgen.

Der Wirkstoff wurde im Mai 2013 in den deutschen Markt eingeführt, wurde jedoch ein Jahr später aufgrund gescheiterter Preisverhandlungen wieder zurückgezogen. In allen anderen europäischen Ländern blieb die Substanz weiter verfügbar. Erfreulicherweise ist Linaclotid aber seit Anfang 2017 auch in Deutschland wieder erhältlich. Allerdings müssen es die Patienten, wie bei fast allen anderen Medikamenten gegen das Reizdarmsyndrom, selbst bezahlen. Nur in Einzelfällen auf Antrag und abhängig von der jeweiligen gesetzlichen Krankenkasse werden die Kosten erstattet.

AKUPUNKTUR

Eine weitere Option zur Behandlung des Reizdarms ist die Akupunktur. In Studien wurde bereits die Wirksamkeit dieser Methode nachgewiesen. Dabei hat sich gezeigt, dass diese bekannte Maßnahme aus der traditionellen chinesischen Medizin (TCM) auch bei einem Reizdarm zur Unterstützung der anderen Therapien effektiv sein kann. Wichtig ist, dass Sie eine Akupunktur stets nur von einem darin erfahrenen und versierten Arzt durchführen lassen. Berücksichtigen Sie bitte auch, dass sich der Effekt dieser Therapie nicht gleich umgehend einstellt. Bis zur spürbaren Besserung der Beschwerden kann es dauern, mitunter ein paar Wochen. Das bedeutet, es werden auch mehrere Behandlungssitzungen erforderlich sein. Seien Sie also geduldig – mit Ihrem Körper und der Akupunktur.

Erkundigen Sie sich auch einmal bei Ihrer Krankenkasse, ob diese eventuell die Kosten für die Behandlung mit den Nadeln übernimmt oder sich zumindest mit daran beteiligt. Kostenübernahme gibt es inzwischen bei einigen Krankenkassen, sofern die Wirksamkeit einer Behandlungsmaßnahme belegt ist. Dies ist ja hier der Fall.

Der Begriff Akupunktur besteht aus den beiden lateinischen Wörtern »acus«, das bedeutet »Spitze«, »Nadel« und »Punkt«, sowie »punctum« für »Stich« – Akupunktur heißt also Punktstechen. Dabei werden bestimmte Punkte auf den sogenannten Meridianen durch das Einstechen von Nadeln stimuliert. In diesen

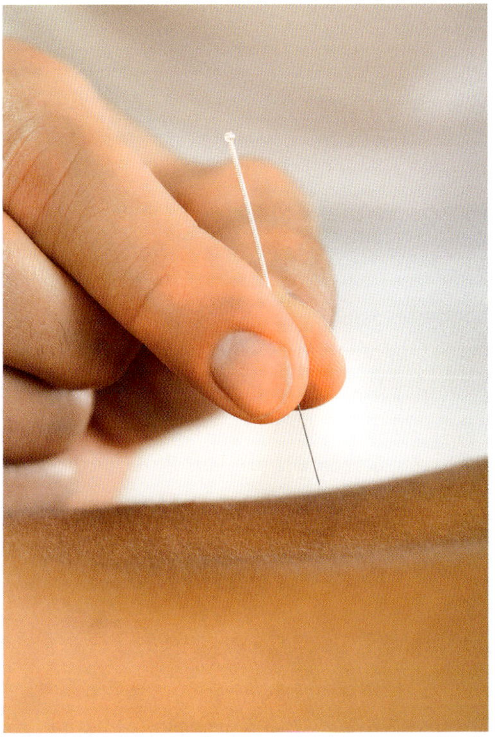

Akupunktur kann bei Reizdarm eine gute Unterstützung zur Linderung der Beschwerden sein.

Leitbahnen zirkuliert nach Ansicht der traditionellen chinesischen Heilkunde die Lebensenergie Chi durch unseren Körper. An bestimmten Punkten konzentriert sich diese Energie. Sie kann durch Techniken wie Akupunktur reguliert – sprich aktiviert oder eingedämmt – werden, je nachdem, was die Beschwerden erfordern. Die Stimulation beziehungsweise Dämpfung bestimmter Punkte auf den Meridianen ist dabei nicht lokal beschränkt, sondern sie wird auch an weiter entfernt liegende Bereiche des Körpers übermittelt.
Obwohl man die Meridiane nicht erkennen und nicht anatomisch nachweisen kann, scheinen sie zu existieren. So sind die Nerven, die entlang der Meridiane enden, leichter erregbar, und Infrarotstrahlen bewegen sich hier schneller als an anderen Körperstellen fort.

WEITERE VERFAHREN

Beim Reizdarm bewähren sich auch Entspannungsmethoden wie das Autogene Training, sie werden deshalb auch oft von Ärzten empfohlen. Zum Erlernen des Autogenen Trainings werden inzwischen viele Kurse angeboten, unter anderem kostengünstig auch an Volkshochschulen. Manche Krankenkassen bieten ebenfalls Kurse an und/oder bezuschussen diese. Erkundigen Sie sich also bei Ihrer Krankenversicherung.
Es gibt auch Bücher, CDs und Videos zu dieser Entspannungstechnik. Im Anhang finden Sie hierzu Tipps (siehe Seite 202). Zum Erlernen des Autogenen Trainings ist ein professionell geleiteter Kurs allerdings besser.
Eine gute Hilfe ist ferner das Erlernen von Methoden zum besseren Stressmanagement. Das Gleiche gilt für die sogenannte kognitive Verhaltenstherapie. Ihr Arzt kann Ihnen hierzu, wenn erforderlich, eine Überweisung ausstellen und Ihnen bei der Suche nach einem Psychotherapeuten helfen.

TIPP

YOGA, TAIJIQUAN, QIGONG

Die Studienlage hierzu ist zwar noch unzureichend, dennoch können auch Yoga sowie Taijiquan und Qigong zur Unterstützung der Behandlung herangezogen werden. Die Erfahrungen damit sind meistens gut.

DIVERTIKEL – ALTE SÄCKE IM DICKDARM

Auch unser Darm kommt in die Jahre … Eines der Dinge, die damit einhergehen, sind Divertikel: Diese sackartigen Ausbuchtungen an der inneren Wand des Dickdarms sind gewissermaßen eine Alterserscheinung. Sie tritt meist erst im höheren Alter auf. Ebenso wie viele andere Organe unseres Körpers ist auch der Darm nicht darauf vorbereitet, so alt zu werden. Das war über Jahrhunderte hinweg schließlich nicht der Fall. Da betrug die durchschnittliche Lebenserwartung nicht fast 80 Jahre, sondern eher die Hälfte. Je älter, desto häufiger: Etwa 70 Prozent der Generation 60 plus tragen Divertikel im Dickdarm spazieren. Meist ohne sie zu spüren. Übrigens finden sich die alten Säcke schon auch mal im Dünndarm. Das ist allerdings superselten, und in der Regel handelt es sich dabei um angeborene Fehlbildungen.

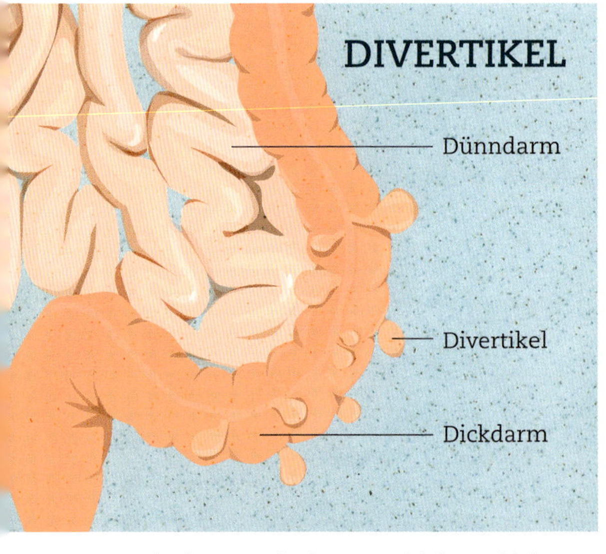

Ausbuchtungen der inneren Dickdarmschleimhaut – die Divertikel – treten überwiegend in höherem Alter auf.

LEITSYMPTOME

Die Mehrheit all jener Menschen mit Divertikeln bekommt nie Probleme damit. Bei rund zehn Prozent der Betroffenen treten Beschwerden auf. Dabei handelt es sich dann um Schmerzen, die im linken Unterbauch lokalisiert sind. Hier liegt das Sigma: eine s-förmige Zone des Dickdarms, an der Divertikel am häufigsten sind.
Dazu kommen Stuhlveränderungen wie Durchfall und Verstopfung. Diese beiden Symptome kommen auch abwechselnd vor. Mitunter findet sich darüber hinaus Blut oder Schleim auf dem Stuhl. Im Vordergrund steht jedoch der Schmerz im linken Unterbauch. Das grenzt die Beschwerden auch von anderen Erkrankungen ab, wie beispielsweise vom Reizdarm (siehe Seite 187 bis 199).
Bei zehn Prozent der Patienten, bei denen die Divertikel Beschwerden bereiten, addieren sich zu den beschriebenen Symptomen Komplikationen wie Blutungen aus den Divertikeln oder Entzündungen.

URSACHEN

Unser Darm ist von morgens bis abends auf Achse, und entsprechend herrscht in seinem Inneren ein permanenter Druck. Nun gibt es in der Darmwand immer wieder Stellen mit einer dünneren Muskulatur; hier treten auch die Blutgefäße hindurch. An bestimmten Bereichen im Darm, wo besonders viel Druck ist, können an den Dünnstellen anatomische Veränderungen auftreten. Eine dieser Hochdruckzonen ist das Sigma im Dickdarm. Denn dort sind die Verdauungstätigkeiten besonders rege, und alles ist in Bewegung. Genau hier kommt es dann auch im Laufe des Lebens zu kleinen Ausbuchtungen der inneren Schleimhaut – den Divertikeln. Denn durch den ständigen Druck wird die innere Schicht der Darmwand quasi nach außen gedrückt, und genau das verursacht die Ausstülpungen. Divertikel haben also rein mechanische Ursachen. Das erklärt, warum sie umso häufiger sind, je älter jemand ist.

DIAGNOSTIK

Die Diagnose von Divertikeln erfolgt durch eine Darmspiegelung (siehe Seite 25 bis 27).
In den Ausstülpungen können sich verhärtete Stuhlreste verfangen, sogenannte Koprolithen. Diese sind so hart wie Stein und reiben auf der Schleimhaut. »Autsch«, sagen die feinen Blutgefäße, die hier liegen. Nicht nur das, sie werden durch das Reiben der Koproliten verletzt. Das sorgt dann für die Blutungen. Wird der gesamte Darm nun ordentlich durchgespült, um hübsch sauber zu sein für seine Spiegelung, verschwinden auch die verhärteten Stuhlreste. Sie landen wie alles anderes mit in der Kanalisation. Damit hören auch die Blutungen meistens umgehend auf. Denn ihre Ursache wurde ja entfernt.
Die Vorbereitung zur diagnostischen Untersuchung enthält also vielleicht schon einen Teil der Therapie.

WAS DAGEGEN HILFT

In der überwiegenden Zahl der Fälle müssen Divertikel nicht behandelt werden – sie verursachen ja bei den wenigsten Betroffenen auch Beschwerden. Nur bei zehn Prozent, wie Sie vorhin gelesen haben.
Kommt es dann jedoch mehr als zweimal zu Blutungen durch die alten Säcke, ist eine Operation angesagt. Dabei wird das Sigma, in dem die Divertikel im Dickdarm sitzen, entfernt. Obwohl dieser Abschnitt im Darm etwa dreißig Zentimeter lang ist, stellt das kein Problem dar. Unser Körper kommt sehr gut auch mit weniger Darm zurecht.

> **Minimalinvasive Operation:** Der Eingriff erfolgt laparoskopisch. Das heißt mithilfe der modernen Schlüssellochchirurgie. Ein großer Bauchschnitt wird den Patienten hierdurch erspart: Der Chirurg holt das Sigma über einen kleinen Kanal heraus. Trotz dieses minimalinvasiven Verfahrens, wie solche Mini-OPs genannt werden, erfordert die Laparoskopie einen kurzen Klinikaufenthalt von zwei, maximal drei Tagen.

> **Entzündung stoppen:** Bei einer Entzündung der Divertikel, der sogenannten Divertikulitis, erfolgt zuerst eine Behandlung mit Antibiotika. Bleibt das wirkungslos und treten neue Schübe auf, ändert sich das Behandlungsschema: Nach der zweiten Entzündung sollte das Sigma ebenfalls entfernt werden.

!

Akute schwere Entzündungen der Divertikel können zu einem Abszess und in Folge zur Perforation, das heißt zum Durchbruch der Darmwand führen. Die Medizin nennt dies ein akutes Abdomen. Erkennbar ist es an äußerst starken Bauchschmerzen, meist verbunden mit Fieber. Ein akutes Abdomen erfordert eine sofortige Notoperation. Denn diese Situation ist extrem kritisch und kann unter anderem wegen innerer Blutungen lebensbedrohlich werden. Zum Glück sind solche Komplikationen bei den alten Säcken sehr selten.

BÜCHER, DIE WEITERHELFEN

Deutsche Morbus Crohn/Colitis ulcerosa Vereinigung (Hrsg.): *Chronisch entzündliche Darmerkrankungen. Morbus Crohn/Colitis ulcerosa.* Hirzel Verlag

Kührer, Irene/Fischer, Elisabeth: *Richtige Ernährung bei Darmkrebs.* Weltbild

Laimighofer, Astrid: *Böser Weizen – kranker Darm? Gluten-Sensitivität erkennen.* TRIAS Verlag

Mayer, Emeran: *Das zweite Gehirn. Wie der Darm unsere Stimmung, unsere Entscheidungen und unser Wohlbefinden beeinflusst.* Riva

Ritzer, Margot: *Naturschutzgebiet Mensch. Wenn Luxus zum Normalfall wird.* Books on Demand GmbH

Schulte, Dr. med. Adrian: *Alles Scheiße!? Wenn der Darm zum Problem wird.* Scorpio

Schwarz, Gabriela: *Diagnose Darmkrebs.* Schlütersche Verlagsgesellschaft

AUS DEM GRÄFE UND UNZER VERLAG

Elmadfa, Prof. Dr. Ibrahim, u. a.: *GU Kompass Nährwerte* und *Die große GU Nährwert-Kalorien-Tabelle*

Fritzsche, Doris: *Fruktose-Unverträglichkeit*

Fritzsche, Doris: *Nahrungsmittel-Intoleranzen*

Heepen, Günther: *Chaos im Darm. Hilfe aus der Natur bei Leaky-Gut-Syndrom, Darmpilzen, Reizdarm, Allergien und Verstopfung*

Heintze, Anne: *Kopf aus, Bauch an?*

Langen, Prof. Dr. med. Dietrich: *Autogenes Training*

Lützner, Dr. med. H.: *Wie neugeboren durch Fasten* und *Richtig essen nach dem Fasten*

Mertens, Wilhelm, Oberlack, Helmut: *Qigong* (Buch mit CD)

Mosetter, Kurt/Simon, Wolfgang: *Zucker. Der heimliche Killer*

Schaenzler, Nicole: *Leber und Galle entgiften und natürlich stärken*

Schocke, Sarah: *Laktose-Intoleranz*

Trökes, Anna: *Yoga – mehr Energie und Ruhe* und *Yoga Nidra – Die Yoga-Tiefenentspannung* (jeweils Buch mit CD)

Waesse, Harry/Kyrein, Martin: *Yoga für Anfänger*

ADRESSEN, DIE WEITERHELFEN

DEUTSCHLAND

CED-Hilfe e.V.
Hilfe bei Morbus Crohn und Colitis ulcerosa
www.ced-hilfe.de

Deutsche Gesellschaft für Allgemein- und Viszeralchirurgie e.V. (DGAV
www.dgav.de

Deutsche Morbus Crohn/Colitis ulcerosa Vereinigung e.V. (DCCV)
Bundesweite Selbsthilfeorganisation und Interessenvertretung für Betroffene mit chronisch entzündlichen Darmerkrankungen
www.dccv.de

Deutsche Gesellschaft für Gastroenterologie, Verdauungs- und Stoffwechselkrankheiten e.V. (DGVS)
www.dgvs.de

Deutsche Reizdarmselbsthilfe e.V.
www.reizdarmselbsthilfe.de

Deutsche Zöliakie-Gesellschaft e.V.
www.dzg-online.de

Felix Burda Stiftung
Engagiert sich mit verschiedenen Projekten für Darmkrebsvorsorge und -früherkennung
www.felix-burda-stiftung.de

Gastro-Liga e.V.
Deutsche Gesellschaft zur Bekämpfung der Krankheiten von Magen, Darm und Leber sowie von Störungen des Stoffwechsels und der Ernährung
www.gastro-liga.de

Stiftung LebensBlicke
Vorsorge, Früherkennung und Nachsorge von Darmkrebs
www.lebensblicke.de

ÖSTERREICH

ÖMCCV Österreichische Morbus Crohn-Colitis ulcerosa Vereinigung
www.oemccv.at/

Österreichische Patienteninitiative Reizdarm
www.reizdarm-selbsthilfe.at

Selbsthilfe Darmkrebs – Verein für Darmkrebsinformation
www.selbsthilfe-darmkrebs.at

SCHWEIZ

Interessengruppe Zöliakie
www.zoeliakie.ch

Magendarmliga Schweiz
www.magendarmliga.ch

Schweizerische Morbus Crohn/Colitis ulcerosa Vereinigung
www.smccv.ch

REGISTER

A

Adipositas 52, 92–97
After 18, 24
Akupunktur 88, 198
Alginat 150
Alkohol 64, 83, 87, 152, 158, 159, 163
Allergie 103, 106, 152, 172
Anämie 180
Ananas 80, 81
Antibiotika 40, 172, 178, 191, 192, 201, 40
Antigen 44
Antikörper 44, 103, 104, 154, 183
Antirheumatika, nichsteroidale s. NSAR
Apfel 80, 81, 196
Apfeltyp 96
Aphthen 177
Arteriosklerose 52, 75
Arthritis 50, 51, 183
Artischocke 80, 81
Arzneimittel 134–145
– pflanzliche 144–145
Aufstoßen 14, 89, 121, 147, 149
Auslassdiät (s. a. Eliminationsdiät) 109
Autoimmunkrankheit 46, 51, 53, 108, 158, 159, 168, 183, 185
Avocado 80, 81
Azathioprin 179, 183

B

Bakterien 21, 24, 34–53, 129, 130, 142, 160, 191
Ballaststoffe 41, 48, 69, 71, 77–79, 117, 196
Banane 80, 81
Barrett-Schleimhaut 148, 149
Bauch-
-fett 16, 96
-hirn 57–67, 91, 174
-krämpfe 168, 189
-schmerzen 11, 107, 121, 177, 190
Beipackzettel 134, 135–138, 165
Betablocker 185
Biologika 183–184
Birnentyp 96
Bitterstoffe 80
Blähbauch 124, 168
Blähungen 11, 39, 83, 84, 89, 105, 107, 117, 121, 122–123, 189
Blutarmut 180
Blutfett 64, 73, 74, 75, 77
Bluthochdruck 71, 150
Blut im Stuhl 177, 200
Blutkörperchen, weiße 42, 43, 152, 169, 181
Blutkreislauf 21, 42, 63, 96, 140
Blutungen 121, 130, 165, 200, 201
Body-Mass-Index (BMI) 93, 94, 97
Botenstoffe 61–65, 102, 150–151, 183
Braunalge 150–151
Budesonid 187

C

Cholesterin 71, 73, 75, 77
Chronisch entzündliche Darmerkrankung (CED) 53, 171–173, 175, 177, 183, 184, 187
Coenzym Q 10 79
Colestyramin 187, 197
Colitis, kollagene 186
Colitis, lymphozytäre 186
Colitis ulcerosa 172, 177, 180–184, 186
Crohn, Burill Bernard 177

D

Darmassoziiertes Lymphgewebe (GALT) 45–47
Darm-
-bakterien 24, 34–53, 59, 78, 80, 85, 105, 108, 122, 174
-flora (s. a. Mikrobiom) 24, 35–53, 78, 85, 122, 174, 191
-krämpfe 121
-krebs 72, 78, 130
-krebsvorsorge 11, 25–27
-nervensystem 56–67
-parasiten 80
-reinigung 86
-schleimhaut 31, 45, 47, 51, 63, 108, 197, 198
-schleimhautentzündung 168–171
-spiegelung 14, 25–27, 129
-verengung 178
-zotten 21, 22
Demenz 93
Depression 63, 174, 176, 197
Diabetes 15, 51, 71, 77, 93
Diagnostik 123–124, 126–131
Diät 68, 85, 194
Dickdarm 18, 23–24, 35, 105, 177, 180–184, 200
-entfernung 184
Divertikel 71, 94, 130, 200–201
Dopamin 61, 63
Druckgefühl 158, 166
Dünndarm 18, 21–23, 177

Durchfall 14, 25, 80, 84, 105, 107, 117, 121, 164, 168, 177, 189, 196, 197, 200
- blutiger 180
- wässriger 185
Durchfallhemmer 187
Dyspepsie 164

E
Eisenmangel 168
Eiweiß 21, 29, 38, 52, 69, 76, 102, 122
-verdauung 30, 80
Eliminationsdiät (s. a. Auslassdiät) 154
Endoskopie 126–127, 149, 154
Entspannung 88, 91, 199
Entzündungen 130, 200
Enzyme 29, 80, 105, 152, 170
Eradikation 163
Erbrechen 107, 121
Erkrankungen des Verdauungstrakts 121, 123, 146–201
Ernährung 22, 64–93, 110, 122, 171
Esskultur 68–69
Essstörung 115
Evolution 58

F
Fasten 85–87
Fenchel 80, 81
Fertiggerichte 82, 110, 170
Fett 21, 52, 74–77, 96
Fettleibigkeit 52, 92–97
Fettsäuren 29, 52, 71, 73, 78, 96
- einfach ungesättigte 74
- gesättigte 74
- kurzkettige 105
- mehrfach ungesättigte 73, 74
Fettstoffwechsel 15, 75, 95
Fettverdauung 80, 96
Fieber 177
Fisch 69, 70
Fistel 177
Fleisch 52, 70, 82
FODMAP-Diät 84
Fresszellen 43, 44, 152
Fruchtzucker (Fruktose) 102, 104, 112

G
Gallensäure 76, 197
Gallensteine 190
GALT 45–47
Gase 39, 78, 105, 122–123, 147, 192
Gastritis 155–159, 161
Gastroenterologie 13
Gastroskopie (s. a. Magenspiegelung) 128, 162, 192
Gehirn 42, 56–65, 91, 95, 174, 192
Gelenke 93, 177
Gemüse 69, 70, 79, 80, 82, 85, 113, 117, 196
Gerbstoffe 80
Gewebe, lymphoidales 45
Gewichtsabnahme 64, 95, 168, 185
Gluten 102, 104, 109, 116, 168
Glutenunverträglichkeit 107–108, 109, 171
Gordon, Geoffrey 37
Grapefruit 139

H
H2-Atemtest 108
Heiserkeit 147
Helicobacter-Gastritis 157, 158, 161
Helicobacter pylori 157, 158, 159, 160–163, 166, 167
Helicobacter-Urease-Test (HUT) 162
Hernie 148
Herz 71, 73, 75, 93
Herz-Kreislauf-Erkrankungen 77, 75, 165
Herzinfarkt 52–53
Histamin 102, 104
Hormone 30, 61, 63, 64, 76, 90, 94, 102
Hülsenfrüchte 70, 154

I/J
Immunsuppressiva 179, 183
Immunsystem 39, 42–49, 57, 103, 104, 108, 168, 172, 178, 183, 196
Infektanfälligkeit 115
Insulin 52, 96, 97
Joghurt 70, 80
- probiotischer 49, 196

K
Kaffee 87, 147, 168
Kalziummangel 116
Kapselendoskopie 129
Kartoffel 80, 81
Kauen 29, 83, 123
Kefir 80
Killerzellen 43, 44
Kinder 140–141, 172, 178, 179
Klebereiweiß 104, 109, 110, 116, 168
Kohlenhydrate 21, 29, 76, 84
Kohlensäure 83, 86, 123, 147
Kokosmilch 111
Koliken 107

Koloskopie 25–27
Koprolithen 201
Kortison 154, 155, 179, 183, 187
Krampflöser 195
Krankheitserreger 29, 39, 43, 129
Krebs (s. a. Darmkrebs) 25, 79, 94
Kuhmilch (s. a. Milch) 154

L

Laktase 105
Laktose 102, 116
Laktoseunverträglichkeit 104–107, 108–109
Laxantien 197
Lebensmittelindustrie 113, 116
Leberwerte, erhöhte 168
Leitsymptome 123
Limbisches System 57
Linaclotid 197
Loperamid 187, 197
Lymphatische Organe 43
Lymphgewebe, darm-assoziiertes (GALT) 45–47
Lymphoidales Gewebe 45
Lymphozyten 43, 44, 45

M

Magen 18, 17–20, 35, 72, 77, 80, 90, 94, 105, 123, 128, 134, 149, 151 , 159, 174
-bypass 95
-Darm-Infektion 190, 192
-Darm-Krankheiten 134
-drücken 164
-geschwür 161, 165–168
-krebs 71, 161
-pförtner 20
-saft 19, 22, 30, 47, 80,
-säure 19, 31, 40, 130, 147, 149, 151, 160, 167
-säureblocker (PPI) 149, 154, 155, 159, 162, 163, 167, 185
-schleimhaut 19, 30, 160, 164, 165
-schleimhautentzündung 156–159, 161, 167
-schmerzen 164
-spiegelung (s. a. Gastroskopie) 128, 158
-verkleinerung 95
Mandelmilch 111
Mangelerscheinungen 85, 168, 195
Marshall, Barry 161, 168
Medikamente 134–145
– bei Reizdarm 195–198
Mehl, weißes 41
Mesalazin 179, 181
Mikrobiom (s. a. Darmflora) 34–53, 63, 64, 85, 174, 191
Mikroskopische Colitis 184–187
Milch
-eiweiß 106
-säure 105
-säurebakterien 39, 48, 49, 80, 84, 182, 196
-zucker 29, 102, 104–106, 108, 109, 110, 111, 116
Morbus Crohn 172, 177–180
Müdigkeit 83, 103, 180
Multiple Sklerose 53, 183

N

Nährstoffe 38, 59, 69, 71, 76, 77
Nahrungsbausteine 29, 38
Nahrungsbrei (s. a. Speisebrei) 22, 197
Nahrungsmittelunverträglichkeit 102–111, 113, 193
Nerven 56–65
Nervensystem
– enterisches 23, 57–59, 91
– peripheres 57
– vegetatives 23, 57, 58, 93
– zentrales 29
Neurogastroenterologie 57
Neurotransmitter 30, 57, 61–65
Nichtsteroidale Antirheumatika s. NSAR
Nikotin 88, 98–99
Nißle, Alfred 35, 182
Noradrenalin 90
NSAR 40, 158, 165, 166, 167
Nutritionismus 114

O

Oberbauchbeschwerden 155-159
Obst 69, 70, 80, 83, 86, 117, 196
Okkult-Test 25
Olivenöl 70
Ölsäure 73
Omega-3-Fettsäuren 69, 75, 76–77
Organe, lymphatische 43
Orthorexia nervosa 115

P

Papaya 80, 81
Papierstreifentest 25
Parasiten 41
Peristaltik 19, 22–23, 59, 80, 89, 197
Pflanzenheilmittel 144–145, 196, 198
Pflanzenmilch 111

Pflanzenstoffe, sekundäre 73, 79
Pförtner s. Magenpförtner
Phytopharmaka 144–145, 196, 198
Pollan, Michael 114
Polypen 25, 130
Präbiotika 48
Prick-Test 104
Probiotika 35, 48–49, 182, 196
Psyche 174–176, 191
Psychomikrobiotik 63

R
Rauchen 87, 98–99, 147, 159, 172, 178, 185
Reflux 11, 30, 147–152, 153
Reismilch 111
Reizdarm 11, 72, 90 93, 145, 164, 187–199
Reizmagen 164
Rheuma 183

S
Salmonellen 191
Sauerkraut 80, 81
Sauermilchprodukte 80, 81
Schleim im Stuhl 177, 200
Schluckstörungen 153
Schmerzen
– im Brustraum 153
– im Oberbauch 158, 166
– im Unterbauch 180, 185, 200
Schulmedizin 132–133
Schultz, Johannes Heinrich 93
Schuppan, Detlev 169
Schwangerschaft 122–123, 140, 151
Senioren 141
Serotonin 61, 63, 174
-Wiederaufnahme-Hemmer (SSRI) 185, 197
Sodbrennen 14, 71, 89, 121, 147, 148, 149
Sojamilch 111
Speichel 22, 29, 35, 80, 155
Speisebrei (s. a. Nahrungsbrei) 20, 21, 83, 197
Speiseröhre 29–30, 94, 128, 147–155
Speiseröhren-
-asthma 152–155
-krebs 149
Spurenelemente 69, 79
Stenosen im Darm 178
Stoffwechsel 23, 28, 52, 71, 75, 76, 139, 141, 193
Stress 63, 89–91, 168, 174, 189, 192, 199
Stresshormone 62, 90, 96
Stuhl, Stuhlgang 14, 24, 25, 31, 58, 86, 121, 177, 184, 197
Stuhl
-untersuchung 53, 129–130, 181, 193
-transplantation 184
-veränderungen 180, 188, 189, 200
Symptome 121, 123–124

T
Transfette 71, 75
Trinken 78, 83, 86, 87, 123
Trizyklische Antidepressiva 197
Tumore 94

U
Übelkeit 105, 107, 121, 158, 164, 166, 183, 189
Übergewicht 52, 64, 71, 75, 88, 89, 92–97, 147
Ultraschall 131, 192
Untersuchungen 126–131

V
Vagusnerv 57, 61, 65
Vegan 69, 111, 114, 117
Vegetarisch 114, 117
Verdauung 17–24, 28–31, 58, 71, 73, 77, 80, 83, 122
Verstopfung 25, 71, 88, 105, 121, 164, 189, 190, 196, 197, 200
Viren 21, 40, 43, 44, 45, 46, 129, 191
Vitamine 20, 21, 31, 38, 69, 71, 73, 76, 80, 84, 111, 115, 116, 159, 168, 169
Völlegefühl 78, 83, 84, 105, 121, 189

W
Weizen 82, 102, 154
Würmer 41
Wurmfortsatz 18, 23
Wurst 70, 75, 110, 170

Z
Zöliakie 107, 124, 168–171
Zotten s. Darmzotten
Zucker 41
Zuckerstoffwechsel 95
Zwölffingerdarm 18, 21, 128, 166
-geschwür 161, 165–168

DIE AUTOREN

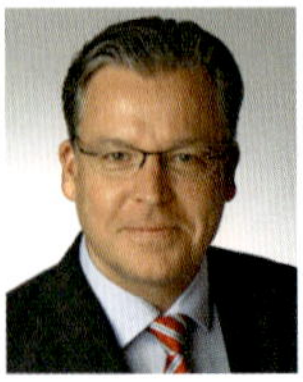

Prof. Dr. Stephan Miehlke ist Internist sowie Gastroenterologe und praktiziert im Magen-Darm-Zentrum Hamburg-Eppendorf. Zuvor war er mehrere Jahre als Universitätsprofessor für Innere Medizin/Gastroenterologie am Universitätsklinikum Dresden tätig. Er ist aktiver klinischer Wissenschaftler und international anerkannter Experte für verschiedene gastroenterologische Themen. Prof. Dr. Miehlke hat weit über 150 wissenschaftliche Publikationen und Buchkapitel verfasst. Darüber hinaus ist er aktives Mitglied zahlreicher klinischer und wissenschaftlicher Fachgesellschaften.

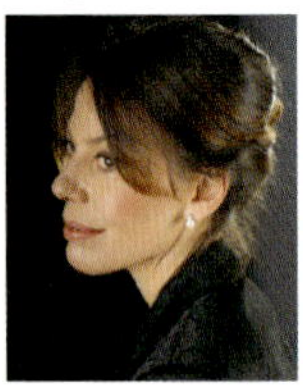

Birgit Frohn ist Diplom-Biologin und seit über zwei Jahrzehnten als Medizinjournalistin und Buchautorin tätig. Sie veröffentlichte zahlreiche Bücher und Beiträge in der Publikums- und Fachpresse zu medizinischen Themen. Birgit Frohn ist Geschäftsführerin der Textagentur Medizin und Gesundheit in Hamburg und München. Anfang 2017 eröffnete sie im Internet das Blog-Magazin »JournalMedizin«, wo sie seither regelmäßig zu verschiedenen Themenschwerpunkten publiziert.

GRÄFE UND UNZER

Ein Unternehmen der
GANSKE VERLAGSGRUPPE

IMPRESSUM

Projektleitung: Reinhard Brendli
Lektorat: Ulrike Auras
Bildredaktion: Henrike Schechter
Umschlaggestaltung: independent Medien Design
Innenlayout: Anzinger & Rasp
Herstellung: Susanne Mühldorfer
Satz: Christopher Hammond
Lithos: Longo AG, Bozen
Druck und Bindung: Drukarnia Dimograf Sp zo. o, Polen

ISBN 978-3-8338-6208-3

1. Auflage 2018

BILDNACHWEIS

Illustrationen: Claudia Lieb
Fotos: Dirk Bielenberg: S. 208 u.; doc-stock: S. 37; F1online: S. 120, 134; Fotolia: S. 70, 77, 112, 130; Getty: S. 4, 32, 50, 92, 102, 126; GU-Archiv: S. 28 (Kramp & Gölling), 74 (Masterfile), 88 (Rodach), 107 (Schütz); iStockphoto: Cover, S. 11, 16, 79, 100, 140, 142, 145, 178, 199; Jump: S. 66, 189; Mauritius: S. 34, 60, 105, 120, 146; Okapia: S. 151; Plainpicture: S. 195; Privat: S. 208 o.; Science Photo Library: S. 3, 10, 38, 42, 56, 159, 162, 181, 185; Shutterstock: S. 6; Stockfood: S. 41, 68; Stocksy: S. 72; Your Photo Today: S. 54, 86

Syndication:
www.seasons.agency

QUALITÄTS G|U GARANTIE

Liebe Leserin, lieber Leser,

haben wir Ihre Erwartungen erfüllt? Sind Sie mit diesem Buch zufrieden? Haben Sie weitere Fragen zu diesem Thema? Wir freuen uns auf Ihre Rückmeldung, auf Lob, Kritik und Anregungen, damit wir für Sie immer besser werden können.

GRÄFE UND UNZER Verlag
Leserservice
Postfach 86 03 13
81630 München
E-Mail:
leserservice@graefe-und-unzer.de

Telefon: 00800 / 72 37 33 33*
Telefax: 00800 / 50 12 05 44*
Mo–Do: 9.00 – 17.00 Uhr
Fr: 9.00 – 16.00 Uhr
(gebührenfrei in D, A, CH)*

Ihr GRÄFE UND UNZER Verlag
Der erste Ratgeberverlag – seit 1722.

WICHTIGER HINWEIS

Alle Ratschläge und Anwendungen in diesem Buch wurden von den Autoren sorgfältig recherchiert und in der Praxis erprobt. Dennoch können weder Autoren noch Verlag für eventuelle Nachteile oder Schäden, die aus den im Buch gegebenen praktischen Hinweisen resultieren, eine Haftung übernehmen.

www.facebook.com/gu.verlag